做一名优秀的
心理咨询师

第2版　严文华◎著

心理咨询师面谈训练手记

华东师范大学出版社
·上海·

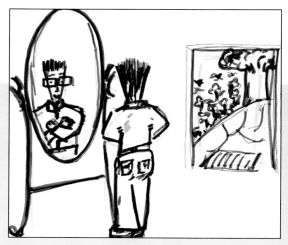

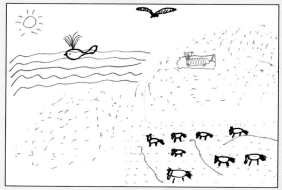

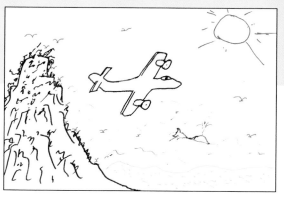

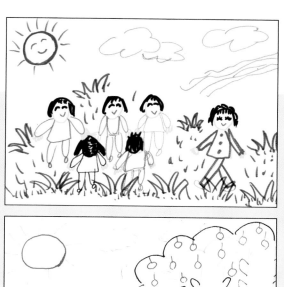

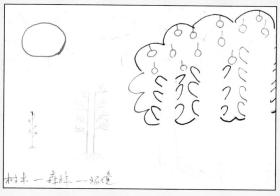

树木 — 森林 — 环境

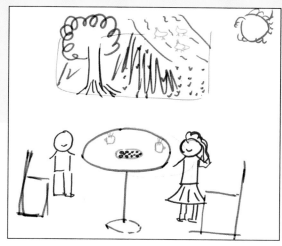

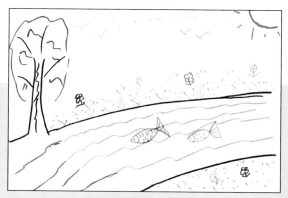

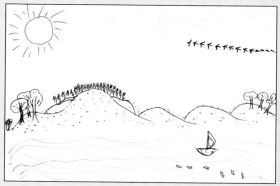

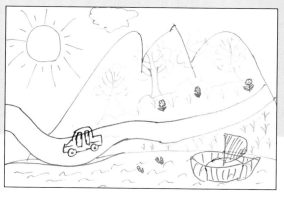

有时我们以为自我成长是个神秘的领域,没有人带领我们将寸步难行。其实,那扇门从来都没有对谁关闭过。

　　推门而入的方式多种多样,方式之一就是成为一名心理咨询师。通过不断地探询自我内心和帮助他人,你就有可能成为一名优秀的心理咨询师。

简要目录

详细目录

16. 心理咨询师和黑帮老大

17. 穿越时空的儿童心理咨询

学员手记目录

指导老师手记目录

序言一

　　2004年时我们系接待过一个美国心理咨询代表团。当他们问起中国心理咨询师的培养工作,得知中国心理咨询师的职业培训只有数月时,不约而同地笑了。相比美国精雕细琢式的培养,中国的培训确实是速成。但中国的现实与美国不同。相比于基础心理学、教育心理学等学科,应用心理学学科的发展在"文革"后属于较晚的。虽然起步较晚,但社会需求量非常大,培训是解决社会需求大、心理咨询工作人员数量有限的矛盾的最有效方法。这几年的运作表明:人们学习心理咨询的积极性很高。

　　我想到自己当年上山下乡时的经历。当时自己有胃病,能够找到的医生只有赤脚医生,我只能尝试自己来做赤脚医生。当时找到一本赤脚医生宣传手册,找到一根针,对着镜子往自己身上扎针。胃病得到了缓解和控制,也由此了解了很多人体的穴位,对生活非常有帮助。在有限的时间和资源里,由于自己学习的意愿非常强烈,所以可以学习得很快。而现在人们学习咨询师的积极性和热情是非常高的。这种强烈的学习动机和意愿往往会让人们走得很远,更何况现在能够利用的资源比我当年要丰富得多。

　　通过这几年在上海职业技术指导中心考务工作及教学实践操作的摸索,我认为目前中国心理咨询师的培训既要提高学员的理论素养,又要教会其实践能力。需要两条腿同时走。要在有限的时间里完成这两件事情,就需要一些方法。而严文华同志的《做一名优秀的心理咨询师》就是一本有方法的书。这本书的好处在于它能够从实践中来、到实践中去,从实例出发,进行分析和点评,手把手地教新手该怎么做。虽然新手一定要经过自己的实践、感悟和反思才能有成长,但本书确系雪中送炭,能够让新手在迷惘时辨别方向,在苦苦思索时看到一些光亮。这本书强调了短、平、快,是一种和中国心理咨询师培训实践相贴合的做法，也是严文华同志在心理咨询师带教实习中总结出的一种有效方法。能够把这些经验介绍出来，是一件有意义的事情。

欣闻此书的第二版即将出版，非常高兴。作为从一开始就参与上海的国家心理咨询师资格培训工作的专家，我想有必要介绍一下书中所涉及的背景：上海是从2003年开始着手国家职业资格心理咨询师培训和鉴定工作的，当时作为试点，没有参加全国统一考试的系统，单独制订了自己的考试模块。在上海劳动和社会保障局的牵头下，我们的专家委员会制订了三大考试模块：基础理论知识、情景分析和面试。面试采用的是考生在考场里直接和扮演来访者的模特面谈，然后由考官就面试过程及理论知识提问。本书涉及的一些相关案例也可为培训者提供一些相应的实践经验的借鉴。

中国心理咨询师培训的工作道路还很长。我经常在思索将来的路该怎么走。如何在质量、需求与市场等方面找到平衡点。很多工作需要大家一起来做。希望有更多的人来做更多有意义的事。

吴庆麟

华东师范大学心理与认知科学学院教授、博导

中国心理学会理事

中国心理学会教育心理学专业委员会副主任委员

2013年5月

序言二

　　看到这本记录中国心理咨询师培训心路的书让人由衷地高兴，这本书不但是送给心理咨询新手的一本比较系统、从心理学角度表达对心理咨询师培训理念及操作实务的手册，它还从一个侧面记录了上海国家心理咨询师培养的历程。在严文华的笔下，心理咨询师的训练不光包括面接技术的训练，不光包括个人在团队中的成长，更包括心理咨询师的个人修炼和成长，包括形成心理咨询师新的行为方式、生活方式和生活态度。这是一本来自中国的心理学工作者的实践，发自内心、有自己独到看法的书。发展性的咨访关系与障碍性的咨访关系相比，更强调"我一你"之间平等的、亲密的、建设性的关系，而不是"我一他"之间的关系；它更重视的是咨询师的倾听、共感、真诚、积极无条件关注和营造安全、自由谈话气氛的能力，而不是对来访者的分类、鉴别和诊断能力，它重视的是如何培养咨询师激发和唤醒来访者内在的力量，而不是给出治疗方法和技术。本书正是从这些理念出发，构架其心理咨询师面接的训练实务。

　　我读过 Irvin D. Yalom 的《给心理治疗师的礼物》，我觉得那是一本很好的书，但它毕竟是西方学者的思考和心路。中国心理学向西方学习了很多东西，但除了学习、吸收，我们能否给世界的心理学输送具有东方思想的东西呢？严文华的这本书正是中国学者送给心理咨询的有中国特色的礼物。中国的心理学工作者们正在中国这块土地上实践、摸索着走适合中国的心理咨询之路，本书就是记录了这种尝试和探索。它可能还不成熟，但这种真诚、勇气和热情却是极其可贵和有价值的。它的价值在于它的原创性。它忠实地记录了指导老师和心理咨询学员在教与学中的互动，记录了心理学界的学者和学员一起成长的过程，记录了他们的思考和成长。这本书除具有指导心理咨询师学习面询等作用外,还具有一定的史料价值。

随着政治、经济文化和科学技术的发展,世界正在重新发现东方和中国。人本主义和后人本主义的心理学家们欣喜若狂地发现了东方古老文明和心理思想。中国的心理学者也应该对世界心理学有所贡献,本书就在做这样的尝试。书中阐述的培训方式和理念、案例点评和示范中都反映出了中国学者独特思考的心理咨询理论和实践。作者严文华和案例演示者孙新兰都是严谨、认真且有咨询师的天赋和灵气的人。孙新兰的咨询示范个案也充满着东方的理念和思想。我看到中国学者在学习西方的同时也在探索走出有中国特色的道路。

中国的心理学之路注定无法和西方一样。上海的国家心理咨询师资格培训在四五年前开始时,那时包括我自己在内的很多业内人士都很茫然,甚至充满了困惑、担心。几年下来回头看看虽然存在很多有待解决的问题,但总的看还是令人振奋的,甚至感觉到这是一大创造,它把心理学从心理学家的课堂上和书本里解放出来,变成了提高大众生活质量和幸福感的有效工具,中国社会对心理学巨大的社会需求成了推动中国心理学进步的巨大动力,同时心理学也在为推动和构建中国的和谐社会作出了自己的贡献。它把心理咨询从一门技术和学科变成一个新的看问题的角度和一种新的、先进的生活方式,并渗透到社会的各行各业和生活的方方面面。同时它也从各行各业和各门学科吸收了很多养料,滋养壮大了自己。我个人和同行们也为能亲历和参与这一历史进程而自豪和庆幸。我高兴地看到严文华继《心理画外音》之后又为心理咨询的同行们写出了这本朴实而有分量的好书,也为中国心理咨询师培训作出了自己的贡献。

从本书的第一版到现在,已过去了五年。五年期间发生了很多事情。但随着社会的发展,心理学工作者不是事情越做越少,而是越做越多。大家原以为随着时间的推移和已经培养出心理咨询师的人数的增加,参加培训的人会减少,从眼下实际情况看非但没有减少,反而还在增加,这些人中的大部分并非准备把此当作自己的职业,而是为了了解自己和自我成长的。心理咨询师的培训,在某种意义上,是在做预防性发展工作,受惠者不仅仅是参加培训的那些学员,还有他们的家人、朋友、同事以及那些和他们直接或间接相遇的人。读这本书的人也不只是心理咨询专业工作者,也扩大到大众。心理学的使命之一,本来就是为了让整个人类在了解自我和他人的基础上,幸福而健康地生活。心理学走向人民既是心理学发展的方向,也是心理学发展的动力和源泉。这本书的经历也证实了这一点。

孙时进

复旦大学心理学系主任

上海市心理学会副会长

中国心理学卫生协会大学生心理咨询专业委员会副主任委员

2013 年 5 月

修订版序言

自 2008 年《做一名优秀的心理咨询师》出版以来，时间已经流淌过了五年。当初写作该书时，只是出于对心理咨询教学的热爱。我并未想到，它在出版后会这样受欢迎，读者们从各种渠道跟我谈起这本书，谈到那些方法对他们的启发，谈到本书中那些实际案例对他们的帮助，谈到那些手记怎样触动他们的心，让他们知道这样的困难和感受是正常的，这样的阶段最终是可以被跨越的。编辑告诉我，出版社发行科不时接到订单，有些地区的心理咨询培训用其作教材。2012 年，台湾红蚂蚁图书购买了本书的繁体版权，出了一本非常漂亮的繁体版书。这些反馈让我非常感动和诚惶诚恐，也让我在修订此书时更加兢兢业业。

在出版繁体版时，我就细细地修订了全书。不光是改正了一些原书中的错误，而且增加了一些新的内容，尤其是对案例、手记、电影点评的部分，因为现在对有些东西的理解会更深刻。目前这本修订版不仅包含了繁体版修订的内容，而且更深入，尤其是在案例分析部分。这是应读者的要求而做的。有读者写信给我，说他们很喜欢那些案例，从案例分析中已经了解到哪些做法是不正确的，但正确的做法是什么呢？他们很想知道。因为篇幅所限，本书无法呈现更多的示范案例，但我在一些案例分析中增加了咨询应该抓住的方向和重点、值得关注的点，给新手更多的指导性。

希望这些精心打磨会让这本书更温润、更有营养。

2013 年 4 月，春天里的上海

作者自序

在心理学的大花园中,除了自己的专业跨文化心理学,心理咨询是我最喜欢的一朵花。我久久停留在这朵迷人的花面前。怎样才能成为一名心理咨询师? 轻回首,曾经走过漫漫路。这次,在本书中,我将带着学员进行一次心理咨询师训练之旅。旅途上有许多迷人的景点和花朵,但我们只驻足在如何与来访者进行面谈这朵美丽的花下。

这次训练之旅有以下特点:

一是它采用了从错误中学习的培训方法,真实地呈现学员们犯的错误,然后进行分析,并且示范正确做法。它有考试中考生典型错误的列举和分析,有学员所做训练案例的实录和点评,有资深咨询师所做成功案例的示范。这和单纯只通过指导"什么是正确的"来学习不同。心理咨询训练的特殊性在于它就是从错误中学习正确。没有人能从一开始就做得很好,都是从不断改正错误中做得更好。但当旅程即将完成时,你将会看到心理咨询示范的现场实录,看到好的心理咨询可以这样做。

二是它关注培训方法和培训理念。在中国,关于国家二级心理咨询师面试培训的具体方法和操作这一块基本处于空白。这本书做了一些尝试和探讨,把目前培训界的框架、概念用在心理咨询师的培训当中,使得培训体系化、可操作化,在培训方法上强调丰富性、立体性。

三是除了关注学员要通过考试外,还关注其心理咨询面谈技术的实际提高,关注其个人成长。目前的考试标准和实践对咨询师咨询能力的要求之间有差距。本书力求既让学员通过考试,同时也掌握更多的面接来访者的现实能力。除去技术因素,心理咨询师本人成长到哪一步,其咨询中个人的能量就会呈现到哪一级。

四是尝试通过看电影来学习心理咨询。心理咨询的学习不光是在咨询室。处处皆可学，时时皆可学。电影中的心理咨询秀与真实心理咨询有一定差距，但通过电影中的心理咨询元素，来掌握心理咨询的技术，是一种有效的方式。那些和我一样喜爱电影的人，可以在享受视听的同时，思索心理咨询的原则。

　　五是把指导老师和学员的心路历程展现出来。心理咨询是情理交织的精细活动。心理咨询面谈训练不单纯是一个技能训练，也是一个触动人心的过程。在旅程中，通过21篇学员手记和7篇指导老师手记，你将会看到指导老师和学员们的喜乐，看到他们的自我怀疑、脆弱和眼泪，看到他们的相互支持，见证他们的成长。你会透过他们的故事获得成长。

　　我从来不认为自己在旅程中所展示的是"最正确"的咨询方式。心理咨询的迷人处在于它的个性化。它们是带有咨询师个人风格的、他(她)认为"合适"的方式。

严文华

2007年8月26日初记　2008年4月3日补记

第一部　准　备

1. 心理咨询面试考试中的常见错误

好的心理咨询如同杜甫在《春夜喜雨》中所描绘的：
好雨知时节，当春乃发生。随风潜入夜，润物细无声。

国家劳动和社会保障部上海市二级心理咨询师考试中，面试的通过率较低，它是最难、最见学员功底的，也是最具动态性、评分最为主观的。作为一名考务工作者，我想谈谈在面试中考生常见的错误，涉及咨询面谈以及回答主考官问题。

共感缺失

错误：缺乏共感，或不会共感。这是考生们最常见的一个错误，共感也是考生失分最多的一项。真正的共感是发自内心的。冷漠的人只能做一个冷漠的咨询师。我们可以看一些咨询片断：

片断一：

"你是做什么工作的？"

"我没有工作。"

"你的专业和工作是否对口？"（来访者已经说自己没有工作，仍问这个问题。）

"我没有工作！我也没有上过大学。"（由于咨询师倾听不够，来访者以为咨询师在嘲弄他，所以有愤怒！）

"哦,不上大学也挺好。你家庭条件不好,你有自卑心理吗?"("不上大学也挺好",本意是安抚来访者,却让来访者听上去刺耳。后面的一个问题跳跃得非常厉害,而且从"家庭条件不好"推断到"自卑",非常主观武断。)

"我不知道什么叫'自卑'。"(来访者不可能没有听说过"自卑"这个词,这种回答流露出来访者的阻抗。)

"你有没有女朋友?"(当来访者已经有阻抗时,仍用封闭式问题,会让来访者更加封闭。)

"没有。"

"你和谁住?"(跳跃的问题。)

"我一个人住。"

"你的父母很早就离开了你?"

"对。"

"你的童年缺乏父母关爱。"(这个结论片面、主观,没有根据。无法体会到来访者的心情。)

"他们想关爱也没法关爱我!"(不同意咨询师的总结,感觉咨询师似乎在指责父母没有尽到责任。更加阻抗。)

......

"你目前能否先找份工作呢? 反正这不难。"(无法体会到来访者的心情,如果工作容易找,来访者早就去找了。这个问题本身会让来访者更加沮丧。)

"这对我来说很难。"

"那你上学时学的是什么东西?"

"我只上了职高,学的是机床制造。"(来访者已在借用咨询师的眼睛看自己,所以用'只上'一词,流露出不自信。)

"那这很好啊! 你的同学都找到工作了吗?"(轻易地把来访者和别人对比,增加来访者的不安。)

"他们都比我过得好。"

"你看到的只是表面现象。"(本意是想让来访者宽心,客观效果却是指责来访者。)

来访者沉默。(阻抗到拒绝对话,因为咨询师根本不理解他!)

"我建议你寻求社会援助,或者去当慈善义工,你看可以做到吗?"(非常突兀的建议,没有事实的铺垫,对来访者来说没有任何可操作性。)

来访者沉默。

小结:咨询师无法感受来访者内心的焦虑、无助、不自信、怀疑、苦闷等,只是像一台提问机器,终于使得来访者像另一台机器一样停止运转。

片断二:

来访者:"我没有考上研究生……我写了……遗书……"(内心有很多的挣扎和痛苦。)

考生:"你考研考了多少分?"(竟然冷漠至此!来访者都在考虑离开人世了,考生居然不关心来访者死活的问题,而只关注考分!)

"我觉得特别痛苦。"

"你是个负责任的人。"(和上下文没有任何关系,让来访者莫名其妙。)

"没有考上研究生,我真的不知该怎么办!"(来访者无助、沮丧甚至绝望。)

"这仅仅是人生中一点小小的挫折。"(试图让来访者感觉好过一些,但无法体会到来访者的感受。)

"这对我来说是太大的挫折!!"(来访者被激怒。)

共感意味着咨询师要体会到来访者的心理感受,而且要正确地体会。没有共感和错误共感都不会让来访者有温暖感。

片断三:

来访者说自己近一年没有找到工作,咨询师说:"找工作应该做相应准备,那你做了哪些准备?!你学过什么技能?!"一副责备的口吻。在找工作中备受煎熬的心灵不仅没有得到安慰,反而又被狠狠地责备一通。

片断四:

听完来访者诉说想退学的情况后,考生说:"我很同情你。"同情不是真正的共感,同情是高高在上的人对对方所说的话,而咨询关系的建立需要平等相待。所以来访者眉毛往上一挑,出现阻抗。

片断五:

来访者因男朋友和自己生气时出车祸死亡而心怀内疚,无法快乐生活。考生说:"关于车祸,交通部门有没有说责任在哪一方?"看看来访者没有回答,考生又说:"那你有考虑到车祸有其他的可能原因吗?"来访者气呼呼地看了考生一眼,低头不再说话。考生的本意是想让来访者换个角度考虑问题,不要把所有的错误都往自己身上揽,但由于谈到这一点时没有任何铺垫,而且语气过于轻率,让来访者误以为咨询师是个冷冰冰的人,不理解自己的伤痛,所以会有阻抗。

倾听不到位

错误:倾听不到位。倾听是咨询的基础,但有些考生这项基本功不过关。有些关键信息抓不住,有些来访者说过的信息没有记住。有时同样一个问题在咨询中会被问2—5次,这样的咨询师无法让来访者产生信任感。在考试中,如果考生说得比来访者还要多得多,主考官就会给予特别的关注,分析其中的原因。心理咨询是听来访者诉说还是听咨询师诉说?

片断一:

"我在家总是担心自己生病。"

"你在家总是无缘无故地担心生病?"

本来只是一个简单的重述,但考生加上了"无缘无故"这个词,来访者当时就不高兴了:"我不是自己无缘无故想生病啊!"

片断二:

对一个抑郁症的来访者,考生一开始就问:"你有什么感兴趣的事吗?"这个问题在短短15分钟咨询中被问了3遍!

倾听不到位还体现在无法耐心倾听来访者说完,就开始咨询。具体表现为咨询目标不明确。

咨询方向错误

错误:咨询目标不明确。有一类考生是带着捕蝶网进来,还没有听来访者说完,就开始挥舞着捕蝶网四处乱扑,能抓住蝴蝶最好,抓不住也网一兜空气,完全没有咨询目标和方向。还有一类考生是带着自己的故事进考场,来访者所述说的情况被完全放在一边,完全没有耐心,没有倾听,考生按自己的主观臆想来提问,来访者所讲的重要信息会被漏掉,整个咨询是在按考生的主观意愿在进行,根本不是来访者所想表达的情况。完全用自己的想法重构来访者的述说,其实是咨询师极度自恋的表现。这两类倾听不良会带来咨询方向不明确或错误。

片断一:

来访者是一个高二学生,近一年来学习压力大,有睡眠困难,出现反复关门、拉窗帘、摆弄手机和笔等仪式化动作,每天时间长达2—3小时。考生在听到睡眠困难后,就以此为重点,围绕睡眠大谈特谈:"你每天睡几个小时?""睡觉时做什么梦?""你知道梦的解释吗?""你有没有尝试睡前喝牛奶?""你锻炼身体吗?""你睡觉时是不是要求环境特别安静?"从睡眠的性质、意义,谈到梦的解释,并且给出了怎样克服睡眠障碍的具体建议,15分钟的面试,用了13分钟在谈睡眠! 这是非常明显的咨询方向错误。避免这种错误的方法:倾听倾听再倾听,和来访者确定咨询目标,而不是自己想当然地确定一条路,然后带着来访者一路狂奔下去。

片断二:

来访者是大学一年级第二学期的学生,2个月前被诊断为抑郁症,正在服药期间,因学习遇到困难想退学。考生问:"你把想退学的事情跟周围人讲过吗?""我跟男朋友谈过。"接下来所有时间里,考生就围绕着男朋友侃侃而问,把整个个案作为一个情感咨询。考生为什么判断咨询的重点是恋爱而不是学业或抑郁症呢? 当主考官问考生时,考生说:"能读大学是很不容易的,退学太可惜了,可能来访者主要是情感问题想不开吧!"这种咨询是在满足考生自己的意愿,而不是尊重来访者的意愿。

片断:一位高三的考生因强迫观念前来咨询。

"你能具体谈一下从什么时候心情开始不好的吗?"

"高二下学期。"

"你和父母沟通过吗?"

"无法跟他们沟通。"

"为什么?"

"他们无法理解我。"

"那你现在与其他人的沟通怎样?"

"一般,同学们也都在紧张地复习。"

"那你能谈谈你怎么和父母沟通的吗?"

"我……平时很少和他们沟通。"

……

一直到咨询最后一分钟,来访者说:

"我总睡不好。"

"为什么睡不好?是在担心和父母的沟通吗?"

"不是……我总要花很多时间检查门有没有关上。"

时间到。

前面那么长时间,考生都是偏离主要方向的。直到最后一分钟才找到正确方向。这和考生主观意识过强、倾听不够有关。

把个人价值观强加给来访者

错误:把自己的价值观带进咨询。心理咨询不是法庭询问,咨询师不是法官,也不是道德审判官。充当审判官,把自己的价值观强加于来访者,是一种错误的做法。

片断一:

来访者说到自己很难受,因为不知该怎样处理和男生的关系。考生:"你短**短两个月就谈了两个男朋友,你是怎么看待恋爱问题的?!**"来访者抬起头看了考生一眼,有些诧异,没有回答。过了一会儿,考生又问:"**你为什么会在那么短的时间里和两个男朋友分手?**"言下之意是来访者做错了事,不应该在那么短的时间里谈两个男朋友,既然谈了,就不要那么轻率地分手。在考生的质疑当中,来访者怎么可能与咨询师建立信任关系?

片断二:

来访者因为亲子关系前来咨询。上大学的女儿和家境一般的男生谈恋爱,来访者想要女儿找一个家境更好的。考生说:"**在恋爱中,应该看重人品,你女儿做得没有错。**"来访者并不是来求证谁对谁错的,而是来解决困扰自己的问题。如果得到这样的答复,岂不是带着更激烈的内心冲突离开咨询室?

片断三:

来访者提到自己的儿子刚刚离婚、自己带着孙女,考生说:"**真是可惜!小孩很可怜的!**"这样的"共感"隐含着咨询师自己的判断:婚姻的维持比离婚更好;孩子是离婚的受害者。但这样的判断对来访者未必合适。共感不应是人之常情的简单再现，更不应建立在强烈的价值观基础上。心理咨询中的共感应该体现出专业性。

无法创建咨询氛围

错误：不会创建放松的、相互信任的氛围。 创建咨询氛围是咨询开场时的主要任务，它的主要目的是为了让来访者放松，信任咨询师。有些考生因过分紧张无法完成这一任务，或者忘记介绍自己，或者忘记问对方怎么称呼；有时是考生没有经验，错误地以为亲密的社交关系就是咨方关系；有些考生完全是缺乏相应的训练，连最基本的要领都做不到位，根本不知道该怎样建立咨访关系。

片断一：

考生坐下来后问："怎么称呼你？""我姓张。""您年龄比我大，我就叫你张大哥吧！"小小一个称呼，看似只是一个细节，却反映很多问题：张大哥的称呼是一个社交称呼，是比较亲近的称呼，虽然突出了礼貌，但在咨询室使用是否恰当？如果这是为了突出咨询师在年龄上较来访者小，来访者内心会不会有失望的想法："咨询师年龄比我小，她能明白我遇到的问题吗？她的咨询经验会不会不够丰富？"真正的咨询关系不同于社交关系，它是一种专业关系，亲切，但并不亲近，更不亲昵。

片断二：

双方一坐下来，考生就严肃地说："请你自我介绍一下。"来访者吭哧了半天就是没说完整，不是他不知道，而是他不愿意说。这架势很像警察审犯人。

片断三：

双方一坐下来，考生就用紧张的语调说："你有什么问题？"没有任何过渡地切入、紧张的语调，都会让来访者无法放松。

片断四：考生上来第一个问题是："请问你叫什么名字？"第二个问题是："你在什么单位？"这两个问题已足够让来访者心生戒意。

片断五：考生没有作任何自我介绍，听来访者说在大学读书，第一个问题就是："那你是哪个学校的？"考生有点不情愿地说了一所学校的名字，考生说："哦，学校还挺好的，那你考进来挺不容易的。你家是上海的还是外地的？"来访者冷淡地回答了。"你家里父母是干什么的？"来访者没有回答。在一开始就问这些非常个人化的问题，来访者觉得咨询师对自己真正的问题并不关心，而只是关心个人隐私，加上咨询师的语气又非常公式化，所以咨询氛围构建不良。

片断六：

考生在咨询过程中不时地流露出过分随意的口气，这与咨询氛围不符。在上海考试中，还有些考生上海话和普通话混杂着用，而来访者一直在说普通话，这种混杂让来访者不舒服。

用说教代替心理咨询

错误：把咨询当作说教。心理咨询有自己的专业性，它和平常的说教不同。有些考生由于职业习惯或角色定位错误，在咨询当中用说教代替咨询。

片断一：

来访者在求职中遇到挫折，自信心降低。考生说："你不可能不如别人。""现在工作很多，你肯定找得到工作。""如果计算机专业找不到工作，你还可以学其他的嘛！"长篇大论的说教，说的话比当事人多得多，来访者根本没有机会倾诉！

片断二：

来访者是一名高三学生，突然想要游遍中国，想要退学。考生听到来访者说要退学，就开始喋喋不休地说："如果你退学，你父母会多伤心呀！""你退学后，找不到工作怎么办？""你一个人去旅游，遇到坏人怎么办？""你现在的主要任务是努力学习，将来你出去旅游的机会多得很，不要说全国旅游，全世界旅游都有可能。但如果你不努力学习，你哪来的钱旅游？又不可能一辈子靠父母！"这些话来访者应该在父母或老师那里听得厌烦了，咨询师说了这么多，能起到什么咨询效果？只能让来访者带着对心理咨询的反感离开。

缺乏诊断功力

错误:诊断不出来或诊断错误。 有些考生基础知识不扎实,即使收集到足够信息,也无法对来访者做出正确诊断,因而没有正确的咨询方向,更无法给出有针对性的建议。

片断:

一位大学两年级的来访者,两年前头脑中开始冒出:"人为什么活着?""我是谁?"这些问题。成绩下降。自己很烦恼。咨询师和来访者有以下一段对话:

"你怎么知道别人没有想这些问题?"(咨询师本意是想安慰来访者:"这是正常的,不用过于担忧。"但这种安慰本身是乏力的。另外,用质问的语气问出来,很像是在责难来访者。)

"我侧面问过别人。"(把咨询师的安慰之路堵死。)

"你为什么觉得自己比别人倒霉?"(咨询师本意是想纠正来访者的不合理认知,但来访者的理性逻辑是非常强大的,所以从这一点上切入,是无法达到效果的。)

"因为想这些问题占去很多时间,让我无法专心学习。你说我是不是神经有问题?"(来访者迫切想要知道从心理咨询角度对自己的判断。)

"你现在的成绩怎样?"(完全忽略来访者的问题,没有对其迫切和焦急情绪作任何回应,用提问的方式回避。这会让来访者产生不好的感受,甚至会认为不回答就是默认。)

"不好。"(不愿意多说,有阻抗情绪产生。)

"你是否和家人、同学说过?"(没有任何过渡或小结,从成绩跳跃至沟通。)

"我不敢说。怕别人说我神经病。有什么办法可以不想吗?"(再次急切地想要得到帮助。)

"你很怕同学发现。同学有发现吗?"(再次回避,既没有共感,也没有直接回答问题。)

"没有。"(不愿意多说,不是来访者想要关注的重心。)

"那你有没有和家人说过呢?"(第二次提同样的问题,估计该考生头脑中一片空白。)

"没有。"

（停顿数秒）"对你饮食有什么影响吗？"（这个问题本身是可以问的，只是跳跃式提问会让来访者不舒服。）

"还好。"

（停顿数秒）"你父母是做什么的？"（明显是在用问题凑时间。）

"普通职工。"（阻抗情绪越来越浓。）

（停顿数秒）"同学怎样评价你？"（可以看出咨询师明显已经乱了阵脚，没有任何方向，只是在乱扑腾。）

"不清楚。"

总结和建议："你这是青春期出现的问题。你需要和同学加强沟通，做适当运动。"由于没有诊断出来这是强迫症，给出的结论是完全错误的，提出的建议没有针对性。

无力处理来访者的阻抗

错误：无法化解来访者的阻抗。其实，比化解阻抗更重要的是尽量不要让来访者产生阻抗。来访者是为解决自己的问题走进咨询室的，不会轻易对咨询师产生反感。如果咨询师能够建立相互信任的氛围，有恰到好处的共感，能够尊重、理解和接纳来访者，来访者产生阻抗的概率也较低。如以上例子所示，很多阻抗是来访者对咨询师没有共感、不理解自己、反复纠缠、错误解读的反应。

由于经验不足，一些考生遇到来访者阻抗的情况就会心里发慌，解决的方法就是拼命提问，一个又一个问题像炮弹一样发射过去，想用提问去打开来访者正在关闭的心门。谁知越问越堵，最后门被全部关闭。其实这时可以调整一下，放慢速度，让自己有可能在脑子里迅速搜寻可能导致来访者阻抗的原因，然后从那里重新开始。尽可能用开放性提问，而不是封闭性提问。提问速度不要太快，要让来访者有时间思考和组织回答。

给出不恰当的建议

错误：给出不正确的、空洞的建议。这种给建议反映出一些考生对心理咨询师的角色认识有误区,他们可能把心理咨询师的角色等同于"权威"、"提供建议者",表现出好为人师,喜欢指点别人。另外,这也是基本功不扎实的表现。咨询师并不是不可以给来访者建议,关键是给建议之前要评估来访者对建议的反应和实施的可能性。那些空洞无力的咨询建议,不如不给。

片断一:

来访者因对找工作没有信心来咨询。考生最后给的建议是:"不要心急,慢慢找。"

片断二:

一个大学四年级的来访者,考研成绩尚没有下来,对求职没有信心。考生最后的建议是:"你不要有太大压力,应该更放松。"

以上这种建议对来访者有什么具体帮助?和他周围人所给建议有何不同?怎样体现心理咨询的专业性?

片断三:

咨询结束时,考生最后总结道:"……所以,你现在应该尽量去想高兴的事情。"这种空洞的建议对来访者是没有用的。

片断四:

对一个总是想"人为什么活着?""我是谁?"的强迫症来访者,一位考生的建议是:"第一,你可以多看一些哲学书、自然科学方面的书,从中寻找答案;第二,你可以问问自己,这些问题有意义吗? 第三,你可以用代币疗法。"第一个建议可能不仅不能减轻来访者的焦虑和症状,说不定会加重;第二个建议除了加重来访者的内疚感和罪责感,没有任何实际意义,来访者早已表明自己明知不合理,但无力自我控制;第三个建议听上去很专业,但来访者听不懂,请考生解释,考生解释得满头大汗,仍然说不清楚。让来访者在家中用代币法治疗强迫观念,确实少见。不知考生打算怎样实施并让其有效。

片断五:

对一位怀疑自己喉咙部位患有癌症的退休工人,一位考生在咨询开始5分钟后给出第一个建议:"建议您再到医院去检查一次,然后把检查结果带过来给我看。"暴露出来的问题有两个:一是信息还没有收集充分时就过早地给出建议;二是建议的目的性非常含糊,如果是为了让来访者不再怀疑或停止反复检查,隐含的假设是:考生认为自己比医生更权威,来访者可以不听医生的解释,但一定会相信自己的解释。主考官的提问是:"你看得懂医院的检查报告吗?

如果你能看懂报告,当你给来访者解释时,你的身份是医生还是心理咨询师?为什么他会相信你?"

片断六:

一位鳏居的来访者因退休引发抑郁情绪。考生和来访者有下面一段对话。

"你喜欢做什么事情?"

"我没有什么喜欢做的事情。以前只关注工作了。"

"那你可以到以前的同事家走动一下啊!"

"离得有点远,再说他们都有事,不像我这么闲。"

"那你就到小区老年活动室走走吧!"

"那些人都是没什么文化的,我去了也没有共同语言。"

"你有孩子吗? 可以让他们多陪陪你。"

"有一个女儿,每周都来看我,但平时还是很忙的。"

"那你有什么感兴趣的事吗?"

"我刚才说过了,没有。"

"那你在家可以看看电视。"

"那也不能看 24 小时。"

"你要不找个朋友和你住在一起?"

"啊!"

从这段咨询中可以看到考生在不断地提建议,而来访者兵来将挡、水来土掩,最终考生黔驴技穷,就差亲自上阵当"媒婆"了。这种谈话不是真正意义上的心理咨询。

把咨询师等同于提问机器

错误:面谈做满 15 分钟非常重要,所以尽量用提问来凑够时间。面试部分的考试时间是 15 分钟。在生活中,15 分钟并不漫长。但对有些考生来说,这可能是人生当中最漫长的 15 分钟,因为说着说着,他们的大脑一片空白。考官还没有叫停,怎么办? 用提问凑够时间。一个问题接一个问题。终于考官敲了敲桌子,示意 15 分钟到了。送走来访者后,考官问:

"在刚才的咨询过程中,好几个问题你都反复问了好几遍,比如'你父母怎么看待这件事情的?''你自己想过哪些办法?'你为什么问三遍?"

"因为……我觉得这些问题很重要。"

"那你谈谈这些问题为什么重要。"

"这……可以让来访者更清楚这个问题。"

"到底是让来访者更清楚这个问题,还是你为了凑够时间而问? 或者你忘记自己已经问过?"

考生不说话了。

尽管时间是硬性要求,但主考官不仅看考生是否做满了 15 分钟,还要看 15 分钟的质量。考生一定要清楚自己问每个问题的目的。如果考生只是一台"提问机器",即使做满 15 分钟也无法通过。

妨碍咨访关系的小动作

错误:咨询师不能正确地运用和控制非言语信号。这方面常见的是一些小动作,在咨询过程中让来访者非常不舒服,考生自己却浑然不觉。

镜头一:考生听完当事人的诉说,把自己的右胳膊搭在桌子上,撑着自己的头,身子向来访者极度倾斜,另一只手指着来访者,开始说教,有几次手指差点碰到来访者的鼻子! 来访者严重阻抗,忍无可忍,最后提前中止咨询;

镜头二:考生在整个过程中来回晃动身体,怡然自得,来访者非常不舒服,几次挪动椅子,身体尽可能远离考生;

镜头三:考生在咨询中翘起二郎腿,而且还在不断地抖动架在上面的那条腿。来访者的眼睛不时地滑落到那条腿上,最后低垂下自己的目光。

镜头四:考生在整个过程中不停地翻飞着自己的双手,过多的手势让来访者眼花缭乱、心神不定。

镜头五:考生眨眼频率过高,让来访者不舒服,并且感到紧张,只能回避和考生的目光接触。

回答主考官提问时常犯的错误

错误:只要运用印象整饰、迎合主考官就能过关。在心理学中,印象整饰是指人们根据别人的反馈及时调整自己的行为,以期给对方留下好印象。在面试当中,考生尊重主考官是必要的,但一味迎合主考官并不能决定考生能否过关。有一些考生整饰过度或灵活过度,结果反而弄巧成拙。有一位考生在15分钟面谈后,主考官问他:

"你的诊断结论是什么?你的依据是什么?"

听到正确的诊断结论、错误的诊断标准后,主考官接着问:

"你反复强调来访者的焦虑症状,那你为什么没有诊断成焦虑症?"

考生一愣,马上说:"谢谢老师提醒!应该是焦虑症!还是老师的经验更丰富!"

主考官一愣,接着问:"那请你谈谈焦虑症的诊断标准是什么?"

考生抓耳挠腮,无所适从。

虽然面试中没有给考生的职业素养(着装、言谈举止、语音、语调等)打分,但这些其实对咨询的构面非常重要。建议考生在平时训练时从这些细节入手。心理咨询的面试不同于一般的面试,考生面对的都是有咨询经验的主考官,他们个个都是火眼金睛,靠一些小伎俩蒙混过关,比较难。

错误:在咨询和回答提问过程中,遇到自己不会的问题不懂装懂。在企业的招聘面试中,企业不是录用那些做得最好的人,而是那些与企业录用标准相吻合的人。心理咨询面试考试的目的也一样:让那些达到面试标准的人通过。考生有些方面做得不够好是正常的,他们毕竟是新手。主考官们深谙这一点。考试的目的不是为了挑出这些做得不够好的方面,而是把考生的表现与评分标准相对比,做到哪一级,就给哪一级的分数。这是一个与绝对标准相比较的过程,所以考生在咨询过程中或回答问题时没有必要掩饰自己的无知,不懂装懂。有一次,一个考生给来访者的建议是让他回家去进行放松训练。看着50岁左右的来访者念叨着"放松训练",懵懵懂懂地走出去,主考官问:

"什么是放松训练?你能详细谈一下吗?"

"它是行为疗法中的一种。"

"对,你说得对。你能详细谈一下该怎么做吗?"

"就是肌肉放松、深呼吸。"

"你自己会吗?能给我们演练一下吗?"

考生的肌肉非但没有放松,反而僵硬起来。

主考官又问：

"你为什么给来访者这个建议呢？你认为来访者回家后会不会做你布置的这个练习？你判断的依据是什么？"

"我觉得放松训练很简单，人人都可以做。"

"那你自己平时做过吗？"

考生迟疑了一下，声音很低地说："我……没有。但我们在讲行为疗法时提到过它。"

仅仅知道名词就贸然让来访者去完成作业，这种轻率的态度会让主考官焦虑：如果让这样的考生过关，来访者会受到怎样的伤害？

还有一次，在咨询结束后的提问时，主考官问：

"在咨询过程中，来访者数次问到你他该怎么办，为什么你每次都避而不答呢？"

"因为我学过，咨询师不可以替来访者做决定。"

"那请你谈谈作为咨询师，你在咨询过程中起到的作用。"

"我倾听了来访者的问题，并且提了问题，了解了事情的经过。"

"那来访者来找你谈，和他去找自己的好朋友谈，达到的效果有什么区别？"

"因为我是心理咨询师，所以他的情绪应该得到宣泄。"（难道来访者会因为面对的是心理咨询师，其情绪会自动得到释放？）

"你怎么知道对方的情绪得到了宣泄？"

"因为开始来访者的话很多，后来他就不讲话了，说明他的情绪得到了宣泄。"

主考官："……"（无语。）

来访者开始时还有目光接触，坐姿轻松，后来阴沉着脸、目光盯着地面，这么明显的阻抗居然会被当作情绪宣泄的表现！

另外，考生用所谓的"不介入"来掩饰自己的不知所措，用"不替来访者做决定"来推卸咨询师应该尽到的责任，这属于基本素养较差，连心理咨询师的角色和定位、心理咨询师的基本品质都不了解。虽然后者不属于评分要素，但它一定会反映在引导、解释和支持等评分要素上。考生一定要有明确的自我意识，敢于面对自己的不足和弱点。对自己都没有把握的建议宁可不提。

结　语

本章的目的是想让新学者通过看到别人的错误来学习。做得好的方面没有在这里列出。希望这不会让读者误解整体考生的水平，也希望这些列出的错误不要吓倒正在学习心理咨询的新手。从这里出发，我们可以走得更远。

2. 心理咨询面谈培训中的常见误区

　　恰当和不恰当的培训方式，表面貌似一样，其效果却不同，如同雪与梅的区别。遥知不是雪，为有暗香来。*

　　国内有一些学者对整个心理咨询师的培训机制提出了反对意见，认为与国外长期学习和实习的正规培训机制相比，中国的速成培训有极大的破坏性和伤害性。这个说法有一定道理。

　　在我看来，**不当的速成培训至少有三重伤害：**一重是对当事人，如果咨询师不具备基本功底，当事人的症状有可能不仅得不到缓解，而且还带了错误的建议走出咨询室。在我接待的当事人当中，就曾经有这样一位受伤害者。她曾在某心理咨询机构有十多次的心理咨询，但觉得自己的问题没有解决，转到我这里。在咨询开始，她有非常强烈的情绪感受，但她的眼泪始终没有流下来，好像有一种东西阻挡着她。在她迂回曲折的表述背后，我触摸到的是深深的内疚和自责，还有愤怒夹杂在其中。当我说到："你背了一个很重的包袱，这个包袱里装满了内疚、自责和对自己的不满，这个包袱随时随刻压在你的身上，你想去除它，是吗？"她的眼泪下来了，如滂沱大雨。在号啕大哭终于转变成抽噎声

———————————————

　　* 诗出王安石《梅花》。

之后,她问我:"我是不是真的一无是处?以前那个心理咨询师说我很多方面做得不好,我尝试去做得更好,但我发现我这样做了之后更难受,事情变得越来越糟糕……为什么,为什么会这样?!"我的内心一下子充满了复杂的情绪:心理咨询竟然可以做成这样!这个当事人的第一症状不仅没有解决,反而因咨询产生第二症状:内疚、自责和加倍的无助感,以及因而对咨询师产生的愤怒感!而她此前的这个咨询持续了十多次!可以想见在咨询过程和咨询之后,她的不良状况持续了多久!我的内心有深深的歉意,为她所遭受的这些;也有深深的悲哀,为我们的心理咨询师培训体制;还有一丝愤怒,为我们的心理咨询收费制度——这位当事人给前一位咨询师每小时的付费是 300 元。并不是这个数字本身过高,而是和效果相比,她付出得太多。

第二重伤害是对咨询师本人。没有经过充分训练就开始咨询的咨询师,就像赤身裸体上战场的士兵,带着僵硬、不自在,而且没有任何能够防护自己的武器。在心理咨询师的培训中,除了强调心理咨询师必须恪守职业道德,还应强调心理咨询师必须学会自我保护,学会专业的自我保护。如果他们没有扎实的功底和素养,没有实习期的过渡,直接面对当事人,他们自己的心灵也极易被捅出一个个伤口,那些曾经的伤痛会更痛,那种面对当事人的无助和束手无策会让他们对自我评价降低,当事人那些出乎意料的反应甚至中止咨询会让他们质疑自己的能力……仅仅让咨询师凭着速成培训和一腔热血就开始正式的咨询,对咨询师的成长非常不利。

第三重伤害是对心理咨询行业的发展。心理咨询行业在中国是新生事物,就像刚从泥土里钻出的嫩芽,还带着鹅黄和嫩绿,特别需要充足的阳光、恰当的水分。如果过分急躁,让刚刚钻出的嫩芽担负起重任,结果必然是毁掉这棵嫩芽。不规范的行业操作、不负责任的心理咨询师、为了吸引眼球,不顾心理咨询的基本守则而开展的心理咨询做秀等,可能都会败坏心理咨询行业的名声。受到影响的将是整个行业及其未来发展。

即使有以上这些方面的顾虑,我并不简单地反对心理咨询的速成培训,关键是培训的目标是什么、如何达到这些目标。中国的具体国情决定了在培训心理咨询师方面的操作和国外不同,我们可以在理论上论证更科学的方法是什么,但实践已经走在了前面。与其躲在象牙塔里论证最佳培训方法,不如参与到实践中,力争找到更有效的方法。这也是一种中国式的妥协。

下面将谈谈我感受到的心理咨询面谈培训中的误区。

第一个误区:培训目标是把受训者培训成能独立面接的从业者

就目前而前,在我国不论是二级还是三级心理咨询师的培训,都还是初级培训,即使通过全部的考试,受训者也只有能力做 15 分钟的心理咨询面谈。而一个完整的心理咨询则远比这个复杂:不仅每次一个小时左右的面谈,而且常常需要持续数次。一个完整而深入的心理咨询包括建立信任关系、倾听、共感、提问、引导等技术,包括收集信息、推进和行为改变,包括处理移情和反移情,这些无法靠速成完成。所以要在培训之前就把目标非常清晰地锁定在做 15 分钟的面谈上。这样帮助受训者对自己的能力有清楚的界定,也帮助其正确地处理在咨询过程中的无力感和无助感,因为按这种界定,在面接中碰到各种问题是正常的,是处于成长过程中。另外,如果培训老师不做这样的界定,设定过高的目标,培训起来会举步维艰,而且培训老师自己会体验到深刻的挫败感,因为在有限的时间内,面对基础薄弱的受训者,让他们在业余学习中,一下子进步到可以独立面接当事人,实际上几乎是不可能完成的事。

第二个误区:把受训者培训成"提问机器"

有些培训老师带着这种想法从事培训:"面试不就 15 分钟吗?好,那我就训练考生利用 15 分钟来收集信息,可以一个问题接一个问题。"比如:

"你出现这种情况多久了?"

"出现这种情况后你做了一些什么?"

"这种情况对你的生活、工作或学习有什么影响吗?"

"在这个情况出现前,发生过什么事情吗?"

"有没有出现这种情况:你预感情况会出现,但结果没有出现。能具体谈谈吗?"

"出现这种情况的当时,你的感受是怎样的?"

"这种情况过去后,你的感受是怎样的?"

"你自己有尝试过什么解决方法吗?"

"你有跟家里人或其他人谈起过这个情况吗？他们是怎么说的?"

"如果让你给这个情况起个名字,你会起个什么名字?"

"除了这个情况之外,你还有什么其他情况吗?"

"能谈谈你和家里人的关系吗?"

"你平时和同学/同事的关系是怎样的?"

......

在我自己第一次训练学员时,我也采用了同样的策略,因为那时根本不知道该如何在课堂上而不是心理咨询室训练心理咨询师的面接。在我的理解中,心理咨询面接的训练必须要结合在心理咨询室的观摩、见习,它更多是学习者自我内心的体验、思索和成长。面对大规模的培训,这一点只能是奢望。我能够想到的,是那些能够在心理咨询中被技术化和结构化的知识,比如说提问。我的第一批学员个个是提问高手,他们思维缜密,何止可以问 15 分钟的问题,他们可以问更长时间。但我总觉得有什么地方不对劲儿。琢磨了很久我终于想到:他们缺乏共感,真的像提问机器一样,面对当事人,他们没有温暖的接纳、支持和回应。而且,他们缺乏解决问题的能力,他们只能停留在收集信息的层面上。在后来的训练中,我反复强调的就是咨询师要清楚为什么要提问题。咨询师的目标不是要了解信息,而是帮助当事人解决问题。如果受训者真的成了提问机器,那真是培训的悲哀了。

第三个误区:会心理咨询就能担任心理咨询面接培训老师

数年前我也曾有过这样的误解。但在经历过挫折和沮丧后,我开始注意到:能做心理咨询和担任心理咨询面接培训是两件不同的事情。能做心理咨询只是一个基本前提。心理咨询面接培训不是一般的教学活动,它更强调的是实践。而当前,非常有限的训练时间、众多的人数,都决定不可能像正规大学教育中训练心理系的学生那样去训练这些速成学员。心理咨询活动说到底其实是当事人的内心活动与心理咨询师内心活动的交流,而不仅仅是他们表面的语言交流。咨询师在短暂的时间内要完成非常复杂的思维活动:要观察来访者的非言语信号,要思索其没有说出来的话,要分析其背后的动机,要在态度上接纳对方,同时还要回应对方,引导咨询的深入。更为重要的是,这些思维活动是连成一个整体的。而在培训活动中,要把所有这些要素进行分离、抽取,并且要把它结构化,成为没有任何基础的人也能学会的知识和技能。目前,尚未听说中国有心理咨询师面接培训老师的培训,但如果要提高考生的质量,这项工作必须提到议事日程上来。

第四个误区:心理咨询面接培训是纯粹的教学或实践活动

如我前文所说,如果把面接培训当作一个纯粹的教学活动,是对心理咨询面接性质的误解。面接活动应该是各种知识和技能的综合运用和集中体现,它不是单纯以知识的形态出现,更多是以技能形式出现,受训者必须完成从知识到技能的转化。如果把它作为一个纯粹的教学活动,无法完成这种转换。把心理咨询面接当作一个实践活动没有错,但如果仅仅是把它当作一个实践活动,又会局限了培训的意义,让受训者无法走得更远。我在这方面的体验是:如果在培训面接技巧的同时关注受训者的自我成长和心理健康,心理咨询面接的培训就能够上升到一个新的层面:既收获心理咨询面接的技巧,又通过自我成长把这些技巧内化于心。当然,这需要培训老师具有一定的团体培训、团体辅导的经验,并有能力创造、引导团队互动。

第五个误区:通过率说明培训老师的能力

尽管大多数培训老师不会走进这个误区,但仍有一部分老师为自己学生通过率不够理想而苦恼。尽管在心理咨询训练中常常会用到关于归因的理论,但这并不等于说培训老师就自动地能够正确归因,尤其是培训机构有意无意当中会把各培训老师所带学生的通过率进行比较。心理咨询师培训班大多数都是业余来参加学习的在职人员,每个人来学习的动机不同,能够投入的精力和时间不同,基础和底子不同,因而效果完全有可能不同。通过考试与否并不单方面取决于培训老师。如果培训老师能正确归因,总结经验,将对自我成长和今后培训有益。

结　语

真正的心理咨询面谈培训其实是一种心灵的活动。比较理想的培训是以团体培训的形式展开,既有面谈本身的训练,又关注受训者的自我成长。

要培训出合格的心理咨询师,培训老师自己必须先接受严格的、系统化的训练。只是在我国目前这一部分工作是缺失的,只能靠每个培训老师自我的修炼来完成。

3. 心理咨询面谈培训的方法

等闲识得东风面，万紫千红总是春。* 心理咨询就是这样一个迷人的世界。只是要打开它的大门，首先要找到合适的路。

由于心理咨询面谈的培训是一项强调实践、同时辅以理论的活动，所以培训方法不同于一般的教学活动。这里分享我自己常用的一些方法：演示点评法、观察员法、分组训练法、影像资料法、示范法、理论讲授法。这些方法是针对上海地区的培训实际情况而提出的，由于各地情况不同，每个培训老师又有自己独特的方法，因而在现实中使用的方法可能比这更多。

在培训开始时，有一件事情必须做：教会学员扮演来访者。由于不可能每次训练都能找到真实的或"专业的"来访者，需要学员学会扮演来访者。这并不是一件容易的事情。在最初的训练中，经常会出现这样的情况：扮演来访者的学员在咨询过程中忍不住大笑起来，或者咨询师自己笑场，或者全体学员一起笑场。好不容易建立起来的氛围顷刻间烟消云散。来访者扮演得越真实，学员们会更进入状态，模拟会越真实，技能可能会提高得越快。

随着学员技巧的提高，这时扮演来访者的学员

---

* 语出朱熹《春日》。

可以作更多的贡献:在咨询结束后谈谈自己的感受。什么地方感觉很好,什么地方感觉不舒服,有没有阻抗,对咨询师的满意度等。这既是为了让咨询师多一个反观的视角,也是为了让扮演者体验咨询室中来访者真实的感受。这对共感的训练非常重要。

演示点评法

演示点评法是请两位学员分别扮演来访者和咨询师,在全体学员面前进行咨询面接。咨询结束后,先由学员提问和点评,最后由培训老师总结。

这个方法的好处有:一是可以锻炼两位演示者的自信心,在众目睽睽之下做咨询,需要承受较大的压力;二是全体学员都可以通过观察、点评和培训老师的总结受益,能集中地解决暴露出来的问题;三是培训老师可以通过此活动观察全体学员的进展情况,及时调整自己的培训节奏。

要想使这种方法更有效,需要做好以下几件事:

一需要提前安排好学员扮演来访者。好的个案会让学员受益更大,而价值不大的个案会浪费大家宝贵的时间。培训老师要指定学员做准备,并指导其如何准备个案。培训老师要控制个案的内容和难度,要根据培训主题来确定个案的内容,根据学员的进度来确定个案的难度。太难的个案会让学员们有沮丧感。

二是引导学员们如何在个案结束后进行反馈。虽然这是一个小小的细节,但如果学员们不会建设性地反馈,只是挑演示者做得不好的方面,很快就不会有人愿意做演示者了。老师可以在最初示范如何积极反馈。在第一次时,甚至可以只肯定演示者做得好的方面,不必去提那些做得不好的地方,因为毕竟是第一次,不可能做得完美,它的主要作用是起个好头,让学员们敢于走上台做演示。如果学员们都抱着学习的态度、用积极的方式进行反馈,会有助于建立良好的团队氛围,促进大家更快进步。

三是老师的总结和反馈既要关注实践层面,又要兼顾理论。这种演示的功能不光是解决一个个案中的问题,而是解决一类问题,所以最后的总结既要入戏,又要出戏,让学员们知道今后遇到同类问题该如何解决。只有从理论高度总结,才能具有这种指导作用。

观察员法

观察员法是指把学员分成三至五人一组,其中两人分别扮演来访者和咨询师,其余人为观察员。在咨询结束后,观察员进行提问和反馈。

这个活动的好处是组的规模小,扮演者的压力较小,每个人的参与机会比较多。做好这个活动的关键是教会学员们如何观察。作为一名咨询师,观察是非常重要的一项能力。虽然它没有被列入到评分项目中,但倾听、反馈、提问、共感和解释、引导、支持等能力哪一项也离不开它。

咨询面谈中的观察要细致、精准和敏捷。细致是指观察要全面、关注细节,不光听其言,还要关注其非言语信号;精准是指正确解读所观察的现象;敏捷是指反应速度要快。

分组训练法

这个方法是把学员分成两个人一组,让其轮流扮演咨询师和来访者。这种方法的好处是每个人都可以充分参与到训练中,弊端是老师没有办法照顾到每一个小组。

如果想让这种方法效果更好,可以做以下几件事情:一是培训老师有针对性地参与到某一个小组,如进步不够快的一组,或有明显缺点需要提醒的学员组,或是平时比较羞怯、不敢上台做演示的学员组。老师可以借此机会给这些学员多一些反馈、鼓励,以便其成长得更快;二是在分组训练结束后,给全体学员提问和分享的时间,对一些有意义的问题进行共同探讨。

影像资料法

所有的电影都可以用作心理学的教学影片,关键是要根据教学目的来选用。根据心理咨询面谈的特点,有两种影像资料比较合适:一是专门的教学影片,二是一些涉及心理咨询的电影。专门的教学影片是那些以教授心理咨询面谈技术为目的而拍摄的影片,具有很明确的目的,结构化非常强,选择这样一些影片可以让学生迅速学习到相应的知识,而且接受过程直观。涉及心理咨询的影片很多,需要培训老师的精挑细选,明确自己的目标,提前确定要放映的片断。

要想使这种方法效果更好,需要做好以下工作:一是对影片要有深刻理解。学员由影片引起的思索、老师对影片的点评是学员真正的收获,看电影本身并不能自动让他们获得相关知识;二是如果选用了国外的影片,需要注意一些理论在跨文化情境中的适用问题。本书第四部将用具体电影阐述这一方法。

示范法

示范法是指老师或心理咨询专家向学员示范如何进行面谈,可以是 15 分钟的咨询,也可以是一个完整的咨询。它的好处是可以让学员了解好的咨询面谈是怎样进行的,弊端是学员有可能机械地照搬示范中的做法。

要想让这种方法达到更好的效果,需要做到:一是为示范做充分准备,包括来访者和案例本身的准备;二是建议不要在培训早期进行,防止学员机械照搬或过度印刻。在开始阶段,学员处于技能严重匮乏状态,像一张白纸,只要有可以模仿的榜样,马上就照搬,但这样可能限制了学员自身的探索和发展。即使在做了这样的示范之后,也要告诫学员:心理咨询面谈是非常灵活、非常个人化的活动,没有唯一正确的模式。在咨询技术和诊断正确的前提下,可以有多种咨询风格、多种咨询方式,不必迷信示范时所用的方法。

理论讲授法

理论讲授是指结合现场案例,有针对性地讲解涉及的相关理论知识点。学员们有专门的课程来学习理论知识,但由于他们是处于高密度、高强度的训练当中,无法一下子吸收所有的知识。适当的讲授可以起到复习、强化和巩固的作用。

结　语
形式是为内容服务的,培训方式是为培训目标服务的。每位带教老师都可以根据自己和学员的特点,摸索出有效的方法。

4. 受训者团队的组建及目标设定

受训者团队如同青青园中葵,朝露待日晞,而
团队的成长如同阳春布德泽,万物生光辉。*

组建团队的目标和意义

目前心理咨询面谈的训练通常一组学员由一
个老师来训练(在上海,通常一个老师带 10—20 个
学生)。由于训练一直在这一组学员内展开,而心
理咨询又是一种涉及心灵的活动,所以把受训者组
建成一个团队就非常重要。它直接涉及今后活动
展开的质量,以及老师与学员、学员与学员之间的
互动。

组建团队的目标有以下几方面:

一是团队成员相互了解,创建相互信任的氛
围。这主要是为今后训练的顺利展开奠定基础。
只有大家相互了解、相互信任,才能够敞开心扉,才
能在今后的活动中更多相互鼓励,即使批评,也能
够接受。心理咨询面谈是一种非常精细的专业沟
通,在训练过程中可能触及学员的心灵,因此组建
团队的铺垫就非常重要。如果这一步没有做好,整

---

* 诗出《汉乐府》。

个训练都会受到影响。在相互介绍时,最好介绍一下每个人学习心理咨询的动机。动机是和个人经历、学习意愿、学习效果直接联系在一起的。

二是明确培训计划、目标和各自的职责。明确的计划和目标会让学员们内心有踏实感,并激发其学习动力。需要学员们承担的职责,也可以在团队组建时一并宣布。

三是制订大家约定共同遵守的团队规则。仅仅有共同目标、计划,对一个团队来说还不够完善,还需要制订大家共同遵守的规则。这不是走形式。这些规则必须保证会被执行,所以需要学员们自己提出或老师补充,然后多数通过。

组建团队的活动

组建团队的游戏和活动有很多,建议选用和心理学有关的破冰的活动。选用的原则:一是全体人员都能参与;二是能运用自我揭示技术;三是具有一定的深度;四是要轻松、活跃。

这里推荐的方法是图画心理技术,可以通过学员的画让其自我介绍,让别人深度了解,同时也运用了心理学的投射技术,并且这种技术将来也可以用在咨询中。

运用图画心理活动时,可以让受训者画人(自画像或雨中人)、画树、画屋—树—人等。可以根据培训者想要总结的关键点而定:自画像主要和自我形象、自我概念有关;雨中人主要和应激应对有关;树木人格图主要和个人成长有关;屋—树—人主要和家庭、成长、自我有关。而这每一个主题又都是和将来训练的咨询主题联系在一起。

自画像活动

这里以自画像活动为例,详细介绍其准备及指导语。关于图画技术更多的运用,详见严文华著:《心理画外音·修订版》(上海锦绣文章出版社,2011 年)。

自画像活动需要提前准备的材料:

12 色彩色水笔数盒,一般 2—3 人一盒;

A4 白纸,一人一张,但需要多备几张,以防有人重画;

书面指导语一份。

指导语如下:现在请大家用水彩笔在 A4 白纸上画自画像。你可以用任何颜色来画自画像。不要画成火柴人或漫画人。在作画过程中,请大家保持安静。

　　火柴人是指五官和四肢都被高度简化的类似火柴摆成的人,漫画人是指用画卡通、漫画的方式画成的人。因为这两类画都被高度抽象化或程式化,能够提供的信息非常少,一般建议不画这样的人。

　　如有人提出"我不会画画怎么画?"可以回答说:"这不是测你的美术能力,请不用担心。只要画出你想的即可。"

　　一般情况下不用限定时间。通常大多数人需要用15分钟左右。对那些飞快完成和用时很长的人,可给予特别关注。飞快完成有时表示行动力强,但有时也可能是过于防御的结果,或者态度不认真的表现。而时间过长的人,有可能是慢性子,也可能是被画出来的东西吓坏了,画了数幅,也有可能要追求完美。

　　通常我不建议在作画过程中播放背景音乐。画图是一种投射技术,对所给的每一个刺激都要进行控制。相对来说,刺激越少、越模糊,作画者能够表现的自由度就越大。如果播放背景音乐,音符也会成为一个刺激信号,而这个信号在每个作画者那里引发的反应是不同的。分析图画时,就不能区分哪是语言刺激、哪是音乐刺激带来的反应。为了保持语言刺激的纯粹性,一般情况下不用背景音乐。

　　结　语

　　有经验的老师不仅会精心设计团队组建活动,而且会在其中观察学员们的表现,对今后训练过程中可能出现的团队动力结构做出预见,及时地微调自己的培训策略或计划。对那些表现处于两端的学员,如过分活跃、不断抢夺话语权,或过分沉默、几乎不发言的学员,要给予特别关注。

指导老师手记一

第一次活动:组建团队中的观察

　　每次带一个新的实习小组都会让我有很多期待。我会精心设计第一次活动的内容。这次我设计的组建团队活动是画雨中人,通过图画介绍自己,包括学习心理咨询的动机。画完画,我没有强制要求从哪个人开始介绍,只是请大家自愿。组员自我介绍的顺序是有意义的信号。

第一个跳出来的组员刚开始自我介绍,其他的人就起劲儿地介绍起很多他做过的事情,看到我一脸茫然的样子,就有一本书递过来,封面上的照片,就是这个组员。他说:"我对伞有一种情结,非常不愿意打伞。因为在父亲离去的前一阵,有一天我们带伞去医院看他,因为预报要下雨,回来时天气晴朗,所以把伞忘记在医院里。不久父亲去世。所以总是把伞和分离联系在一起。到现在都不愿意打伞。为什么要和大家一样呢?要表现出独特。"这在小组中是个很好的开始,因为他用了比较深的自我揭示,会把整个小组带到相互信任的氛围中。但问题是:这个小组是否准备好?从递过来的书和这个组员的自我介绍来看,他是有准备地在展示自我,或者说他随时随刻准备展示自我,将来小组的发展将会有他个人的烙印。

组长是一个熟悉的陌生人,因为我们已就第一次活动的细节通过数次电话,感觉到他是非常负责任、非常关注细节、沟通意愿非常强的人。我发现大家都在叫他的绰号,他乐呵呵地应着。在自我介绍中,他没有冲在前面,反而是鼓励别人先做。在团队中,他是个很好的支持者。后来他确实起到了这样的作用。

还有一位组员介绍自己时,话语间透出一股豪情壮志,但她的图画却透露出很强的安全需要,透出一种在新环境中的羞怯和小心翼翼。看得出她是一个戴着很厚的面具的人,呈现给别人的只是她认为安全的信息。这样的人意识层面的力量非常强大,在咨询中主要训练的是其感受力,不是脑子,而是心。

大部分学员都很有时间感,对占用团队多少时间来介绍自我能有控制力。但有一位学员花了好几分钟来讲述他所在学校一个小学生的故事:"这个小男孩非常聪明,我从来没见过这么聪明的学生。他想做一件事情就没有做不成的。刚进学校没多久,他就想学骑自行车。他自己没有自行车,看到操场上谁的车子停在那里骑上就走,摔了爬起来再骑,磕破了也不在意。后来大家看他这样就把车子锁起来,他就找那些锁得不结实的车子,弄开了在操场上骑。一个星期后就骑着车子满操场跑了。二年级时他突然迷上了抓蝴蝶,天天抓,时时抓。那时校园操场上、草丛里到处都是蝴蝶,他抓得多了就开始练两根手指夹蝴蝶,一夹一个准,没有失误过。一下课就有一大群学生跟在他后面跟他学,校园的蝴蝶都被他们抓光了。但他就是不愿意学习。上课时找不到他,他或者躲在哪里,或者藏在树林里。我一直关注他,我对一些老师说:'把他带到西昌火箭发射中心,让他参观。问他想不想发射火箭。如果想,给他两屋子书,让他看完了,他准可以发射火箭。'我自己想帮助他,但觉得没办法。所以我来学心理咨询了。"可以看出他对孩子有爱,能够从孩子的角度看待教育的意义,但他介绍自己的方式和他的图画有一致性:不把细节描述出来就不舒服,有一定的完美倾向,有时可能过分关注细节。

一位组员的介绍让大家笑起来:"我小时候特别叛逆,被爸爸不正确的教育方式错误地教育成非常安静的淑女,但骨子里还是有那种情结。"非常直接,不掩饰。(她后来的咨询风格也是如此,在面质时非常有震撼力。)

一位学员的画引起大家的惊呼:"这么大的一把伞!""简直是超级大伞!(图1)"人和伞都是红色的。代表着作画者对压力有很好的心态,对压力有积极的预防措施。在团队中这种类型的人永远起"悲观性预防者"的作用,会预想最坏的结果可能是什么,然后尽量避免这些最坏的结果。

还有一幅画也引起大家的发问:"带了伞,为什么还要躲在树下(图2)?"雨很大,表明作画者感受到的压力较大,但她有自己的方法应对。引人注目的是她没有打伞而是在树下躲雨。画中人明显是个小

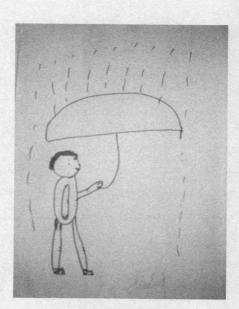

图 1 超级大伞

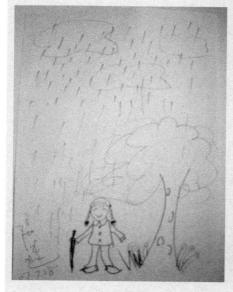

图 2 带伞躲雨

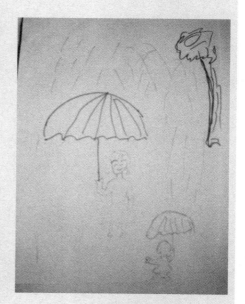

图 3 雨中的母女

女孩模样，与现实的她存在较大年龄差异。但整个画面的构图还是比较美的，作画者具有较强的审美意识。

大部分人的画都强调个体如何面对压力，有一位学员比较特别："这张图表现的是我下班回家、女儿打着小伞迎出家门的情景。我很开心。边上画的是棵树(图3)。"这幅画表明作画者最主要的应对压力的支持力量来自家庭，来自家人。

第一次带教在不知不觉中进行了四个小时。在互动中，我感到这是一个非常特别的团队。他们似乎早已完成了建立团队的工作。他们彼此了解，用绰号和小名来称呼对方，说到某些词汇时会有默契地笑起来。我走进教室时注意到甚至连他们手中的晚餐都一模一样：清一色的汉堡。据说是下午下课晚了，怕迟到，让一个同学统一买来的。团队中每个人认领了不同的角色，而且团队是积极的、向上的。面对这样一个团队，我期待着有一次精彩的带教之旅。有时候，不单是我想把他们带往什么国度，还取决于他们想去哪个风景点、想在那里停留多久。

指导老师手记二：

心理咨询不是咨询师和当事人的智力竞赛

回顾第二次带教，一个深刻的感触是有些学员把心理咨询当作咨询师与当事人的智力竞赛或辩论赛，两个人比赛看谁占上风。我应该提醒大家：心理咨询不是智力竞赛，也不是辩论赛。即使心理咨询师赢了，对当事人有什么意义呢？纯粹意识层面的较量，不是心理咨询的全部。他们现在还不能理解咨询师与当事人关系的定位，不是把它处理成一般的社交关系，就是处理成权威与服从者的关系，或者是老师与学生的关系。他们或许可以从理论上理解心理咨询，但他们没有坐在心理咨询室面对真实当事人的经历，他们没有见过当事人颓废的样子，没有亲眼看到当事人挣扎在不同的自我中，没有和当事人一起回溯过生命中重要的时刻，没有感受过当事人成长给自己带来的快乐。

这个小组中有人非常"贪婪"，想在一夜之间学到成为心理咨询师的秘诀。这是一个危险的倾向。有些技术是可以被教授、学习的，而有些东西是需要靠感悟的，比如说深层次的共感。而被他们忽略的方面，可能是最核心的。

今后的带教要控制一下整个小组的进度，因为往前冲的人总是那些最活跃的人，他们会把自己的感悟和进步毫不掩饰地表现出来，而那些慢慢走在后面的人，则会不声不响。如果老师不主动关注，恐怕他们一直不会发声音。控制速度的方式之一就是每次点评我只关注某一方面，对其他方面暂时不关注，否则我们会牵扯太多的问题、走得太远。另外，请扮演当事人的学员一开始不要带太难的个案来做，这对初学者挑战太大。

第二部　面谈技术训练

5. 咨询新手面临的问题及处理

我歌月徘徊,我舞影零乱。* 在咨询面接最初的训练中,新手其实是在和自己的"影子"做游戏,他们还无法顾及来访者。

咨询新手面临很多问题,在很多专业书中都可以看到关于咨询新手应注意的问题,本书中,我们关注的是面谈训练开始前学员的状态。

揭开咨询神秘的面纱——正视咨询焦虑

在训练中遇到大量的情形是:扮演咨询师的学员比扮演来访者的学员更加紧张、更加焦虑。如果回放训练录像,扮演咨询师的学员会惊见他们的手紧张得捏成拳头,身体笔直而僵硬地靠在椅背上,眼睛专注地盯着对方,却没有聚焦,说话也有些语无伦次。在前几次训练结束后,学员们会有这样的感慨:"活了这么多年,第一次知道自己不会说话了! 不会说中国话了!"戏谑的背后,是咨询新手的焦虑。

咨询新手在面对来访者时,脑子里盘旋的问题常有:"我该说些什么? 他这句话是什么意思? 我接下来该问什么? 他为什么不说话了? 我是该微

---

* 诗出李白《月下独酌》。

笑还是面无表情？我是不是做得不好？对方会怎么看我？大家会怎么看我？"脑子里有这么多问题，怎么还能听得进来访者的话？怎么还有精力处理来访者的问题？

对新手而言，哪怕是在训练中做演示，还是会紧张。因为心理咨询毕竟是一项精细的工作，咨询师会影响到来访者，肩上的责任重大。新手会因为这种责任感与自己的实力不相符、对自己能力的不确信、缺乏经验而有焦虑。有焦虑是正常的，但过度焦虑会腐蚀咨询师的信心和能力，使得思维无法正常运行，面谈往往因此而艰涩，甚至中止。因此，咨询新手要正视自己的焦虑，处理自己的焦虑。

处理焦虑的第一步是承认自己的焦虑，这是一种勇敢。对新手而言，自我怀疑、不自信是完全正常的。第二步是看看焦虑背后是什么：有时它是对自己的能力不自信，有时是担心别人会看到自己的无能，有时是担心自己会出错，有时是担心自己会伤到来访者。它其实是新手本人心理的一种投射。第三步是和指导老师、学员讨论这种焦虑。学员们会发现：不仅自己有这种焦虑，其他人也有这种焦虑，那些资深咨询师在刚入门时同样也体验过焦虑。

心理咨询确实不容易，正视焦虑是学习的第一步。可以引导学员透过这种焦虑来关注自己的情绪，开始学习共感。

"谁不会说话？"——把咨询看得过于简单

由于来参加心理咨询师学习的学员背景不一样，对有些社会经验丰富、常与人打交道的学员来说，他们会把咨询看得过于简单："咨询不就是说说话吗？电视上我都看过心理咨询节目了，谁不会说话呀?!"这些人需要处理的不是咨询焦虑，而是咨询中过强的自我意识。他们往往把自己在生活中的角色过多地带入到咨询中，把咨询简单化为贴了"心理咨询"标签的日常谈话。

对学员而言，首先需要澄清的一点是：电视上的心理咨询秀和心理咨询室中的咨询不太一样。心理咨询是咨询师和来访者之间非常精细的互动，如果有一架摄像机架在那里，这会微妙地影响咨询师本人和来访者的表现，并影响两者之间的关系。电视上的心理咨询节目中，双方除了解决问题之外，他们还需要考虑别人会怎样看他们此时的表现。还有，电视编导需要从收视者的角度要求咨询师和来访者的表现,并按观众的口味来剪辑录像,最后呈现的是经过加工的、片断式的咨询。它强调的是可看性、故事的完整性,甚至猎奇性等。而在心理咨询室中发生的过程,可能更缓慢,推进也是渐进的、逐步的;更细致,很多关键细节需要了解和处理;更乏味,有时一个问题需要拉锯式的翻来覆去很多次才能理清。

的确,心理咨询借助的主要工具是语言,但单纯的说话并不能自动解决来访者的问题。它需要咨询师具备一定的专业技能。对那些把心理咨询过分简单化的学员,需要他们尽快清空自己,进入到学习状态中。

"我该不该接受咨询"

很多学员在实习过程中都会问这样一个问题:"我是否应该接受心理咨询?听说学心理咨询的人都应该接受心理咨询,这样才正规。"

是否应该接受心理咨询不是正规与否的问题,主要是和个人成长有关。接受心理咨询有这样几个好处:

一是可以体验来访者的感受,提高对来访者情绪感受的敏感性。在接受心理咨询的过程中,学员是来访者,可以充分体验咨询师的一言一行、一举一动在自己内心中引起的反应:舒适或不自在,共鸣或阻抗。这些对于学员今后成为咨询师都是宝贵的经验。

二是解决自己的问题。并不是没有任何心理问题的人才能成为咨询师。很多人是带着自己的问题进入咨询师的角色。而咨询中来访者类似的问题常在我们内心激起涟漪。例如来访者谈及幼年受到父母的虐待,而咨询师也有类似的经历,并且没有处理过,那么咨询师带领来访者探索这一问题的深度,不会超过自己曾经探索到的深度。除非咨询师先处理好自己的问题,否则不可能引领来访者走得更远。而在接受心理咨询的过程中,学员可以经历解决问题的历程,并且领悟这一历程是怎样发生的。

三是在将来面临需要时,可以借用心理咨询这一支持工具。心理咨询师常面临的问题是职业耗竭,因为咨询师探入来访者的心理较深,且接触大量的来访者,容易掉入职业耗竭的陷阱中,特别是咨询新手,由于过分要用来访者的改变证明自己的能力,更容易付出过多。解决职业耗竭的方式很多,接受同行的心理咨询就是其中一种方式。相对于那些接受过心理咨询的学员,他们更容易接受和使用这种方式。

对那些想以心理咨询为职业的学员,如果有需要、又能找到较好的心理咨询师,建议接受心理咨询。

价值观中立问题

价值观是我们内心深处最重要的东西,它体现在我们所有的决定和行为中,但我们轻易不会想起它,因为它是最深层、最核心的。在咨询中我们常常会提到价值观的问题,尤其是来访者和咨询师价值观不同时,新手面临的一个问题是把自己的价值观强加于来访者身上。我们来看一些例子:

一位高三的学生前来咨询,还有两个月就要参加高考了,他突然冒出一个念头想要周游全国,不参加高考。父母送他来咨询时,希望咨询师能说服他参加高考。但来访者却认为一旦参加高考,就要再上四年大学、三年研究生,浪费了大好青春,无法实现旅游之梦,因此坚决不想参加高考。在咨询师看来,参加高考是"正确的"选择。咨询师该怎么做?是巧妙地引导这个少年意识到高考的价值和重要性,最终回到考场?还是把所有的方案、利弊均列出,尊重来访者最终的选择,哪怕这个选择是浪迹天涯?

一位中年女性来到咨询室。她和丈夫感情不和,虽然为了孩子勉强维持着婚姻关系,但他们早已没有夫妻生活,而是另寻他人满足生理需求。她的内心有很多冲突,想来寻求心理咨询的帮助。作为咨询师,你是婚外恋、婚外性行为的坚持反对者,你也认为离婚肯定会伤害孩子,你会如何引导来访者?你是会告诉来访者自己的价值观,同时也告诉她她完全可以不同意你的观点,还是以中立姿态出现,但悄悄地把自己的导向性埋伏在一些提问和反馈中?

以上两个例子,考问的就是咨询师的价值观。有一些咨询师会把自己认为正确的做法直接告诉来访者,或者巧妙地引导来访者往"正确的"道路走。"正确"之所以要打引号,因为它是相对的。关于正确与否,世界上很多事情都没有绝对标准,咨询师的任务不是判断来访者的做法或决定是正确的还是错误的,而是有效地解决来访者的问题。另外,即使咨询师给出了"正确的"方案,如果来访者不愿或无力去实施,这个方案就会是一个无效方案。

对新手来说,他们接受的训练是保持价值观中立。但这一点如何实现?真的能够在探寻来访者解决方案的同时保持客观和中立吗?做到这一点其实很难。比较赤裸裸的价值观强加很容易识别,但那些巧妙包裹后的有价值观色彩的建议就很难识别了。一些资深咨询师给出的建议是:如果咨询师与来访者的价值观强烈对立,可在咨询中加以说明,让双方看到这一点会对咨询带来怎样的影响。

"我必须帮到你"——咨询师的角色

在新手训练时,那些扮演咨询师的学员往往会有一种帮助别人的良好愿望和动机——很多人其实就是带着帮助他人的动机来学心理咨询的。这是一个美好的起点,但如果这种愿望和动机过于强烈,演化为"我必须帮到对方"时,就有可能给咨询带来负面影响,尤其当他们发现自己力量有限,无法帮助到对方时,往往有强烈的无助感、受挫感和失败感。严重时这种挫折感会影响新手的自我评价,乃至继续学习心理咨询的信心。

"我必须帮到对方"透露出来的其实是新手想要通过帮助他人来证明自己的价值,对帮助来访者的需求大于来访者想要得到帮助的需求。带着这种心态进入咨询,咨询的动力结构可能会错位:有时来访者需要的是倾诉,而咨询师看到的则是"来访者需要我给出方案",而给方案可能正是新手的软肋,新手会因此而陷入焦虑。

对于那些助人意愿过强的新手,要求看到来访者改变的意愿也非常强烈,他们需要通过来访者的改变证明自己的能力。而这对来访者来说是不正确的引导,有时来访者为了满足咨询师这一需求而"表现出"进步,其实进步并没有发生。对这些新手来说,需要把"我必须帮到你"这个不合理观念调整为:"我非常愿意帮助你。"

咨询师也是人——角色过度问题

一些新手一旦开始扮演咨询师的角色,他们整个人都会发生变化:他们不停地问自己:"一名优秀的心理咨询师应该具备怎样的品质、能力和特点?我此刻做到了吗?"在咨询当中,他们无法接受自己犯错误,一旦犯了错误就会走极端:要么拼命掩饰自己的错误,为错误寻找合理化的解释,要么心情沮丧:"完了,我竟然会犯这么愚蠢的错误,我无法当一名优秀咨询师。"他们不仅在咨询中这样要求自己,还会把这个要求扩展到自己生活中的各个方面,他们会问自己:"我有没有倾听家人? 我有没有理解同事? 我有没有给工作伙伴足够的共感?"没有坚持多久,他们会发现自己疲惫不堪,无法再贴着"心理咨询师"的标签生活下去。

这个现象背后,其实存在两个误解:

一是要求自己过分完美。而在认知疗法中,过分要求完美是导致自我挫败的不合理信念之一。新手要求自己不犯错误,其实也是不合理信念的表现。与其时刻神经绷紧让自己不犯错误,不如坦诚地接受自己,接受自己不完美这个事实,把注意力放在改正错误上,而不让能量浪费在掩饰和沮丧中。

二是把心理咨询师的角色过度化。心理咨询师只在咨询室中扮演咨询师,走出咨询室后,需要从这个角色中走出,灵活地转换到其他角色中。在咨询室中,咨询师一般不会对来访者发火,但我们很难想象在生活中,作为父亲/母亲、丈夫/妻子、儿子/女儿的咨询师永远不对别人发火,永远都带着一幅理解、接纳和共感的面具。

新手要接受这一点:心理咨询师也是人,所以会犯错误,会不完美,会有很多角色。这些是咨询师帮助来访者解决问题的基础。

"你应该接受心理咨询"——咨询万能

在学习心理咨询的最初阶段,很多人都会经历对咨询着迷的阶段:不论谁有问题来和自己谈,都会热情地劝说对方:"你的问题应该通过心理咨询来解决! 你去预约一下心理咨询吧!"如果对方流露出去预约很麻烦的样子,甚至会自告奋勇地说:"如果你信得过我,就让我来帮你做吧!"

在初始阶段,这种狂热和着迷会给新手以巨大的动力,使其饥渴地吸收与心理咨询有关的一切理论和技术,成长和进步很大。但它也有副作用,因为这种着迷背后隐含着"咨询万能"的不合理假设。世界上没有万能的心理咨询。再高明的心理咨询师都不会打包票说能百分百地帮助来访者。更何况来访者的成长与否并非仅仅取决于心理咨询师。

心理咨询确实可以帮到很多人,但它也有局限性。过高的承诺不仅会让咨询师陷于被动之中,而且对来访者的成长不利——来访者必须有意愿进行咨询,并且要承担起自己应该担负的责任。新手应该把心理咨询从光环中解放出来,恢复它朴素和本来的面目。

结 语

作为一名新手,即使了解了以上所有的问题和误区,并不等于就能跨越它们。在体验中学习,是心理咨询面谈训练中的重要过程。咨询活动是个照镜子的过程,来访者就是咨询师的镜子。在面对来访者时,咨询师的第三只眼睛可以看到自己内心的波澜或水波,处理这些涟漪的过程就是成长的过程。

学员手记一

沟通达人的感触:沟通并不容易

流浪基因

在媒体产业摸爬滚打了十几年,从平面文字、电台广播到电视主持,幕前幕后的工作我都接触过,大致上工作内容就是"说话",不论是面对听众播音,还是跟同事们沟通,都必须要口若悬河、滔滔不绝。所以,在我心里,早就自诩为"沟通达人"了。

就因为如此,当班主任通知周末开始咨询实习课的时候,我一点都不紧张,反而十分期待,不就是说话么!总算有机会能在小组同学面前一展长才,让他们看看专业人士的表现。所以,当第一堂实习课,老师邀请自愿者上台扮演咨询师及来访者的时候,我忙不迭地举起手,喊着:"我来!"

同组的安琪拉,一位在外企工作的女同学同时举了手,整个教室就我们两只手在空中晃动，当然，老师就示意我们上台演示。虽然我跟安琪拉私底下交情不错，但是心高气傲的我哪能让别人抢了风采，于是我假意客气，却是十分强势地说："我以前搞媒体的，什么角色都能演，要不这样，我来扮演来访者吧?"安琪拉欣然答应，这可顺了我的心意，我内心窃喜，想着:待会儿我就要演一个刁蛮的来访者，看你能拿出什么能耐!

咨询师:很高兴你过来(微笑着注视着我)，你有什么问题吗?

来访者:我? 我没有问题! 难道……你也觉得我有问题?

安琪拉一开场就给我抓到把柄，我可没问题，我是个完美的演员，我今天要演出的是一个强迫症患者(后来知道正确的说法应该是来访者或当事人，而不是患者)，怎么能让你一开场就这么不客气地说我有问题! 安琪拉显然意识到我扮演的来访者的阻抗，继续和颜悦色地解释她的本意是希望我能多说一些。说实话，她的镇定，让我打算刻意表演的叛逆情绪瞬间降低了不少。一开始我努力地扮演自己心目中强迫症者的模样，不断地搓揉手掌，故意飘忽的眼神，而安琪拉一直保持着前倾的姿势，以温柔坚定的眼神专注地倾听。随着时间的进展，我变得越来越不敢看她的眼睛，自己都觉得这种虚假的表演在一个真诚的个性前面变得不堪一击。终于，我站起身，拍了一下安琪拉的肩膀，带着一点愧疚的微笑说:"好了，我演不下去了。"

当老师跟同学热烈地讨论我们刚才演示过程的时候，我沉默地坐在椅子上，原本觉得角色扮演对我而言不是一件难事，真表演时却在安琪拉真挚的眼神中变得无处躲藏。仅仅是第一次实习的我们绝对没有太多专业的咨询技巧，但是我们却都能准备好一颗愿意倾听的真心。相对于我这个想方设法伪装的演员，安琪拉扮演的咨询师用真诚化解了防备。我才发现，辩论才能不是共感的必要条件，真心倾听才能解除防备，让来访者走出自己的象牙塔，而这就是我咨询师实习的第一课，也是最重要的一次课。

指导老师的话：带这么多次实习，第一次遇到这样的事情：在第一天的实习活动中就出现这么具有挑战性的咨询个案！如果要对这个个案进行全面分析，需要讲到倾听、共感、提问、反馈、化解阻抗、认知疗法……如果真的全部分析，会让新学员们对要学习的面谈心生畏惧。所以我后来给学员们提了一个建议：在开始时不要带太难的个案来练习。固然小组中有人起点高、进步快，但过快的速度会让一部分人远远地落在后面。考虑到整个小组的全局，形成互动妥协之后的速度，才能照顾大多数人。

所有的学员都是带着自己的角色来到训练中的，可能是工作角色，可能是家庭角色。而在训练中他们只能有两个角色：要么是咨询师，要么是来访者。这需要他们清空自己的心，放下以前的角色和面具，为自己定制一套新的角色制服穿上。有时，职业特点会融入咨询师的角色中，成为一种优势，有时会成为一种障碍。拥有新的角色感是实习的第一道关卡。

学员手记二

咨询梦想的破裂

牛 牛

阻抗，自然而然的阻抗。自卑，突如其来的自卑。

今天的实习目标是营造良好的咨询氛围，消除来访者的顾虑，建立平等的咨访关系。突然要自己扮演咨询师。虽说之前已经有了一定的心理准备,但还是有点赶鸭子上架的感觉。毕竟我们从没见过真正的心理咨询,没有见过真正的来访者,没有看到过咨询中的咨询师。所有的一切都只能靠自己想象。

咨询师:你好,我是这里的咨询师,我姓徐。请问你怎么称呼?

来访者:随便。

咨询师:你觉得我如何称呼你比较方便?

来访者:无所谓,叫什么都可以。

咨询师:(算了,不问了,再问下去要争执起来了。直接进入主题吧。)那今天你来想跟我谈些什么呢?

来访者:哎……跟你谈有用吗?

咨询师:不说出来怎么会知道没有用呢? 你也是觉得很困惑才会来找咨询师的,不是吗?

来访者:可是你才几岁啊? 你谈过恋爱吗? 你结过婚吗? 你能理解我吗?

咨询师:(支支吾吾)我 24 岁,虽然没有结婚但是……

不善言语的小孩,刁钻刻薄的怨妇,固执己见的老人……一位一位"来访者"都是那么惟妙惟肖,就好像上了一堂戏剧学院的表演课。可是面对如此的沉默、质疑、喋喋不休,咨询师们却一个一个傻了眼。与其说是实习,不如说这是一场战斗。很遗憾,这第一仗是我输了,而且输得一败涂地。

想成为咨询师的梦想破灭了,我的心凉了大半截。天哪,这太难了! 没有丰富的阅历,没有牢固的地基,我这幢沼泽地上建起的大厦已经开始摇摇欲坠了。自信,忽然间它就从我的身上消失了。只剩一颗乐于助人的心还在沼泽中微微发着光芒,这就是我的全部。

(写在后面的话:其实这个问题现在看来很好回答:"其实你更关心的不是我的年龄,而是我是不是一个能够理解你的人,能不能帮助你解决问题。你更需要的是得到理解,是这样吗?")

学员手记三

咨询可以很简单

牛 牛

真正花了钱来咨询的人并不会有那么厉害的阻抗——除了那些硬被父母架来的小孩、硬被别人送来的当事人。今天实习时老师给我们看了一些咨询片断的录像,我发现其实咨询也不是很难。创造良好的咨询环境,最关键的是让来访者感到轻松的氛围,不要过于做作,也不要太刻板。知道哪些事可以做,哪些事不能做,再关注一些沟通上的技巧,也许心理咨询就这么简单。

为什么第一次实习训练,几乎所有的来访者都会表现得阻抗那么强烈?其实是我们自己对自己的阻抗,自己对自己的信心不足。我们总担心来访者会有这样那样的表现,结果反而把自己的担忧抛给了对面的同伴。不能说这种表现是刻意的,甚至可以说这样做的目的是善意的——如果能在开始就把最困难的问题解决了,那一般的情况就更加游刃有余了——但是这样的表现的确在一定程度上极大地影响了我们的自信。我承认,这种阻抗演示在实习的初期给我带来了非常大的困扰,甚至无法继续进行下去。

可是,演示录像中的咨询师毕竟是久经沙场的老将,我们这样的小兵可以做到吗?我的心里还是没有底。

指导老师的话:这位学员连续两周的日记向我们展示了从不自信到自信的学习过程,也反映出指导老师及时通过一些范例帮助学员树立信心是多么重要。当学员在扮演来访者时,他既是在扮演来访者,也是在扮演他自己。如果学员认为心理咨询是非常难的,他扮演的来访者就是一个难以对付的个体,通过这个形象学员在验证自己的观念:如果我将来做心理咨询师,会遇到这种来访者。如果对方是一个合格的心理咨询师,他(她)应该能化解这些阻抗。他们忽略的是:咨询其实是一种专业支持关系,来访者的意愿、自我参与、对咨询师的认同是建立关系的前提。

学员手记四

在咨询室里体验当来访者的感受

木 瓜

实习课上老师讲到作为一名咨询师要学会倾听、要与来访者产生共感,共感是每个咨询师必须掌握的一项心理咨询技术,也是最基本的,正确共感才能做好咨询。老师一再强调对新手来说做到共感是比较难的。那么一个新手怎样才能很快掌握好这项技术呢?我决定自己去当一回真正的来访者,咨询师有没有共感、共感得恰不恰当,来访者应该最敏感。来访者如果感受到了咨询师对他的理解和关注,就会愿意作进一步的自我暴露和自我探索。通过做来访者感受并学习共感,这个方法行得通吗?

我从网上查寻到一个比较有名气的专业心理咨询工作室。在电话预约中,我得知那里的咨询师有不同档次的收费,从最高500元到最低150元,我要求安排一位经验丰富的咨询师,一小时收费300元,既然学习,就要选好的。

按照约定,第二天上午我怀着既好奇又好学的心情准时来到了咨询地点,开始了做来访者的体验过程。我向咨询师讲述了一个最近在工作中遇到的挫折而引出与同事交往的困惑,希望寻求帮助。

一开始,咨询师先给我做了个小游戏一样的测验。其中有一道题我答不出,咨询师一定要我回答。我一再声明我对植物了解不多实在答不出,并反问咨询师回答这个问题对咨询很重要吗?咨询师坚持让我一定要回答,还说你随便想一个答案也可以。我心里冒出了第一个疑问:随便想出来的答案会是重要的吗?这好像不是联想吧?我不敢继续耽搁时间就随便给了个答案。在我陈述完发生的事件和寻求帮助的问题后,咨询师开始了提问。我一边回答咨询师的提问,一边在心里判断这个提问是属开放式还是封闭式,咨询师什么时候用了重述?释义?反射?有些提问我感觉与咨询目标没有关系而不想深谈,当我把这个疑问提出来后,咨询师用肯定的语气告诉我是有关系的希望我回答。可是直到咨询结束我还是没搞清这个方向的提问与我想要解决的问题有什么关联。在咨询过程中我有一只眼睛的眼角突然发痒,我用手去揉,咨询师当即要去给我拿面巾纸。我说:"谢谢不用啦,眼睛有点发痒而已。"咨询师回答:"没关系,你想哭就哭吧!"晕!我哪里有要哭的情绪啊!我在心里说,这个共感可是让我很不舒服的呀!

从咨询工作室出来,我的心情有点沮丧。两小时来访者的体验,让我对心理咨询这个行业感觉很迷茫,同时也对究竟应该怎样做咨询产生很多疑虑。

疑虑一:在收集信息时,可能是咨询师一下子还不能确定方向,所以要求来访者提供信息的方向会比较多。但是不是在反馈时能让来访者知晓你收集这个方向的信息是为了确定什么或是排除什么,尤其是花了不少时间讲述的那些信息?否则容易让来访者对咨询师提问的动机产生怀疑。例如咨询师要我讲述我的原生家庭情况,父母之间关系、我和父母关系,并要我举例等等。回答完这方面问题后咨询师没有给我什么反馈,我就不明白这些问题与我要寻求的帮助有什么关联。

疑虑二:咨询师在给来访者指导和建议时是不是应该根据来访者本身的具体情况而选择角度?在我这项咨询过程中,咨询师花费不少时间举了许多例子来说明人(包括咨询师自己的经历)一生中是要遇到很多挫折。其实这样举例对一个踏进社会已 30 年、有着较高文化(在咨询开始已询问过我的文化程度)的来访者是没有说服力的。

疑虑三:咨询师发现了来访者的阻抗怎么处理?是置之不理按自己的方式进行下去还是要先处理来访者的阻抗情绪?在咨询师滔滔不绝举例的时候我开始有了阻抗,出于礼貌我没有打断他的话。对后面咨询师的提问我尽量用最少的字回答以期望早点结束谈话。咨询师应该感觉到我的阻抗,但他还是按他的认定方式进行下去。

疑虑四:咨询时间一般是 1 小时。如果咨询师觉得需要延长是否应与来访者商定?我原打算去体验 1 小时,结果咨询师给我做了 2 小时咨询。最后付费时我不得不付 600 元,其实我内心是有想法的:我觉得自己选择的问题完全可以在 1 小时内结束,第二个小时几乎是咨询师一个人在滔滔不绝地说教,而且延长时间并没有和我商量。

指导老师的话:正是这位学员的体验活动,使得我后来安排了优秀咨询师的示范。我希望学员看到正确的咨询示范,不希望大家带着遗憾完成实习。我们无意批评这位咨询师——这样不成熟的咨询也敢收费 300 元/小时!他的表现其实是中国目前心理咨询师培训体制的一个结果,而不仅仅是他的个人行为。他硬要做两个小时其实也折射出心理咨询这个行业目前在中国生存的艰难。对学员的四个疑问可以简略回答如下:一、比咨询师了解来访者问题更重要的是让来访者理清自己的思路,提问一定要为了来访者的利益而不是满足咨询师的好奇或其他个人利益;二、咨询师给出的建议应该是具有针对性的。这位学员其实是想说咨询师的认知矫正其实没有起到作用;三、咨询师应有足够的敏感度感受到来访者的阻抗并加以直接或间接处理,否则咨访关系受影响;四、咨询时间应是双方商量而定,而不是单方面的决定。咨询师应尊重来访者的决定,尽可能在约定的时间框架内完成咨询。如果需要更长的咨询时间,咨询师需要和来访者讨论后决定。

只是有一点需要指出:像这位学员带着学习的目的去做来访者,其实不易进入角色,咨访关系的建立会更为困难,对咨询师的要求会更高。她有带着体验、学习、批判、质疑和解决问题等多重目标来到咨询室,这就要求咨询师同时要回应她的多重身份才能满足她的需求,但这可能对咨询师的要求过高。

学员手记五

谁的选择更重要?

牛 牛

最近三次扮演来访者时,我都用了同一个案例:"我"咨询的是关于职业选择方面的问题:离开公司后该去做什么?

每位扮演咨询师的学员都会问及辞职的原因。了解了原因之后,有一位咨询师说了这么一句话:"你对这个团队的爱已经达到可以为这个团队牺牲你个人。"这是我听到的最准确的共感和概括,足以达到震撼的效果!

可是接下来,每位咨询师都是从"如此优秀的员工为什么一定要选择离开公司?"这个角度劝诫"我"留在公司。

练习结束后的小组总结时，大家谈到这个问题："为什么作为咨询师会一再劝诫来访者留下呢？"那其实是咨询师的价值观。既然来访者已经准备好要做出"牺牲"，那么他"离去"的动机会比"留下"的理由更加强烈。而此后的一些劝诫，反而更容易给来访者带来更大的困扰。

"价值观中立"这五个字要做到真的不容易。但是如果能感受到自己在使用自己的价值观影响来访者，并且及时地调整，也是一种不错的成长。

指导老师的话：对来访者而言，去留并不是他的咨询目标，他已经做出决定要离开公司了。他想知道的是将来的发展方向。为什么咨询师会纠缠于去留的问题呢？或许因为咨询师从心里替来访者惋惜，或许咨询师不赞成跳槽。不论怎样，在咨询中，来访者是独立的个体，他们有权利做出自己的选择，不论这是否是最佳选择。尊重来访者的表现之一就是尊重他们的选择。

指导老师手记

"老师，您不内疚吗？"

今天训练时有两位可爱的 MM 问道：

"老师，面试考试时会考到关于'第三者'的吗？"

"婚姻和情感案例是会考到的。"

"如果是我们抽到了可就惨了。"

"为什么?"

"我打心眼儿里讨厌第三者,觉得所有的第三者都应该去死,我怎么共感对方呀!"

"你即使共感对方,并不等于你就同意她的观点呀!"

"可是因为我反感所有的第三者,所以我无法共感。面试有15分钟呢!我都不知该说什么。"

"当你的身份是心理咨询师时,你并不需要对对方的道德进行审判。"

学员的语气激动起来:"老师,如果一个第三者带着痛苦的心情来找您,本来她正在考虑是否要退出,在您的咨询下,她的心情好起来。过了一阵,她打电话给您,兴高采烈地说:'严老师,谢谢您!我现在终于把我心爱的人夺过来了!'这时,您是否会有内疚感呢?因为您的咨询使一个幸福的家庭被拆散了!"

没等我回答,教室里炸开了锅。全体学员都热烈地投入到讨论中。

有学员说:"应该价值观中立,所以不应该有内疚。咨询的最高目标不是保全别人的婚姻。"

有学员说:"应该委婉地提醒她:如果她退出,会给自己更多的机会,也会给对方一个幸福的家庭。"

马上就有人反问:"你怎么知道那是个幸福家庭?也许本来那就是一段死亡的婚姻呢!"

有学员说:"在我眼中,根本没有什么'第三者'。来咨询的是一个活生生的人,有着自己的喜怒哀乐,我根本不会管他(她)是第几者。"

有人问:"那你怎么做得到呢?如果来访者问你:'别人都说我是第三者,你觉得我是吗?'你该怎么回答?"

还有学员说:"如果来访者的咨询目标就是做一个没有内心冲突的第三者,咨询师该怎么办?"

最后我做了总结:"是否决定做第三者,是当事人自己的决定。如果咨询目标只是解决当事人的情绪困扰,那就着重在这个目标上。至于咨询师用不用'第三者'这个标签不是最重要的,关键是这个标签对当事人意味着什么。如果'第三者'意味着道德败坏者、狐狸精,那最好不要用这个词,如果它只是一个中性词,代表恋爱对象是一个已婚者,那可以用。咨询师不能把自己的价值观强加在当事人身上,这对当事人是不公平的。只是要做到这一点并不容易。咨询师本人的角色往往会影响到他们的咨询建议。

比如对曾被第三者破坏过家庭的咨询师来说,当他(她)面对一个前来咨询的第三者,内心可能有非常复杂的感受,甚至会把自己的一些情绪反移情到来访者身上。如果咨询师本人曾有过'第三者'的经历,他(她)看待来访者的角度又会不同。我个人认为如果来访者的主题触动了咨询师本人未解决的问题,咨询师应先解决自己的问题。在解决自己的问题之前,个案应转介。

还有一次,我们曾经在案例研讨会上讨论过一个同性恋的个案。那时,同性恋还被列为心理疾病的一种。当事人想解决的并不是自己的性取向问题,而是与同性恋人相处带来的情绪困扰。那么咨询目标只能定为解决他的情绪困扰,而不是去改变他的性向。但如果咨询师认为只有异性恋是正常的,异性恋'好于'同性恋,在咨询过程中,咨询师可能无意中流露出自己的这种倾向性,他和来访者的信任关系就很难建立。来访者是在父母、长辈那里受够了这种说教才到咨询室求助的。只是,超越自己的价值观几乎是不可能的,因为我们所有的行为都是在价值观的基础上发生的,它是非常强大的力量,就像地心引力一样,当我们站在地球上时,我们不可能脱离它。但对咨询师来说,必须训练自己有第三只眼睛,当自己把价值观凌驾于当事人之上时,能够马上意识到,并且察觉到自己的价值观对咨询、对来访者有怎样的影响。"

6. 心理咨询面谈的准备工作及结构

训练中常有这样的欣喜:小荷才露尖尖角,早有蜻蜓立上头。* 点滴的成长汇聚成承载的力量。

开场:咨访关系的初步建立

在训练中,新手常见的问题是开场刻板和不够温暖。

刻板主要是由于紧张和不够熟练,需要加强训练,做到自然而放松并且有一定灵活度,就可以改变刻板的感觉。

做到温暖则不是那么简单。温暖很多时候是通过非言语信号做到的。目光和面部表情是最重要的线索。新手要有意识地关注自己的目光对来访者的影响,专注而有支持力的目光会让来访者感受到温暖。关于面部表情,很多新手都遵守微笑原则,但有时它也会遇到问题:如果来访者处于悲伤、难过、愤怒的情绪时,咨询师脸上的微笑会让他们感觉自己在被嘲笑、在被讥讽。另外,身体姿势也在传递理解、支持和鼓励。常用的姿势是身体微微前倾。但如果过于前倾,或入侵到来访者的个人空

＊ 诗出杨万里《小池》。

间,是不合适的。以上方面通过回放训练录像、进行分析和点评的方式达到的效果最好。

有时咨询师也会有简单的寒暄。需要注意的是:寒暄的目的不仅仅是为了寒暄,而是为了让有些来访者感到放松。如果来访者更喜欢单刀直入,完全可以略过这一环节,直奔主题。

关于是否和来访者握手,要看具体情境。一般的原则是:如果来访者主动伸出手,则可以握手。有时在最开始比较难评估来访者对握手的反应。有洁癖的来访者可能拒绝握手,有社交恐怖症的来访者可能会对握手感到不舒服。

在最初的面接训练中,可以看到这样的场景:

"我是这里的咨询师,我姓张。您贵姓?"

"我姓李。"

"那我叫您李大姐。"或"那我叫你李小姐。"

称对方为"大姐",在很多场合是礼貌的称呼,能够理解咨询师的本意是为了表达对来访者的尊重,表明来访者比自己年长,但在咨询中,这不一定恰当。咨询关系最好纯粹,不要夹杂社会关系。我们无法预料来访者对哪些刺激敏感,我们只能减少相关刺激。"大姐"这个称呼会让来访者如何反应? 会启动对方怎样的回忆或情绪? 是否会让其联想到某些不愉快的事情? 或者因咨询师的年轻而对其专业能力产生不信任?

称呼对方为"小姐",对大多数来访者都是可以的,但有些来访者会对这个词敏感,每听到咨询师叫一次,眉头就皱一次,很多注意力都放在这个令其不舒服的称呼上。

比较恰当的做法是确认怎样称呼让对方比较舒服:

"我是这里的咨询师,我姓张。您贵姓?"

"我姓李。"

"那我怎么称呼您比较合适?"

"就叫我李女士吧!"

除此而外,咨询新手还要克制住自己的好奇心和冲动性,那些在社交中常聊到的话题,在心理咨询中,如果不是和咨询目标直接有关,就不要问。请看下面这个片断:

"您的穿着打扮很像白领,您是做什么工作的?"

"我在公司里做事。"

"是什么公司?"

"哦……是 ABC 公司。"

"哎,我去过这家公司! 是在徐家汇吧?!"

(来访者勉强点点头。)

"那你是什么部门的? 我认识你们老总。"

(来访者无语。)

这段对话不是真正的咨询,这是在拉家常。以心理咨询师的身份与来访者说这些话,越说越让来访者心寒,顿生离开之意。说这些话的咨询师怎么能得到来访者的尊重和信任呢? 来访者怎么相信咨询师会保密呢? 在咨询关系中不要牵涉到复杂的社会关系。

另外,有些咨询师在最初从业时会有好奇心,在咨询中会忍不住问来访者:"你戴的丝巾很漂亮,在哪里买的?"或确认相同之处:"听你的口音你是从湖北来的。我也是湖北人。"或"你说你是从华东师范大学毕业的,我也是从那里毕业的。"

对新手的提醒:咨访关系尽量纯粹。咨询不是社交。咨询所涉及的问题只能直接和咨询有关,不应该用来满足咨询师个人的好奇心。说话时的口吻应该温暖、亲切,但不亲昵、不过于随意。

信任关系是从细节开始建立:做笔记

咨访关系建立的好坏对咨询效果有直接影响。而初次面接为咨访关系定下基调。咨访关系其实在来访者还未进入咨询室时已开始构建:双方对自我和对方角色的认同。正是由于来访者自觉地把咨询师知觉为咨询师,来访者才会愿意倾诉。但双方的互动和场面构成会影响来访者对咨询师的信任程度。即使来访者接受咨询师是专业援助者,这并不意味着他(她)在内心里没有任何防御、没有任何阻抗,而化解防御和阻抗的良方是信任关系。作为两个本来素不相识的人,要在咨询室建立信任关系,很多因素会起作用,比如咨询师的职业素养、专业功底、咨询室的环境、咨询流程等,而对新手来说,需要关注一些细节。这些细节会影响双方的信任关系。

以记笔记为例。很多咨询师都有在咨询中记笔记的习惯。这看似一件小事。但咨询中每件事都会成为构面的一个组成要素，所以有必要对其进行关注：记笔记的目的是什么？笔记该记些什么？记笔记这件事情对来访者的影响会是什么？如果来访者要求看笔记内容，该怎么办？如果来访者不希望咨询师记笔记，该怎么办？

记笔记是一种常见的、规范的做法。笔记是原始资料，如果发生纠纷，常用作证据，需要妥善保管，严肃对待。从根本上讲，笔记只是咨询的辅助手段，它是用来帮助咨询的。记笔记本身并不是目的。如果咨询师埋头笔记，因而忽略来访者，这是不可取的。如果因笔记过多、过慢而影响咨询的速度，这同样不可取。

对咨询师来说，记笔记的目的和内容有多种：有人会记下自己的判断、诊断，这些内容不一定会对来访者说，但心里已做出判断就写下来；有人会记下自己将要提问的重点，以提醒自己；有人会记下来访者所说的重点，然后用自己熟悉的符号作一些标记，以提醒自己重点和需要回头再提问的地方。有经验的咨询师常用第三种。这种方法较为安全，并且快速、迅捷。

我们预料不到咨询中会出现什么问题。有时会遇到这样的来访者：会有强烈的偏执倾向，不信任所有的人，因而会对咨询师的笔记产生强烈怀疑，目光不时地扫过笔记本，甚至会要求看笔记内容。处理方式可以有多种，其中一种方式就是给来访者看，看完之后讨论："你为什么想要看？看完之后你的感受是什么？这和你平时的行为方式有何关系？"咨询中的每一件事情都有意义，有经验的咨询师会把它纳入到咨询过程中。

咨询师在记笔记时要大大方方，切忌用手遮盖着、用身体挡着，或有意侧过身来记笔记，这些动作会让来访者不舒服。另外，笔记本的选择也大有讲究，不要用那种过分随意的、非常小的笔记本，让来访者觉得过于随便，感觉你随时可以塞到口袋里带走；也不要选择那种翻开可以竖起来把来访者视线全部挡掉的笔记本。可以选择适合办公室使用的笔记本，大小和颜色适中。在记录时自然而不刻意地掩饰。

有研究者建议：为了更好地建立信任关系，可以在咨询开始时问来访者："如果我记笔记你介意吗？"这是一个好建议，但需要注意：如果来访者根本不知道记笔记的目的，就很难做出判断，而且这种征询口气可能会让一些来访者说：

"我介意,请不要记笔记。"如果有这样的反馈,咨询师是记还是不记? 如果马上讨论来访者这样的反馈意味着什么,火候不到,时间过早。如果记,是不尊重来访者,咨访关系建立不好;如果不记,咨询师又觉得不舒服。为防止这种尴尬,可以在开始时向来访者解释做笔记的目的,重申保密原则。这样会让来访者安心。

正式咨询

在双方介绍过后,咨询师一般会切入正题。常常被用到的切题话有:"你想跟我聊点什么?""你有什么问题?""你有什么不开心?"第一种问法可能让一部分来访者有以下反应:"心理咨询就是聊天,我想聊什么就聊什么。"因而话题过于随意和宽泛。第二种问法大部分人都可以接受,但有一些来访者会比较敏感:"我没有问题。"他们不愿意自己被界定为"有问题的人",会对这个问题产生心理阻抗。第三种问法适用于一部分来访者,但不适用于所有的来访者,因为有些来访者可能来咨询职业发展等。

比较推荐的问法是:"您今天到这里来想和我谈什么?"这里强调来访者是心理咨询的主角,应该由来访者承担起主动谈话的责任,而且强调在心理咨询中是"谈话"而不是"聊天",它的正式性也得到体现;此外,这里用了"今天"这个词,来访者谈到的内容可能存在不止一天,可能早就需要解决了。但来访者决定"今天"来到"这里",此时此刻就变得重要了,需要了解其心理咨询的直接动机。有时探讨在当下、过去和将来的时间序列中来访者的行为和动机变化,本身就是咨询的重要内容。还有,这个问法对所有的来访者都适用,不会让来访者有不舒服感。

如果来访者有一段时间的沉默,咨询师要给来访者足够的时间来思考如何开口,而不要无法承受沉默带来的压力感,抛出一个又一个问题,让来访者疲于应对。咨询新手要理解来访者在最初时刻的紧张、不安、为难、不知该说什么好,要相信他们,不要认为沉默就是陷入了僵局,打破沉默一定是咨询师的责任。沉默本身不是空白,沉默也可以是有内容的。在沉默的过程中,咨询师可以通过目光给来访者温暖的支持。

如果过了一段时间来访者仍保持沉默,可以给予其支持:"很多人第一次时都不知道该怎么开始,不知该说什么好。你可以想到什么说什么。"

如果在这之后来访者说:"我还是不知道该说什么。"可以继续给予鼓励:"你现在想到什么都可以谈。"也可以把问题稍微具体化、让其选择:"你是想谈工作方面、家庭方面还是你自己的情况?"还可以说:"如果你想了解什么信息,也可以问我。"

在这里需要注意的是:不要太快或太早给出具体问题。对来访者而言,他(她)最初谈到的问题是值得关注的,即使不是最重要的,也是非常有意义的。不要错过这个观察机会。也不要剥夺来访者应有的权利。

确立咨询目标

在心理咨询中确立目标是非常重要的。对于新手来说,常见的错误是跟着感觉走,一个劲儿地奔着自己认为重要的方向去,但有可能这个方向就是错误的。及时和来访者确立咨询目标就有可能纠正这种方向性错误。可以看下面的咨询片断:

"我最近不想上学了,因为我不会做事,在学校里什么都不适应。"

"你感受到不适应。那你身体方面有不舒服吗?"

"有啊,总觉得乏力。体重下降了 8 斤。"

"你父母知道吗?"

"我天天给他们打电话。他们知道。"

"那你跟同学聊过吗?"

"同学也知道的。但我很少跟他们说话,因为他们觉得我很怪,什么事儿都不会做。"

"那你学习上受到影响吗?"

"有啊,学习学不进去。成绩考得不理想。"

"那你今天来这里主要想解决学习问题还是交往问题?"

"我主要想解决独立生活能力这个问题。"

这是一个典型新手培训过程中的片断,可以看到新手对关键细节没有把握住(如体重下降 8 斤),方向也没有找对(关注在学习和人际交往方面)。但通过确立咨询目标,来访者对其进行了纠正(适应问题,尤其是独立生活能力的培养）。如果扮演咨询师的学员不确认咨询目标，一直按学习或人际交往问题来做，可以看到其方向和来访者想要解决的问题差距较大。

有时来访者谈到好几个方面的问题，咨询师要与其确认，并讨论先解决哪个问题。这也是咨询目标的确立。

有了咨询目标，就能明确方向，围绕咨询目标来收集信息，并关注与咨询目标有关的问题的解决。

及时小结和总结：以亲子关系个案为例

作为新手，在训练过程中，发现咨询的难度在于同时要处理多渠道的信息：需要专注地倾听、观察，需要在头脑中综合信息、进行分析，并不时提问、反馈。同时完成这些信息加工，并不是一件容易的事情。在训练中，可以通过及时小结和回应的方式来完成这些任务。这些小结可能是一句话，也有可能是一段话，不在于长短，而在于适时性和到位。

下面来看一个咨询面接练习实例，通过实例了解以上所提各方面。

"你好！我是这里的咨询师，我姓李。请问怎么称呼你？"

"我姓黎，你叫我小黎就可以了。"

"想跟你说明一下：在咨询过程中，为了更好地进行咨询，我需要做一些笔记，希望你能理解。"

"你还是会替我保密的，对吗？"

"对，这是心理咨询的基本点。"

"那就没问题。"

"小黎，请问你今天到这里来想和我谈什么？"

"我最近总是吃太多东西。"

"听上去你食欲很好。你能谈得具体一些吗？"

"嗯……我每天吃很多东西，不停地吃，特别是晚上。"

"你控制不住自己吃东西的欲望，那你吃东西时的感受是什么？"（没有追问吃的具体情况，转到感受上。在有些情况下，这种方式是可以的。在有些情况下，需要询问吃的具体信息。）

"吃的时候很放松，但吃完后有罪恶感。"

"也就是说最近你无法抑制自己吃东西的欲望，但吃完又感觉不好。你在工作或生活中遇到了什么事情吗？"（小结，并且引出往深一层挖的问题。）

"我的工作很忙，周六还要上班，我本来最不喜欢加班，但最近却希望周日也加班。我的两个孩子刚从美国回来，所以更忙了。"（"希望加班"是个重点。）

"你的孩子多大？"

"一个 5 岁，一个 36 个月。我害怕单独和孩子在一起。"

"听上去你工作压力比较大，还要面对孩子。你希望周日加班，是不想单独和孩子在一起，对吗？"（第二次小结，并且带有面质。）

"是。但女儿会一直等到我下班后才睡，她想和我说话。"

"她会和你讲些什么？"

"就是一些小孩子说的话。"

"那你的心情是怎样的？"

"我心里很烦。我根本就不知道该怎么当妈妈。"（"如何当妈妈"应该是咨询的重点。）

"你没有准备好做妈妈。吃东西是你找到的一种发泄途径，但过后你又担心体形，很烦恼。"（第三次小结。）

"我现在的心情很烦躁。"

"你尝试过跟家里人沟通吗？"（这是一个跳跃度较大的问题。）

"怎么跟别人说啊？我真的不知该怎么做。我最好是没结婚、没小孩。"（再次出现主题词"怎么办"。）

"是没有做好准备吗？"（这个回答具有一定的洞察力。）

"现在想想应该是这样。生下孩子没多久，爷爷奶奶就把他们分别接到美国去了。我和先生平时的生活非常简单。现在家里一下添两个小孩，我真不知该怎么办。"（第三次出现主题词"怎么办"。）

"也就是说你现在有手足无措的感觉。你的吃东西其实是一种抚慰，是一种逃避责任。那你想过什么解决方法吗？"（第四次小结，话题转换到解决问题上。）

"孩子们平时不和我在一起，我不知该怎么办。"（第四次出现主题词"怎么办"。）

"那你小时候和父母的关系呢？"（这个提问的方向正确，只是没有任何转折和过渡。)

"我很小时就和父母分开,到 16 岁才回到父母身边。"(这是值得追问的关键点。)

"也就是说你在处理和孩子的关系方面没有经验,而且得不到别人的帮助。"("得不到帮助"后面是什么？是拒绝别人帮助还是周围没有支持力量?)

"是啊,我不知该如何面对,自己心里也非常矛盾。"("矛盾"二字其实是个重点,可以追问。)

"孩子不在身边你会想他们吗?"

"给他们打电话时,有时心里很辛酸,很想他们,但见了面后,又觉得心烦。"

"由于时间关系,我们的咨询马上就要结束了。今天听了你的这些情况,我觉得你可以和孩子多一些接触,不要逃避。你如果一直逃避,会对孩子缺乏了解,没有机会改善。世界上最伟大的是母爱。你可以让自己融入这样的角色。当然,你可以给自己多一些时间做到这一点。我们今后的咨询就围绕如何当好妈妈这个主题来进行。"

可以看到,对新手来说,这个面接练习片断做得不错,虽然还存在着不够深入、细致等问题,但咨询结构把握得很好,从开场、切入、小结到目标的确定,都有呈现,尤其擅长及时总结,加上有一定的洞察力,所以咨询还是在推进。

从一个新手所做的个案中学习

个案实录

下面将呈现一个新手在练习时所做个案的实录,真实呈现新手的思路、方向和遇到的困难,随后通过个案点评分析咨询中呈现出的进步和改进点。

咨询师:"您好！我是这里的咨询师,我姓张,请问怎么称呼您?"

来访者:"我姓陈,你叫我陈女士吧。"

咨询师:"请问您今天来有什么想跟我谈的?"(切入主题。)

来访者:"我在单位跟领导的关系不好。当领导的做法不公平时我就会直接跟领导去说。"

咨询师:"听上去您跟领导的看法有分歧,而且您会直接说。您能具体谈谈对领导的哪些做法有看法?"(把咨询方向导向了"看法",其背后的假设是"咨询师要对这些看法进行评判。"但咨询师不是法官。比评价这些看法更重要的是来访者所说的事件对其有怎样的影响。)

来访者:"在分房方面。明明应该李教授的贡献更大,但却分给了王教授。"

咨询师:"您是一位很有正义感的人。您能说一下您跟领导是怎样沟通的吗?"(根据哪些事实得出了"正义感"这个结论?)

来访者:"我直接到院长办公室,对院长说:'听说你要把房子分给王教授,你怎么可以这样做? 明明就是李教授的贡献更大。你不能因为王教授跟你关系好你就分给他。'"

咨询师:"为什么您认为应该分给李教授?"(咨询的方向和目标是什么? 过早地深挖一个事件,但我们并没有看清全貌,不知道来访者的主要目标。)

来访者:"因为不论是从发表文章的数量,还是上课时数,都是李教授更多。"

咨询师:"您多大年龄?"

来访者:"30 多岁。"

咨询师:"哦,您已经工作 10 多年了。"(可以直接问工作多少年。)

咨询师:"那您自己的住房?"

来访者:"还好。这次分房跟我没关系。"

咨询师:"听您这么说,分到房的人是因为跟领导的关系不错,您看不惯领导的做法。那您觉得哪些人跟领导关系好?"(为什么要问这个问题? 看不到咨询将要导向何方。)

来访者:"别人跟领导的关系与我无关。我只是觉得领导不能这样做。"

咨询师:(停顿)"当您跟领导谈了之后,领导是什么反应?"

来访者:"领导冠冕堂皇地说:'这是打分的结果。'但我知道,这是暗箱操作的结果。"

咨询师:"那您今天到这里来想解决什么问题?"

来访者:"我看到不公平的现象,不说吧,不吐不快,说吧,自己又累,感觉很迷惘。"(这里有三个关键词。值得关注。)

咨询师:(停顿。扮演咨询师的学员求助地望着指导老师,她做不下去了。这时,才进行了 6 分钟。老师鼓励她继续,让她围绕咨询目标做下去。)

咨询师:"刚才您说了您的咨询目标,您能具体谈谈吗?"

来访者:"看到不公平,我不说不舒服,说完了对方没有改变,而我和对方的关系也变僵。还有一些做法开始针对我。"

咨询师:"您跟先生说过这些苦恼吗?"(咨询目标还没有澄清就转移了话题。)

来访者:"说过啊!"

咨询师:"他是怎样说的?"

来访者:"他说我的性格就是直的,劝我睁一只眼闭一只眼。"

咨询师:"那您能不能不说呢? 就像您刚才说的,说了并不能改变什么。"

来访者:"我总是忍不住。总要有人管,不能让某些人一手遮天。"

咨询师:"那您今天来是不是想控制情绪? 尽量不要让自己有情绪困扰。"(再次提到咨询目标。)

来访者:"但是我不说我还是会心里不痛快的。"

咨询师:"那您是否是要学习遇到这些事情时,怎样平静而客观地处理?"

来访者:"我是很客观的呀! 我没有主观。分房那件事情是我根据两个人的客观表现来说的。"

咨询师:"根据他们的什么客观表现?"

来访者:"根据他们的论文数量、课时量啊! 我觉得我有责任去帮助受到不公平对待的一方。"

咨询师:"那您有帮到对方吗?"

来访者:"没有,但是我做了。"

咨询师:"您客观上没有帮到,所以您还是要学习控制情绪。您说对吗?"

来访者:"嗯。"

咨询师:"为达到这个目标,需要签订一份协议,您愿意吗?"(没有任何铺陈就谈协议!)

来访者:"那要看什么协议。"

咨询师:"是我、你和你先生一起签订的协议。您在家时,您先生扮演您的领导,您和他练习怎样沟通。您看可以吗?"

来访者:"这样行吗? 让我把先生当领导? 会不会把我们夫妻关系搞坏啊?!"

咨询师:"您可以试试看。另外,您的问题在一次咨询中不能解决,我们需要 10 次左右,您能坚持吗?"(这 10 次都安排一些什么内容? 目标是什么?)

来访者:"我不知道。会有效果吗?"

咨询师:"如果您坚持,肯定有效果。"(这种承诺并不很恰当,也会让咨询师承担过大压力。)

来访者:"那试试看吧。"

咨询师:"那现在我们来做一下角色扮演。我来扮演你们领导,你重现一下跟领导沟通的情形。"

15 分钟到。停止。

从新手个案中学习

勇气和坚持性

扮演咨询师的学员能够做满 15 分钟,是非常大的进步。尽管中间停顿了一下,但很快理清了思路,坚持做了下去。在训练中,有时突破就是这样产生的。从结构来说,较完整地呈现了开场、正式咨询、给建议等方面。虽然非常稚嫩,但它是学员在学习过程中必经的阶段。

对家庭作业的评估

扮演咨询师的学员有学以致用的灵活性,刚刚学过行为疗法,马上用在咨询建议上,提出签订协议,这很好。但是建议本身值得推敲,签订这样的协议是很少见的。咨询师首先要明确这样做的目的,并且评估这样做的效果和可能性。咨询师的本意是为了让来访者在家能够练习,但这样一个框架粗糙的练习会让来访者有很多疑虑:为什么要放在家庭中练习? 先生能配合她练习吗? 先生能够承担起心理咨询师的作用吗? 怎样控制练习的效果? 怎样评估这种练习对夫妻关系的影响?

在行为和认知疗法中,咨询师常布置一些家庭作业让来访者回家做。但需要注意以下方面:

(1)家庭作业具有可操作性,需要对每一细节做规划。

(2)确认来访者能够自己操作和掌控。如有必要,在咨询室里进行练习。确认来访者能够操作后,再让其带回去做。

（3）如果需要家庭成员或周围人监督、控制，需要确认这些环境能够提供相应的支持。

有这样一个案例：一个外地的母亲带着儿子来上海咨询儿子上网成瘾的问题。由于路途遥远、费用较高，来访者不能继续来到咨询室接受咨询，妈妈就提出可否给她一套方案让她回家后继续用。咨询师当时就用了签订协议的方法，签订了一个母亲、孩子和咨询师的三方协议，详细规定了孩子每周上网的时间、监督人、奖罚办法等。回去两周母亲就打电话来哭诉儿子撕毁协议，问咨询师该怎么办。在这个案例中，咨询师当时没有评估母亲是否有足够的权威来监督儿子。在以往的母子关系中，母亲拿叛逆的儿子没有任何办法，多次交锋都以母亲失败而告终。签订协议前应该跟母亲谈清楚可能出现的问题，如果需要，探讨该如何解决。如果母亲最后说无法用这个方法，就需要考虑其他方法。

关于咨询次数

扮演咨询师的学员要求来访者来 10 次，来访者将信将疑，勉强同意。这里的处理还是存在一些问题。首先咨询目标不明确，通过 10 次咨询达到什么效果不清楚。其次，在这 10 次咨询中做些什么也并不清楚。总结时扮演来访者的学员说："咨询师一说 10 次，我马上在算我要花多少钱、多少时间，这样的心理咨询合算不合算。也许我第二次不会来了。"

在第一次咨询时咨询师让来访者知道确切的咨询次数，这是规范的做法，只是在告知次数时一定要解释清楚做些什么。

在什么时候需要肯定来访者？"正义感"的肯定是否恰当？

如果来访者自我评价过低，咨询师要巧妙地找到来访者身上的亮点，让其看到自己的值得肯定的地方。但是，在这样做的时候，一定要注意一点：不能为肯定而肯定，一定要符合实际。在这个个案中，扮演咨询师的学员用"你是一个具有正义感的人"来肯定对方，第一眼看上去，似乎非常好，但仔细思忖，未必如此。咨询师不是法官，也不了解全部的事实，在分房事件上孰对孰错尚不清晰，一下子给出"正义"的结论和判断，会强化来访者的不公平感和固执倾向，也会让她在后面的咨询中以正义方自居，对认知和行为矫正的建议拒绝接受。像这样判断性的结论，咨询师要比较慎重。

我的建议是：恰如其分地肯定来访者，要比拔高来访者、迎合来访者更重要。通过后者固然可以让来访者在短暂的时间内有良好感觉，或者有助于建立短暂的信任关系，但那毕竟是虚假的，而且会影响后面的咨询。

有时，恰当的共感可能比肯定来访者更重要。在个案中的此处，可以回应："听上去领导的处理让你觉得很不公平，是吗？"用共感的方式让来访者知道自己是被理解的。

理解、接纳和尊重来访者，但并不一定完全赞同来访者的观点。这是咨询师应该把握的分寸。

关于咨询目标

扮演咨询师的学员有确立咨询目标的意识，这是很好的，只是咨询目标仍然模糊不清。最后确立的咨询目标并不是来访者真正的目标，而是在咨询师的百般劝说下，来访者半推半就接受的。

的确，在这个个案中，来访者对自己的咨询目标不清楚，感受也是比较复杂的：有对领导的不满，有对不公平现象的不满，有无法改变不公平的无力感，有说和不说的矛盾和冲突……根据现有的信息，其实咨询目标还没有出来。需要进一步了解的信息有：来访者目前的状况是由分房事件引起的，还是一直存在这种状况？为什么现在走进咨询室？她只是对现任领导不满，还是对所有不公平作为的领导不满？目前事件与她本人的利益不相关，如果遇到和她本人利益相关的不公平时，她是怎样处理的？她平时与同事的关系如何？如果是系统性的表现，其内在的动机到底是什么？即使面临冲突她仍然无法停止目前的做法，背后有着怎样强大的力量？

扮演来访者的学员谈了更多的信息：原型是自己的一个中学同学。她对所有的不公平现象不满。这和她成长的家庭有关。她在家里是老大，弟弟有残疾，从小处处护着弟弟，只要有人欺负弟弟，就一定会领着弟弟上门，要求人家赔礼道歉，有时不得不动用拳头。上学后在班里也处处打抱不平，像老母鸡一样护着一位看上去很柔弱的女同学。工作后在单位里打抱不平，性子是直来直去的。人际关系上总是有问题，觉得很累。在实际咨询中，是用心理剧的形式解决的。有人扮演她的弟弟，让她牵着手走来走去，有人扮演欺负她弟弟的人。她大怒、大骂，到最后掩面痛哭，开始责问命运为什么不公平，让她承担这么多？

她指着弟弟的鼻子骂："都是你！都是你呀！"那个外表坚强刚烈的姐姐轰然倒下，一个真实的、脆弱的、愤怒的、怨恨的女性诞生在自己的泪水中。数次后，她内心的情绪得到释放，冲突感没有那么强烈了。

心理剧的解决方案听上去非常震撼，相信也会有效果。只是，心理剧的特点和一对一的咨询不同，尽管有可能最终都聚焦在情绪表达上，但两者走的路线不同，节奏和元素不同。

个别咨询需要追溯至其童年吗？如果来访者是自己认识的人，是否需要回避？这两个问题值得展开讨论：

有没有必要回溯到来访者的童年？

按照行为疗法的理论，在上面的个案中，如果最终确定的目标是学习如何与领导沟通，那就没有必要回溯至来访者的童年。按照行为疗法的观点，如果咨询目标是行为改变，应该关注当下行为，运用学习理论，让来访者通过模仿、角色扮演、空椅子技术、实践练习等方式，逐渐学习有效的沟通行为。

假定在上面的个案中，最终确定的目标是解决来访者深层次的情绪困扰问题，可以回溯至成长史，以了解行为模式背后的动机。

按照双方商定的咨询目标确定咨询的深度和广度，是对来访者的尊重，也是咨询师应该做到的。有时候咨询师觉得比来访者站得高、看得远，因而擅自确定了新的咨询目标，这种做法是不当的。如果咨询师为了满足自己对某种疗法或流派的兴趣，擅自更改咨询目标，这是不可取的。

有一位咨询师曾经讲过这样一件事："在我初涉心理咨询不久，遇到一个来咨询同学关系的大学生。当时我正对精神分析流派着迷，不仅分析自己的梦，也非常想分析来访者的梦。于是，我请来访者记下他的梦，我们在咨询时进行分析。梦确实提供了对当下状况深层次的解读。但在案例研讨会上，同行们就毫不客气地炮轰我：'你和来访者确定的咨询目标是解决他当下的人际关系，为什么会用到梦的分析呢？梦的分析是为了来访者的利益，还是为了满足咨询师对精神分析流派的偏爱？'我被这一炮轰醒：可能我的个人偏爱占了上风。"为当事人的利益着想，这不是一句空话。

一位咨询师在案例分享中讲过一件关于咨询目标沟通的小插曲。"多年前我在一家医院担任兼职高级心理咨询师。一位母亲来咨询，她本来是想咨询儿子的问题,但我告诉她只能从她的角度咨询,我没有见到她儿子,无法为她儿子咨询。于是我就按亲子关系的教育咨询来做,主要解决来访者该如何与儿子沟通。结束时这位母亲是笑着跟我告别——她走进来时是一脸的苦相。还没等我的成就感消退,我就得知我被投诉了,被那个母亲。她的要求是退回咨询费,理由是:'咨询师只是解决了我的问题,但我想解决我儿子的问题。300元咨询费对我来说是非常贵的,又不可能享受公费医疗,我不可能再带儿子来一次。'我当时第一反应是觉得自己很失败,起码是在咨访关系上很失败,居然被来访者投诉!有可能是我在咨询目标上没有和对方进行很好的沟通,没有详尽地解释为什么不能直接为她儿子做咨询。虽然也有可能这位来访者只是出于对费用的考虑来投诉,不一定是我做得不好,但它对我确实是一个警钟。"在咨询中,咨询师应该谨慎而严肃地对待咨询目标,一定要双方都明确、达成一致。明确的咨询目标可以保障咨访双方的利益。

如果来访者是自己认识的人,是否要回避?

学员提到自己给中学同学当咨询师。大家就开始争论能否给认识的人做咨询。问到这位学员和原型来访者的关系,回答说:"现在还是很好的关系。""是咨询师和来访者的关系,还是同学关系?""已经说不清楚。"

我个人的建议是尽量回避。在我们讨论的个案中,学员和原型来访者既然是同学,那就意味着有共同的同学和朋友,她与这些人相见时,会不会有尴尬的感觉?

在一些情况下,建立纯粹咨访关系有困难。如高校的心理老师,既给学生上课、同时又兼任心理咨询师。有一位老师曾做过这样的分享:"有一次我的学生来咨询。当时我担任他所在班上的一门课程,在我给全班同学做心理游戏时,我发现他需要个别心理辅导,下课后建议他到咨询室。他到咨询室就来找我了。我告诉他回避原则,他有些犹豫:'老师,还是你给我做吧!'我接了这个个案。有一次咨询时,他突然说道:'老师,现在我很不愿意上你的课。''是吗?能谈谈为什么吗?''因为,在咨询室里,你是给我一个人做咨询;在班里,你是给全班上课。我觉得不舒服。'"我们无法得知是什么方面让这个学生不舒服,是因为老师关注所有同学让他不舒服,还是他觉得老师知道了自己的秘密而不舒服?或者是其他原因?但是,可以肯定"老师加咨询师"这双重角色给来访者带来了困惑。

　　咨询师生活在现实生活中，有时还是会遇到一些无法回避的情形。如一位咨询师曾遇到这样一件事："有一次，一个认识的人突然打电话给我，想要找我做咨询。'我现在都快疯掉了，不找个人谈谈我不知道自己今晚会做什么傻事!!'在咨询室紧急见了面后，我就知道他的情况有多糟糕：两只眼睛血红；身上一股难闻的味儿，宿酒混合着其他；头发和胡子乱蓬蓬的。这和他一贯的形象形成多么大的反差！一开始他情绪激动得连完整的句子都说不出。我知道了那个突发的、令他伤心欲绝的故事，他无法承受，他无法入眠，他酗酒，他想自杀，他想疯狂报复。狂风暴雨的倾诉之后，他无助地问：'我该怎么办？我该怎么办？'在他离开时，他向我承诺不去做那些傻事。之后这么多年我们再没有见过一次面，应该是一种刻意吧。我知道他内心的感受：在他最无助的时候，他把内心最深处的想法告诉我了，但过后这让他很不舒服，没有安全感。还有，我是和他最低谷的那种状态联系在一起的，他非常不喜欢那种状态，因而也不愿意因见到我勾起伤心往事。我当了一回稻草，却无法再做朋友。"这位咨询师后来成为回避原则的坚定拥护者。

　　咨询中的回避原则是保护咨询师和来访者双方的利益。纯粹的咨访关系既便于来访者敞开心扉，又便于咨询师保持客观和中立的立场。如果有其他关系掺杂其中，咨访关系可能会受到影响，有时还会波及双方的后续关系。

在什么时候需要肯定来访者？

　　如果来访者自我评价过低，咨询师要巧妙地找到来访者身上的亮点，让其看到自己的值得肯定的地方。但是，在这样做的时候，一定要注意一点：不能为肯定而肯定，一定要符合实际。在这个个案中，扮演咨询师的学员用"你是一个具有正义感的人"来肯定对方，第一眼看上去，似乎非常好，但仔细思忖，未必如此。咨询师不是法官，也不了解全部的事实，在分房事件上孰对孰错尚不清晰，一下子给出"正义"的结论和判断，会强化来访者的不公平感和固执倾向，也会让她在后面的咨询中以正义方自居，对认知和行为矫正的建议拒绝接受。像这样判断性的结论，咨询师应比较慎重。

　　我的建议是：恰如其分地肯定来访者，要比拔高来访者、迎合来访者更重要。通过后者固然可以让来访者在短暂的时间内有良好感觉，或者有助于建立短暂的信任关系,但那毕竟是虚假的,而且会影响后面的咨询。

有时,恰当的共感可能比肯定来访者更重要。在个案中的此处,可以回应:"听上去领导的处理让你觉得很不公平,是吗?"用共感的方式让来访者知道自己是被理解的。

理解、接纳和尊重来访者,但并不一定完全赞同来访者的观点。这是咨询师应该把握的分寸。

结　语

咨询的结构和张力,既和咨询师信奉的理论流派有关,也和咨询师的个人风格有关,还和来访者的特点有关。新手在开始学习阶段可能会机械而刻板地模仿,随后会逐渐发展出适合自己的咨询风格和结构。

7. 面谈中的倾听技术训练

在咨询中,咨询师要适当地"忘我",通过积极倾听给来访者创造空间,让其"说尽心中无限事",咨询师"此时无声胜有声"。*

倾听是心理咨询中一个最基础也是最重要的技能之一。在训练时往往也是比较困难的。学员往往自嘲:"怎么现在连听别人说话都不会了呢?"生活中我们每天都在听,但心理咨询中的听是专业性的倾听,是需要通过训练获得和提高的。

专业性的倾听

心理咨询的倾听有多重功能。第一个功能是获取信息。来访者在咨询中会说到很多信息,如果说来访者的话就像一条潺潺流过的小溪,时而湍急,时而平静,咨询师就像一个渔人,时而在岸上静观,时而涉足溪中,目光犀利、身手敏捷地捉住一条又一条的小鱼,但并不围堵溪水或改变溪水的流向。这需要咨询师在整个过程中非常专注,并且能够区分出关键信息和一般信息。很多新手在做咨询的过程中会思维枯竭、无以为继,其中一个原因就是没有很好地倾听。

_____

* 诗出白居易《琵琶行》。

倾听的第二个功能是传递尊重。专业的倾听不仅仅是用耳朵,它还包括非言语信号,如目光的接触、身体的前倾、微微的点头等。这些向来访者传递的信号是:"我非常愿意听你所讲的一切,你所说的都是很重要的,你可以放心地表达自己。"这种尊重态度帮助建立的良好咨访关系,让来访者备受鼓舞,愿意敞开心扉。

倾听的第三个功能是对来访者的情况进行评估和诊断。在评估性面谈中,诊断是非常重要的。而诊断的依据来自于倾听当中获得的信息。新手在诊断过程中常犯的一个错误是用猜测、臆想代替事实,而之所以犯这样的错误是因为没有很好地捕捉信息、没有很好地倾听。另外,有经验的咨询师还在倾听中评估来访者的认知模式和归因模式。认知和归因模式会影响人们的很多行为,有时是引起当下困扰的根源(如把所有的失败归因于个人能力),所以找出来访者的认知和归因模式是有意义的。来访者的叙述方式中往往包含丰富的信息,可对其进行评估。

倾听的第四个功能是找到解决问题的方法。一些新手感到最难的地方是给来访者提建议。造成这个困难的原因有两个:一是对心理咨询功能的误解,认为心理咨询师必须给来访者提建议,因而给自己戴上沉重的枷锁。二是倾听不够。很多时候,开锁的钥匙不是由咨询师打造出来的,而是来访者攥在手心或放置在某个角落,由咨询师引导其发现而已。在积极倾听中,有经验的咨询师会捕捉到来访者已铺就的解决问题之路。

消极倾听与积极倾听

积极倾听和消极倾听的差别不在表面上,而在于倾听的效果上。不论咨询师是否在专注倾听,都可以摆出倾听的样子。这不是关键,效果才是检验倾听积极或消极性的标准。常见的消极倾听有以下表现:

一是判断先于倾听。边倾听边判断甚至先判断后倾听是很多人的思维习惯。来访者一走进咨询室,咨询师就要从其穿着、外貌进行观察。观察是必要的,但判断可以延迟。心理咨询中的专业倾听要求咨询师先倾听、后判断,过早的判断会妨碍倾听。新手有时出现咨询方向的错误,和过早判断有关。在面接训练中,学员要克制自己判断先于倾听的倾向,练习自己的无倾向性倾听。

二是听到只是自己想听的部分,用自己的故事去解读来访者。根据人格心理学的理论,每个人都是在用自我去度量周围,以自己作为认识世界的参照物。很自然地,我们会把自己的故事投射在别人身上,包括来访者身上。而专业训练中,就需要甄别哪些是来访者自己的真实故事,哪些是咨询师投射的故事。做这两者的区分是非常重要的。毕竟咨询的目标是解决来访者的问题,而不是咨询师投射出来的问题。

三是没有耐心,认为自己已经了解全部细节。在一段时间的训练后,一些学员在扮演咨询师时常有这样的心态:"来访者开口说第三句话时我就知道他是什么问题了,说第五句话时我就知道可以提什么建议了。一个咨询个案15分钟完全可以搞定。"不排除有这样的高手,但心理咨询个案的常态是:每个个案都是个性化的,虽然同一类个案具有共通性,但个案之间又有差异。这些差异是重要的、不可忽略的。对一些新手来说,要接受这个现实:心理咨询的过程往往是单调的、乏味的、反复的,而在这样的过程中,咨询师始终要全神贯注、全心倾听。如果真的在非常短的时间里做出判断并给出结论,来访者会有自己不被重视的感觉,认为咨询师根本不了解自己的情况,咨访关系中的信任荡然无存。对咨询师来说,如果在倾听的同时全部心思都在思考解决方案,也会使自己分心,无法专注倾听。

四是分神或分心。消极倾听中一个常见的表现是分神。咨询师由于体力、情绪等各方面原因,在咨询过程中思想如脱缰的马,驰骋在另一片天地。抵制分神往往需要靠咨询师的毅力,靠充分的休息、良好的体力——倾听是非常消耗体力的劳动,靠咨询师给自己一个倾听的理由,靠咨询师情绪的调整。

五是倾听的敏感力不够。消极倾听是一种懒洋洋的倾听,像一个漏斗,来访者说过的话就像水一样漏过去。而积极倾听是一种思索的倾听,像一面筛子,把有用的东西过滤留下来。如何编织筛子、如何调整筛孔的大小,这就是一种敏感力。敏感力是由心理咨询技术、诊断理论、经验、个人特质等构成。

六是因倾听不充分而提出来访者已经尝试过的无效的方法。在训练过程中,会有这样的镜头:扮演咨询师的学员兴致勃勃地提出了一个锦囊妙计,正得意呢,就听见来访者说:"我已经用过这种方法,没有用。"或者说:"家里人也是这样告诉我的,我觉得没有用。"这种错误是由于没有充分倾听造成的。咨询师的权威性受到挑战,可信度下降,来访者会对其他建议也打上问号,甚至会认为心理咨询不过如此，没有必要再来心理咨询了。

积极倾听是一种技能，可以通过训练加以提高。反复练习、不断总结是非常重要的。

积极倾听中的非言语信号

咨询过程是咨询师和来访者互动的过程，不光是咨询师在面接来访者，来访者同时也在"面接"咨询师。咨询师任何一个微小的动作、一个不确定的口吻、一次迟疑，都逃不过来访者的火眼金睛。那些敏感的来访者从咨询师的这些非言语信号中得到的信息，会比从咨询师所说的话中得到的更多。在倾听的过程中也是这样。

曾有这样一个故事能说明非言语信号的重要性：

一位病人住院了。由于他的病症不重、而且比较典型，主治医生就用他做模特让实习学生练习。医生跟学生们约好："我不想让病人知道他被当作模特。你们一个接一个进去检查，如果能诊断出来他是什么病，就对我点点头，如果诊断不出，就对我摇摇头，不要多说什么。"学生们按他说的做。病人看到穿白大褂的人一个接一个进来，每一个都面露愧色、摇摇头就默默无语地出去，病人的神色大变，"扑通"一声跪倒在医生面前："救救我！救救我！不论我得了什么不治之症，你们都一定要救救我！"医生和实习学生在惊愕之余，赶紧解释。不论他们怎么解释，病人都更相信自己眼睛所看到的：自己得了不治之症，那么多医生都束手无策。所有的解释只是为了安慰即将离开人世的可怜人，让自己在生命的最后时间里保持乐观。

医患关系中非言语信号有如此重要作用，咨访关系中有过之而无不及，因为来访者是带了自己的"探测器"来到咨询室。一进到咨询室，来访者的探测器便开始全方位扫描，从空间布局到咨询师的面部肌肉动作，都会反映在来访者的雷达器上，来访者会对其进行加工处理。下面谈谈倾听中常见的非言语信号。

目光接触

眼神是咨询师最重量级的武器。眼神能够传递温暖、支持、接纳、鼓励等，也能够传递完全相反的含义。目光接触虽然如此重要,但培训时却无法传授目光接触的规则,因为学员使用眼神的方式有个体差异,而来访者对目光接触的时间、频率也有不同偏好。在咨询过程中,目光接触完全是个动态的过程。学员要观察来访者自己使用目光接触的方式,调整自己的方式,以来访者舒适为原则。如咨询师的目光始终关注着来访者,一位癔症的来访者可能认为咨询师高频度的目光接触是对自己的接纳,而一位人际交往恐怖症的来访者会认为这种目光过于压迫自己,想找个地方躲藏起来。

即使面对同一个来访者、在同一次咨询中,目光接触也会发生变化。一般来说,咨访关系建立得较好时,双方目光接触会更多;而来访者出现抵触情绪时,目光接触减少,甚至完全回避。这些细节可以反映出来访者内心的变化。

身体动作

对学员来说,需要有第三只眼睛来看咨询中的自己。最好的训练方式是对训练过程录像,在回放过程中观察自己的一言一行,并且体会自己的感受。可以自查的方面包括:手的动作是否过多,是否过于僵硬;手是否放在来访者能看见的地方,以让来访者安心;胳膊是否抱在胸前,这样会让来访者有被拒之心门外的感觉;脚的位置是否恰当,脚和身体之间是否摆成了礼貌的姿势;身体是微微前倾,还是后仰,前倾是一种尊重,后仰有拉开距离、不在乎的含义;身体是否转过去,以远离来访者,这是一种抗拒和回避;有没有跷起二郎腿,对有些来访者,这代表一种漫不经心;腿部有没有抖动,自觉或不自觉地,这种抖动都会干扰来访者;身体是否过于僵硬,或过于放松,松紧适度为最佳。

说话声音

声音包括音质、音量、语速和流畅性。声音在咨询中的作用不可低估,尤其是对那些擅长运用听觉感官的来访者。学员要对自己的声音有了解,知道别人对自己的声音形象会怎样知觉,自己的声音会对咨询产生怎样的影响。有些声音会让来访者有亲切感,有些会让来访者感受到权威,有些则会传递咨询师的不自信。

如果说音质具有先天性,那么声音的大小、语速和流畅性则是可以训练的,尽管这些也和人格特质、自我概念有关。一般说来,咨询师的声音要清晰而温暖,柔和而坚定。语速和流畅性可以根据情境随时调整。

学员要对这些方面有所意识,从无知无觉走到有知有觉,然后加以训练、提高和改进。

非言语信号的同步性

在非言语信号中有一个高级技巧:同步性(pacing),即咨询师通过有意识模仿来访者的言行达到与来访者建立深层次的和谐关系。曾有这样一个例子:一群学生在看抑郁症团体心理辅导的无声录像,教师请他们猜测谁的抑郁症状最重。学生们从身体动作上判断那个头低垂、目光回避、面部表情呆滞的男子抑郁程度最重。教师放出声音,学生们惊讶地发现:这个人是该团体的心理咨询师!这位咨询师就是用了同步性技术,他比抑郁症来访者更像抑郁症,通过这种模仿,他与团队成员达到一致和默契。

在个体面接中,同步性技术常表现在声音的调整上,如跟着来访者放缓语速或加快语速,使用来访者目光接触的模式,模仿来访者的某些身体动作。这个技术运用得好,会在不知不觉中与来访者建立一致性。但需要提醒的是:如果模仿拙劣、过多或不恰当,会让来访者有被嘲弄的感觉,会破坏信任关系。

倾听与回应

倾听是一个双向的过程,咨询师不时地要有回应。更多的语言回应将放在"第十章 面谈中的反馈技术训练"部分,这里谈点头回应、重复回应。

点头是最常见的回应方式,它常配以目光注视、身体前倾。需要提醒学员的是:注意点头的频率和幅度,以让来访者感到舒适为度。如果过于频繁地点头或幅度过大,会让一些来访者以为咨询师对自己所说的话不感兴趣——当人们不耐烦时,非言语信号的动作频率会加快。过于机械和僵硬的点头也会让来访者认为咨询师是在敷衍自己,并没有认真听。

重复回应是指重复来访者所说的关键词或句子,并不添加任何其他内容。它能起确认、强调、共感等作用。虽然这种方式操作起来非常简单,但学员在练习时也需要注意频率、重复的内容。这种重复回应不是机械地重复最后一个词或词组,而是有选择地回应。如果频率过高,会干扰来访者,甚至会让一些来访者认为咨询师是在嘲讽自己。

在倾听中准确了解信息：以重性心理疾病个案为例

我们可以通过以下具体实例来展现前文所说的要点。

个案实录

"你好！我有什么可以帮到你？"

"我最近非常担心一件事情。"

"什么事情？"

"我即将到一家公司去见习，但我担心他们最终不会录用我。"

"你很在意这次实习。"（这里的回应很不错。但建议使用来访者的话语，如"见习"而不是"实习"。）

"对，这是很好的机会。"

"你担心什么？"

"担心我的同学会跟公司领导说我的坏话。"

"他们会说什么坏话呢？"

"他们会说我是邋遢的人，会说'她从不洗澡'。"

"你平时和同学的交往怎样？"（这个问题是可以问的，这里转得有些太快，同学的坏话还可再问得详细一些。）

"平时我不怎么和他们交往。"

"那你怎么知道别人怎么说你的呢？在什么时间、什么地方说你的？"（虽然这个确认是必要的，但语气上有些硬，仿佛律师在取证。）

"是在大一军训时。有一天军训完我实在太累了，没洗澡就直接睡了，结果宿舍人就一直拿我说事。"

"这件事对你的影响是什么？"（为什么这件事情被选中作为由头？需要多一些了解。）

"我觉得不能信任任何人。她们肯定和更多的人说了这件事。我走在路上，别人看我一眼，我就知道这个人心里肯定在想：'这就是那个邋遢的女孩'。"（很重要的细节是"泛化"，这往往是精神分裂症与正常群体的一个分界线，因而需要详细询问、仔细辨别。)

"是不认识你的人吗?"

"是啊,这件事情会传出去的呀!"(呈现出思维偏执状态。)

"还有其他让你担心的事情吗?"

"没有。"

"你跟好朋友谈过这件事情吗?"

"我没有好朋友。"(孤立性。)

"你是外地来的吗?"

"是的。"

"那你跟父母谈过吗?"

"没有。他们不知道。你会跟我父母说这件事吗?"(思维偏执的状态再次呈现。)

"心理咨询会遵守保密原则,这一点你放心好了。就这一件事情让你有这么大的心理负担吗?"(潜台词是说"这件事不应让你有这么大的心理负担",这会让来访者感觉被指责。)

"这件事对我今后,对我谈恋爱、找工作都会有影响。我连男朋友都不敢谈。"(把事情极端化。)

"这件事情是什么时候发生的?"(在前文中已提及事情发生的时间,但没有倾听。)

"是大一啊!"(现在是大学几年级不清楚。)

(顿涩、沉默。)

"这件事情对你有什么影响吗?"(和上文已问过的问题相似。)

"我就不敢和别人交往啊,做什么事情都独来独往。"

"那没有发生这件事情的时候,你和他们在一起吗?"

"没有。"(需要详细考察之处。来访者这种行为是因为具体事情而引发的,还是人格特质就是如此,即在之前也有类似的行为。)

"今天你到这里来还有其他困扰你的事情吗?"

"没有。"

"你跟你的好朋友说过这件事吗?"(重复提问。)

"我跟你说过,我没有好朋友。"

"也就是说,这件事情让你很自卑、很不爽。"

"嗯,不能信任任何人。你不会对其他人说吧?!"(再次表现出偏执性。)

"你和同学沟通吗?"

"我不和他们在一起。"

(顿涩、沉默。)

"那你睡觉和吃饭都还好吧?"

"我自己睡自己的,自己吃自己的,不和别人在一起。"

"你在学习上怎么样?"

"该学就学。"

"你的成绩呢?"

"不好也不坏。"

"你的专业呢?"

"地理。"

(顿涩、沉默。)

"如果,如果你的同学真的对实习公司讲了,会怎样?"

"我的工作就会没有了,大学一毕业我就会失业,我这一辈子就没有希望了。我越发认为人是不可信任的。"(极端化、夸大化思维。)

(沉默。)

"那你平时有什么娱乐呢?"

"我平时就是看看书,不参加其他活动。"

"那你读中学时是怎样的?"

"那时很单纯,只知道学习。"

"那你父母不管你吗?"

"他们很忙。"

"你对他们的印象?"

"他们挺好的。"

"我觉得你目前的问题是由实习引起的困惑,有些抑郁,因为你过分看重实习才会有这样的想法。但这毕竟只是一种想法,只有去实习了才能验证是不是真的。在实习过程中你需要努力。"

从新手个案中学习

没有倾听

这是做得比较糟糕的练习片断。扮演咨询师的学员没有很好地倾听,有数次重复的提问,对已经得到的信息仍继续提问,来访者的不耐烦情绪也表现出来。由于没有甄别出关键信息、没有就一些关键细节追问,尤其是没有掌握诊断标准,所以咨询过程非常生涩,不时会出现沉默和停顿,流畅性不够,节奏乱。越到后面,扮演咨询师的学员越失了章法,变成一个提问机器,那些提问并不能建起和来访者沟通的桥梁,也无法收集到有效信息,无法起到引导作用,而只是为提问而提问。如果多一些积极倾听和共感,可能来访者的阻抗没有那么强烈。

诊断错误

个案最后的诊断为一般抑郁情绪,更是大错特错。对该来访者,应考虑偏执性精神分裂症或偏执型人格障碍,需要确认来访者的偏执、不信任、极端是由具体事件引发的、变化的结果,还是一直稳定的。前者更有可能是精神分裂症,后者更有可能是人格障碍。

作为新手,如果其他技术不娴熟,至少要有一定的理论功底,知道诊断的关键点,在收集信息时可以问一些关键问题,能够正确诊断。

来访者的世界比客观世界更重要

刚刚开场时,当来访者讲到担心同学会说自己坏话时,咨询师马上问"你平时和同学的交往怎样",来访者难以跟上其跳跃思维。咨询师内心的一个假设是"同学交往关系导致说坏话",所以有必要确认同学关系。但咨询中有一个很重要的方面:来访者的主观世界要比客观世界更重要。咨询师要更关注来访者眼中的世界是怎样的。

在整个个案中,有一点不清楚的是:为什么来访者会挑没有洗澡这件事情作为由头?在来访者的人生经历中,应该有很多次挫折,但她为什么挑了大一时一次没有洗澡这件事情?在这件事情之前,她的行为模式是怎样的?

关于来访者的阻抗

该个案一个特点是"挤牙膏",咨询师问一句,来访者答一句,回答都是非常短的,而且越往后回答越短。这是非常典型的来访者有阻抗的表现:他们不愿意配合咨询师,他们尽可能少地做自我揭示,不愿意开放自己,他们不信任咨询师。

这个来访者有阻抗,一是来自于她很难信任别人,和她的人格特征有关,这本来就是她来咨询的原因;二是和咨询师个人的表现有关:没有共感,没有很好地倾听,没有及时反馈。做这样的个案对新手来说挑战性很大。如果扮演咨询师的学员能够及时总结,将会有进步。

结　语

专业倾听和生活中的倾听有一定区别,它需要经过专业训练。倾听训练之所以困难,因为它在观念上要求学员以对方为中心,在信息加工上能快速处理语言和非言语等多方面信息,在情感层面有敏感性。表面看它是一种技术,其实它是价值观在人际关系上的体现。

学员手记一

眼睛比耳朵更擅长倾听

毛　毛

无论是在理论课还是实践课上,老师总是会在课程的一开始便给我们介绍一种最基本的咨询技术——倾听。当我们面对一个陌生的来访者,我们从收集相关信息、了解其来访目的到获悉其内心困扰,这些都离不开倾听,所以可以说没有倾听也就没有咨询的推进。

尽管我了解了倾听的重要性，实践了几次之后，我还是觉得自己的"倾听"容易流于表面化，但对问题的症结我还是无从知晓，直到有一天我在无意中顿悟到了这种技术的真谛。

那天还是像往常一样，我们在一对一地演练。适逢由我扮演一位来访者，讲述童年时自己遭遇到老师不公正的待遇，对于年幼的我可谓是童年创伤性事件。虽然时隔近二十年，讲着讲着竟有些许的哽咽。

正在这时，老师突然朝我们走了过来，而且加入到了我们的两人小组。本来娓娓道来的我突然有点语塞了。当时我也不清楚是怎么回事，虽然讲述的是陈年往事，但可能这一直是我心中的一个小秘密，而且我故事中的主角和眼前的指导老师有着相同的身份，这让我有种本能的顾忌，总之我有种"不知怎么说下去"的感觉。

然而也就是在这一刻，当我和老师四目相对的刹那间，意想不到的事情发生了！我感受到的是一股温暖的目光，没有质疑，更没有责备，相反是温暖，是抚慰，是理解，是接纳。这股暖流一下子竟让我有些感动，我一边敞开了心扉继续叙述着，一边觉得淤积在心中的这个结仿佛慢慢地打开了……

这一次，我似乎是豁然开朗了，原来我一直是为了"倾听"而"倾听"，总觉得抓住了倾听的实质，其实是只看到了一个模糊的影子。而老师在这一次咨询中其实只是一位观察员，但就是在目光接触的瞬间，我不仅感受到这目光中的温暖，而且给予我无穷的力量支持，让那个受了委屈的年幼的我打开了心结。我领悟到了倾听的 magic power（魔力）。原来这就是倾听，它不单纯是用耳朵，而是用眼睛，用心灵。它是于无声处的咨询技术！

指导老师的话：如果不是看到这篇手记，我根本不记得有过这样一个细节。从这个细节中可以看到指导老师的言行对学员的影响。有时重要的不是指导老师说什么，而是指导老师做什么。对那些善于学习的学员，他们可以把自己观察到的、体验到的东西都转化为学习资源，所以会进步非常快。其实学员感受到的温暖，并不是在那一瞬间产生的，而是平时良好的师生关系、信任关系被她投射到当时的情境中。这也说明了建立信任关系对咨询、咨询培训都是非常重要的。这篇手记让我感动的地方是她确实了解了倾听的真谛。倾听说到底不是一种技术，而是一种对人的态度，对他人关怀、接纳、尊重和理解的态度。

学员手记二

"让我说几句吧！"

牛 牛

倾听——用心去听。不仅是态度上的专注，更关键的是听的主体，是我们的心灵。

一直以来都有一种误解，那就是咨询师应该多说话。在来访者叙述的过程中，我总是时不时地想插上几句，不然会觉得自己的存在是多余的。

咨询师：今天你来想跟我谈些什么呢？

来访者：（沉默。）

咨询师：是不是觉得有很多话要说，但是不知道从哪里开始说起呢？

来访者：我们家有4个孩子，我排第三。

咨询师：(哦，家里的老三，那我该说什么？)

来访者：……姐姐……弟弟……(没有听清。)

咨询师：(哎呀，刚才他说什么了？没听到啊。)

来访者：小时候爸爸妈妈总是很疼弟弟。记得有一次……(没有听清。)

咨询师：嗯。(下意识地嗯了一声。"让我说几句话吧！")

来访者：其实我想得到大家的重视。上小学的时候，我的成绩一直平平。老师看到我连我的名字都叫不出。……(没有听清)

咨询师：嗯。(又下意识地嗯了一声。"求求你了，让我说几句话吧！"——双手做乞求状。)

来访者：后来……(没有听清)

咨询师：("算了，你说吧，我不说什么了。"彻底放弃。)

来访者：(突然沉默。)

咨询师：(啊？轮到我了吗？说什么好啊？)

其实，这是一次非常失败的倾听练习。从头至尾我几乎就没有说过几句话，相反地，在整个过程中我都表现出一系列渴望说话，却欲言又止的动作与神态。脑海中大部分都在考虑该说什么，而导致根本就没有继续听下去，忽略了很多来访者的描述。所以根本无法继续后面的练习。甚至感到了一种羞愧，作为咨询师，怎么可以连来访者刚说的话都忘记了呢？

练习结束了，但我心里还觉得很奇怪：为什么我想说话的时候，来访者会不停地说下去；而当我放弃说话的时候，他却突然停下来了？！想想才明白，因为他看到我的眼神中有一种渴望，双手有一种期待的动作。他以为是我希望他尽量多说一些，所以就不停地说。而当我决定放弃的时候，那些神态和动作都消失了。他觉得我认为这些信息暂时够了，自然就突然停了下来。

一次失败的练习告诉了我，并不是只有简单复述来访者的语言才能告诉来访者——我在听。并不是只有语言才能让来访者继续说下去。其实任何一个眼神、动作，或者"嗯"、"嗯"几声，都可以达到倾听的效果。但是如果要把咨询继续下去，那么必须对来访者的语言有深刻的理解，听清楚来访者所说的话是一个前提。

指导老师的话：在初期训练中常有这样的情景：扮演咨询师的学员更多地关注在自己身上，而不是来访者所说的信息上。这篇日记就生动地记叙了这样的场景，相信很多初学者感到似曾相识。在初期训练中，听比说重要。听清来访者在说什么，比用说话证明自己是一个有能力的咨询师更重要。

学员手记三

这是谁的故事？

流浪基因

心理咨询的理论课程过了大半，面接实习也进行了三分之一，虽然对心理学知识谈不上专业，但是对于心理咨询的基本功——倾听和共感——还是比较有自信的，毕竟我的年纪和资历在这里，不论是情感、事业、婚姻、家庭，方方面面的问题多少都有涉猎，虽然不是样样亲身经历过，但最少也听过同事朋友的故事。俗话说：没吃过猪肉，也看过猪跑。所以几次实习课程的模拟扮演中，我的共感还是做得不错的，估计考试的时候在共感这个项目上，应该能够拿到高分。

今天跟我模拟对练的组员是一位有着丰富教学经验的女士，谁见到她都会从她身上感受到老师温暖关怀的气质，所以由她扮演来访者对于我们这些咨询新手来说都是一种挑战，像是学生跟老师说话一样不自在。不过她的来访者扮演得很真实，尤其是她的案例十分鲜活，让我很容易就进入状态，开始"强烈的"共感过程，为什么特别强调"强烈的"呢？因为她谈到的案例恰巧和我自己的故事十分接近。她描述的是一个跟母亲关系不和谐的个案，几十年的时间母女没有情感交流，偶有一起用餐的机会，多半也是各吃各的。母亲总是随便扒拉几口饭菜就离桌独处；有时驾车接送母亲到比较远的地方，两人也沉闷地坐在车里，来访者心头压抑着千言万语，却什么话都说不出口。

　　在来访者描述这个案例的过程中，我并没有真的在听，而是在心里构思着一幅画面：一位白发苍苍的老婆婆独自坐在足够容纳一家六口的餐桌前，面对满桌子丰盛的菜肴，噙着泪水独自扒着白米饭，餐桌上方只有一盏摇晃的灯泡，老婆婆孤独无奈而苍老面容上的斑斑皱褶在灯泡光影的晃动下更显深重，再定神一看，这个孤独的老婆婆，竟然就是我娘亲！

　　我是一个六口之家的老三，已经只身在外游荡了好多年，虽说是为了工作生活，忙碌得连过年都回不了家一趟，其实是当年跟家人，尤其是母亲因为经济问题起过争执，赌气离家的。有时候朋友亲戚会有意无意地提到家里的状况，说妈妈想念在外流浪的儿子，虽然每次听到这样的事情都觉得心底犯酸，可还是逞强地撇过头去假装没听见。所以听到来访者的案例时我特别有感觉，自己觉得十分理解来访者的心情，很快下定决心要改善来访者跟母亲的关系。换了谁都会这样想，天下无不是的父母，我自个儿强忍着孤独一个人异地漂泊了这么多年，怎么能让来访者重蹈覆辙？当我觉得自己全身心都投入了这个案例，满腔热血地正在协助来访者改善母女关系的时候，指导老师其实已经在一旁观察了一会儿了。老师似乎看出了什么，示意我们暂时停止，先夸奖了我，说我倾听和共感做得很好，但在最后问了一句："你觉得，这是谁的故事？"

指导老师的话：在咨询中，当来访者把自己的情感依恋关系投射到咨询师身上时，我们称之为"移情"，反之，如果咨询师把自己被激发的情感投射在来访者身上时，就是"反移情"。只是一般的反移情多是直接指向来访者，把来访者当作自己过去生活中一个重要人物，而在本文中，反移情指向的对象是来访者所提及的母亲。反移情常常是由咨询师内心的伤痛、情结等引起，所以咨询师需要先处理自己的问题，才能够真正帮助来访者解决问题。处在反移情状态中的咨询师，听到的不是对方的故事，而是会选择性地倾听，听到的是自己的故事，所以咨询师一直在说："我完全理解你的感受，我也有相同的经历，我很早就离家，我跟母亲之间也无法沟通。"来访者的故事已幻化成了咨询师自己的故事。共感是咨询师的基本功底，但共感不是让来访者穿了咨询师的鞋子走世界。那双鞋不会合脚。理解来访者是共感的第一步，准确地理解来访者是共感的第二步。

8. 面谈中的共感技术训练

高境界的共感会让来访者有如此感慨：此曲只应
天上有，人间能得几回闻？*

心理咨询中的共感技术，一向被我认为是最难培训的部分之一。共感（empathy）是站在对方的角度考虑问题，能够理解对方的情绪、感受和观点。有很多学员自认为共感能力很好，但在训练过程中发现这些是"伪共感"。共感之所以难训练，是因为它不单纯是一种技巧，它还是一种人性观，一种对人的态度，对人性的看法，对人类的悲悯情怀，对他人和自我的良好洞察，以及收放自如的换位思考。从某种意义上说，低水平的共感是可能通过训练提高的，而高水平的共感通过培训获得的提高比倾听、提问等要少。

"共感"在英文说得特别形象："put one's feet in other's shoes.""把自己的脚放在别人的鞋子里。"在训练中会发现：有些学员是没有放脚的意识，所以永远不会这样做；有的学员担心放进去后会发生什么事儿，怕别人的鞋子有臭味，怕别人的鞋不合适，怕别人的鞋挤脚；还有人很容易放进去了，但不知接下来该怎么办，不知所措；还有些学员是把自

＊诗出杜甫《赠花卿》。

己的鞋子脱了让对方穿,不管别人是否合脚、是否愿意,这是典型的"说教"或价值观强加。

低水平共感和高水平共感

低水平的共感常表现为运用倾听技巧,尝试理解来访者的内心体验并试图让对方感觉好一些,而高水平的共感则在准确理解来访者内心感受的基础上,探询这些感受背后的情绪、观点和事实,能够推进咨询。我们可以从一些实例来看不同层面的共感。

来访者:我不知道自己该不该离婚……我觉得我们的婚姻已走到了尽头,但一想到孩子……我就犹豫了……

咨询师1:(打断)你不应该一天到晚想着"离婚"、"离婚",你应该先考虑怎样改变自己才能维持婚姻。

咨询师2:(打断)对,你应该替孩子多考虑,离婚对孩子的负面影响会非常大。

咨询师3:(打断)你的担忧是有道理的。心理学的研究表明,很多离异家庭的孩子都成为问题少年,在人际交往、学习和将来自己的婚姻中会出现各种问题。

咨询师4:(耐心等待数秒钟后开口)听上去你内心充满矛盾,不知自己是应该为了孩子维持婚姻,还是结束已名存实亡的婚姻。

咨询师5:(耐心等待,确认来访者不想再说下去后开口)听上去你内心充满矛盾,不知自己是应该为了孩子维持婚姻,还是结束已名存实亡的婚姻。你对婚姻的目的、婚姻的功能充满了困惑,你的婚姻价值观出现了动摇。

可以看出,第一、第二和第三位咨询师都不是真正的共感。第一位用指责性口吻说话,高高在上,把自己摆在了人生导师的位置上。第二位和第三位都把自己的价值观强加于来访者——"为了孩子你不应该离婚",只不过第二位比较直接,第三位貌似更专业,其实隐含着强烈的倾向性。这种方式贻害更大,因为它用专业的外衣包裹着自己片面的观点,有操纵来访者之嫌。

第四和第五位是真正的共感。第四位理解了来访者的矛盾感,并且点出了矛盾的具体表现。第五位不仅做到这些,还指出矛盾的根源,今后的咨询可以围绕婚姻价值观做下去。

"伪共感"枚举:以自卑个案为例

"伪共感"是指那些看上去很像站在对方的角度考虑问题,或试图让对方感受变好,但其实不是真正的共感。对学员来说,它具有一定的迷惑性。我们可以通过具体案例来看"伪共感"的表现。

咨询师:你能谈一下自己的情况吗?

来访者:(低垂着眼)我,我担心这次高考又考不好。我做什么都不做好。("又"字表明他不是第一次高考。低垂的目光表明信任关系还没有建立。)

咨询师:(笑起来)你怎么会对自己没有信心?(不合时宜的笑,与来访者的情绪形成很大反差。)

来访者:(看咨询师一眼,马上又低垂)我做什么都做不好。(给自己贴了"失败者"的标签。归因模式是把所有的失败归因于自己的能力。从具体事件泛化到所有事件。)

咨询师:(再次笑起来)你哪些事情做不好?

来访者:(头垂得更低了)我去年高考就没有考好。

咨询师:是吗?你去年就参加过高考?(前面没有很好地倾听。)

来访者:是的。

咨询师:(笑起来)那你能告诉我从小到大做得好的事情吗?(这个问题可以问,但应该放在后面一些。在这里出现很突兀,尤其是配上笑。不可能在什么情况都不了解的情况下就开始矫正来访者不合理的观念体系。)

来访者:我从小什么事情都做不好。(第二次出现,应该是来访者的核心自我评价。)

咨询师:你对自己太没有信心。你在班里的成绩排名怎样?

来访者:10 多名吧。

咨询师:很不错啦!你为什么还没有信心?(语气过于随意。)

来访者:去年没有达到本科录取分数线,也没有达到妈妈的要求。

咨询师:你真是妈妈的乖儿子!(对于一个已经高三的男生,这样的"共感"非常不恰当。)

来访者:我这样活着还有什么意义?!（反应非常强烈。母子关系应该是重点关注的方面。对其悲观念头应该进一步确认。）

咨询师:那你除了学习还有什么失败的方面?（咨询师默认来访者在学习方面是失败的。如果需要进行转折,可以这样说:"我们前面谈了学习方面的一些情况。请你谈谈其他方面的情况好吗?"）

来访者:我什么都做不好。

咨询师:那你生活中能够照顾自己吗?（咨询师试图挖掘来访者做得好的方面,但没有任何方向,充满了盲目性。）

来访者:妈妈说我照顾不好自己。（"妈妈眼中的自己"将是今后可以探讨的一个关键点。）

咨询师:你会洗衣吗?

来访者:我洗不干净。

咨询师:做饭呢?

来访者:妈妈不让做。

咨询师:很多孩子都这样被家长照顾。洗衣、做饭不能代表你的全部。（试图让来访者感受好一些,强调这种情况的"正常性",但这并不安慰来访者。）

来访者:但是我做不好这些事情。（不是来访者真的"做"不好,而是他的认知系统扭曲了所有他做的事情。按照目前咨询师的思路,不把事实与观念进行区分,不论咨询进行多长时间,都不会对来访者有改变。）

咨询师:你其实应该这样想:我排在 10 多名,应该是个能力很强的学生。如果你对自己这么不满意,后 10 名该怎么想?!（咨询的关键确实是来访者的不合理观念。但此处的建议对来访者是无效的。最后一句话试图让来访者感觉好一些,但实际效果并不好。）

来访者:他们有比我强的地方啊! 他们会唱歌、会打球,还会做饭。（社会比较的模式:拿别人的长处和自己的短处比。）

咨询师:这是你自己的判断吗?

来访者:是的。

咨询师:你其实已经很棒了,能够排在前 10 名。（"伪共感",来访者并不觉得咨询师的这句话而觉得自信心增加。倾听不够好,就是"10 多名"而不是"前 10 名"。）

来访者:不是前 10 名,是 10 多名。(对名次的敏感性。)

咨询师:你最近一次考试排名多少?

来访者:第 16 名。

咨询师:那第 17—20 名都比你强?(在这种时候用封闭式提问,肯定会强化来访者的不合理观念。)

来访者:(点点头)(已经不愿意做更多沟通。)

咨询师:你和别人交流过吗?人无完人,你能考到 10 多名,如果是我的孩子,我会很高兴的。(又用了一次共感。如果信任关系建立得好,效果应该不错。如果信任关系没有建立,则具有嘲讽意味,而且会使母子关系更加对立。)

来访者:但我妈妈并不这样想。我报考学校的录取人员也不这样想。(这样的话已充满了火药味儿,有很强的挑战性,这意味着咨访关系变僵。)

咨询师:那你就努力吧!既达到妈妈的要求,又要自己开心。(这样的建议根本是无稽之谈,既没有道理,也没有可实现性。)

咨询结束。

这是一个比较典型的自卑个案。来访者需要的是"超越自卑"。对自卑者给予肯定和认可,是咨询中的一个重要方面,但就像中医中的"进补"一样,一定要先调理好,才能补得进去。恶补、大补的效果并不好。那些试图让来访者感觉好的共感也成为"伪共感"。

共感训练中的误区:以地震灾后心理咨询个案为例

学员在训练中常见的误区有:一是认为共感就是让对方感受变好,就是给对方一些安慰。

来访者:这次考研我没有考上,我觉得自己这一辈子都完了。

咨询师:你不要这么悲观,你今后人生之路还很漫长呢!

这种安慰非常空洞,无法让来访者感觉自己被接纳,对咨询没有任何推进。这不是真正的共感。

二是认为共感就是无条件同意对方。

来访者:我到现在还记得初二时发生的那件事。数学老师的表丢了,这件事本来和我一点儿关系都没有,但我上课顶撞过她,她一口咬定是我偷了表!

咨询师:这样的老师真是素质太差,不配当老师。

这种说法也许当时会让来访者心里好受一些,但这不是真正意义上的咨询,更不是共感。这样说对来访者的问题可能无济于事,甚至会让来访者不合理的认知合理化。共感需要咨询师无条件接纳对方,但这种接纳是一种态度上的接纳,并不意味着完全同意来访者的观点。要区分来访者所说的内容中哪些是事实,哪些是观点;哪些是真实事实,哪些是虚构事实。

三是认为共感就是从积极角度去拔高对方的行为。

来访者:这次考研我没有考上,我觉得自己这一辈子都完了。

咨询师:我其实非常佩服你去参加考试的勇气,参加考研,这是多么了不起的一件事啊!

这种说法接近共感,它使用的是认知当中的重新构架技术,帮助来访者从新的角度来看同一件事。但有的学员过分滥用,无限制地拔高来访者的行为,让来访者产生不自在的感觉,甚至认为咨询师在嘲讽自己:"班级里很多人都参加了考研,这是一件很平常的事儿,为什么对我就是了不起的事呢?是不是我能力太低?"在本章的学员手记二中就有这种的例子。

正确的做法是适度地从积极的角度解释来访者行为,重构来访者的观念。上文的例子可以这样处理:

来访者:这次考研我没有考上,我觉得自己这一辈子都完了。

咨询师:你周围不是每个人都愿意参加这样的考试。你能够参加研究生考试本身就说明你是一个有追求的人。现在你在追求目标的过程中遇到了挫折,有很强的沮丧感。

真正的共感是来自咨询师的内心,语言只是载体。如果咨询师内心不能真正感受对方的情绪,就无法做到真正的共感。我们来看一个地震灾后心理咨询的训练个案:

练习片断一:

咨询师:我是这里的咨询师,我姓陈。请问怎么称呼你?

来访者:我姓李。

咨询师:我叫你李小姐好了。

来访者:嗯。

咨询师:你今天来想跟我谈什么?

来访者:我也没有什么想谈的。是一个在汶川的志愿者建议我来的。

咨询师:您是从汶川来的?(咨询师微妙的心理变化,一听说是从"汶川"来的,马上充满了敬意,改用尊称。)

来访者:是的。

咨询师:地震发生时,您在现场?

来访者:是的。

咨询师:地震发生时,您害怕吗?

来访者:我害怕。我是被别人从废墟中救出来的。("救出来"的具体情形在合适的时候需要细问,如在废墟下被埋多久,是否受伤,是一个人被埋,还是有其他人,是否受伤,其他人的情况怎样等。但有可能这是一个创伤性事件,需要非常谨慎地被触及。)

咨询师:您保全了自己的生命,这是非常幸运的。那您知道志愿者为什么让你来吗?(咨询师本意是想让来访者感觉更好,但第一句话并不一定会让来访者感觉好。有些地震的幸存者觉得生不如死,备受煎熬。)

来访者:她说我老是不吃饭不行,让我来看心理医生。其实我不饿。

咨询师:您不吃饭多久?(这个问题太具体,关于吃饭可能收集更多信息,不如用"请您说说具体情况好吗?"这个问题,可以让来访者谈得更多。)

来访者:我不知道。反正这一段时间我都过得糊里糊涂。

咨询师:你不清楚?

来访者:是啊。莫明其妙就发生了地震,我一直到现在还糊里糊涂的。不知道过了多久。志愿者还说我总是不愿意跟别人说话也不行。(志愿者与来访者建立的信任关系较好。来访者数次提到志愿者。)

咨询师:地震是个重大变故,刚发生时我们会不知所措。但过了一阵我们的生活就应该和正常生活差不多了。你目前还不想跟别人说话吗?(这样一场重大的灾难在咨询师眼中被轻描淡写为"过了一阵我们的生活就应该和正常生活差不多了"!咨询师本人对灾难的理解是非常肤浅的。咨询师无法共感,因为咨询师根本不理解这场灾难意味着什么。)

来访者:我不想说。不知道说什么好。

咨询师:地震发生到现在也有一段时间了。你的家人都还好吗?(家人是个重点。)

来访者:我的家人到现在还没有消息呢! ("家人"的具体内涵是什么,需要确认。这句话是个关键信息。)

咨询师:我冒昧地问一句,你的家人已经被证实是失踪或过世了吗? (这句话可真够冒昧了。在咨询师和来访者还没有建立足够信任之前,在没有做好铺垫之前,这样的提问太刺激了。)

来访者:我……不知道。

咨询师:那你现在特别担心家人?

来访者:我非常担心,不知道他们的情况。我自己刚被掏出来时,还跟着别人一起去救人,到处找家人,去了好多帐篷里找,但一直没有找到。(带出了重要线索:来访者在地震发生后经历了不同阶段。从救助他人到寻找,到目前的麻木。)

咨询师:你到负责登记的相关部门去找过吗?

来访者:找过。(叹口气)没有。

咨询师:目前已经过了生命生存的极限,会不会有意外? (咨询师仿佛是架没有血肉的机器,一定要把来访者的心扎出血来。)

来访者:我,根本不敢想。

咨询师:别人跟你说过什么吗?

来访者:没有。

咨询师:你需要做最坏的思想准备。但你不愿正视亲人遇到不测这种想法,是吗? (在没有处理来访者情绪之前,就开始认知矫正。这时的认知矫正没有任何基础。)

来访者:他们不会遇到意外的,不会的。(非常抵触。)

咨询师:我理解你的感受。但你要接受现实。你觉得自己现在有必要调整吗? (如果比较来访者和咨询师的速度,两人像处在龟兔赛跑之中,来访者还没有离开起点,咨询师已经遥望终点。)

来访者:我要等到确定消息再说。(来访者仍然停留在起点。)

咨询师:现在你要保证自己身体健康。你的亲友不在了,但他们仍然希望你正常地交往、正常地生活。你是不是对亲友不在世没有做好足够的心理准备? ("你的亲友不在了"这句话过于强烈,在此显然是不合时宜的。咨询师把它作为一种事实呈现出来,对来访者是残酷的。另外,"亲人"和"亲友"的含义不同,咨询师的精当性不够。)

来访者:我没想过他们会不在。

咨询师:你来到咨询室就是迈出了很好的一步。你自己要有改变的动力才行。你还有哪些亲友没有找到?(直到这时咨询师才来确认具体信息。)

来访者:我儿子和我丈夫。

咨询师:你以前和他们的关系怎样?(没有处理情绪,直接跳到以前的关系。)

来访者:很好的。

咨询师:可以看得出你是非常出色的妈妈,很呵护自己的儿子。(不知"非常出色"是怎样看出来的。)

来访者:他是个品学兼优的孩子。

咨询师:你会有反复回忆吗?(对上句话没有任何反应,马上迫不及待地收集起闪回的信息。)

来访者:我一直糊里糊涂的,有时会有回忆,有时没有。

咨询师:那你睡眠好吗?(转到生理方面。)

来访者:我也糊里糊涂的。反正住在大帐篷里,大家睡我也睡,大家起我也起。("大帐篷"是个关键信息。来访者目前是与他人在一起行动。如果她独处,情况会不会变得更糟?)

咨询师:余震对你有影响吗?

来访者:我们已经搬迁出来了。我糊里糊涂的,也没什么感觉。

咨询师:我建议你在思想上做好最坏打算,善待自己,可以多和别人沟通,向别人倾诉,宣泄自己的情绪。(这些建议本身都是不错的建议,但在此时用这种方式提出,对来访者没有任何用。时机不对,也没有具体实施方法的支持。)

从新手个案中学习

从个案过程可以看到:学员们对经历过重大灾难、有心理创伤的来访者还无力处理。要想做好此类个案,要真正沉下心来问自己:灾难对人类到底意味着什么?生和死意味着什么?亲人丧失对人们的影响会是什么?亲历灾难会对人们造成怎样的心理影响?对这种个案,学员必须了解灾难后心理、危机干预、哀伤辅导等方面的知识和能力。在面接过程中,需要倾听、倾听再倾听。在丧失亲人的来访者面前,语言有时是苍白的,他们也许并没有准备好去接受建议,可能只需要咨询师陪伴他们,倾听他们,理解他们的感受。如果咨询师不能设身处地地思考灾难意味着什么,就可能采取高高在上的姿态,提出一些冷漠的问题,会让来访者的悲、苦、伤全部化为阻抗。或者,在灾难的亲历者面前惊惶失措,比亲历者还无助。

如何和灾难的亲历者建立平等而理解的关系,对咨询新手来说是一个挑战。

咨询的方向

由于咨询师没有和来访者确定咨询目标,所以该个案往什么方向走是不清晰的:似乎在做 PTSD(创伤后心理应激障碍)的诊断;似乎在安慰来访者;似乎是在认知上让来访者接受现实。如果往诊断方向前行,咨询师确实问了其吃饭、睡眠、闪回等信息,但非常含糊,而且没有确认离地震发生有多久了。如果是在情绪层面安抚来访者,咨询师确认了害怕等情绪,提出了多和别人沟通的建议,但没有做更多的工作。如果是做认知矫正,咨询师试图让来访者正常化,并且接受家人已遇难的现实,但仅仅点到为止。这样的咨询像流在戈壁滩上的水,涌出来,就不见了踪影,没有方向,也无法形成推动力。富有意义的咨询像一条河流,既有动力,又有方向,在前进的同时不断自我净化。

新的练习片断

同样的案例,又换了一位咨询师。略去开场。

咨询师:哦,你是从地震灾区来的。地震对你是一件普通的事情吗?(这样的问话会给来访者带来怎样的心理感受?)

来访者:当然不普通。(马上心理抵触。)

咨询师:跟我谈谈你的家庭好吗?(跳跃到家庭。)

来访者:我家里就儿子和丈夫。

咨询师:地震发生时他们在哪里?(脸上浮现出笑容。这是咨询中非常不和谐的一幕。咨询师的表情和现场氛围不匹配。)

来访者:儿子在学校,丈夫在厂里。

咨询师:找到他们了吗?

来访者:还没有。

咨询师：那你一定很着急。

来访者：是的。

咨询师：他们现在会怎样呢？（没有任何铺垫这样直接问，会让来访者有怎样的心理感受?!）

来访者：我就是不知道啊！

咨询师：你身边这样的事情多吗？（没有分寸感的问话。）

来访者：还是比较多。

咨询师：你和这些人交流过吗？

来访者：没有。我根本不知道该说什么好。

咨询师：你想儿子和丈夫吗？（这样的问话不合时宜。）

来访者：当然想。

咨询师：你想他们时会有什么感觉？

来访者：一想到他们我就哭。

咨询师：那你这种感觉对你有什么影响？（非常冷漠的咨询师，只关注在自己的问题上。）

来访者：我吃不下、睡不着。

咨询师：那你肢体上有什么不舒服吗？（非常书面语的表达。）

来访者：肢体？

咨询师：就是身体。

来访者：我根本没有感觉。

咨询师：那目前现场还在进行救援工作吗？

来访者：现场有救助工作。

咨询师：在顺利进行吗？

来访者：顺利进行。

咨询师：你丈夫和儿子被救出的可能性有多大？

来访者：我就是不知道啊！

咨询师：你要保重自己。他们回来时肯定希望看到你活得好好的。你能跟我谈谈你今天来这里的目的吗？（"他们回来时"这种说法已经预设了"他们会回来"。这种预设会成立吗？咨询师的本意是安慰来访者，但这种轻飘飘的安慰能在多大程度上起作用？从安慰一下子到咨询目标的确立，跳跃过大。）

来访者：是我们安置点的志愿者让我来的。我自己没有想过要来。

咨询师：我跟你谈了这么多，我觉得你心态还可以。如果你亲人找不到，你会……（"你心态还可以"这种判断是如何做出的？）

来访者：我根本不敢想！

咨询师：如果你家人回来了，你会怎样重建家园？（咨询师的本意是把来访者的聚焦点从当下拉到未来，但这种假设会强化"家人会回来"。如果家人不能回来，来访者如何面对？）

来访者：等他们回来再说吧！（来访者还没有准备好往前看。）

咨询师：地震发生前你是做什么的？

来访者：我在厂里做事。

咨询师：目前你们厂里有一些什么措施吗？

来访者：还没有。

咨询师：（用充满希望的目光看着来访者。）现在有很多人在帮助你们重建家园。你要有希望。地震夺去了很多人的生命，但你还活着。你丈夫和儿子生还的可能性还非常大。（正面的鼓励可以有，但不能空洞。咨询师说："你丈夫和儿子生还的可能性还非常大。"这种判断的依据何在？咨询师不能安慰来访者而做不现实的预言。）

来访者：（沉默无语）

咨询师：你现在的感觉是什么？

来访者：非常想家。

咨询师：想的程度怎样？

来访者：非常急。

咨询师：你平时都做些什么事儿？（思维在跳跃。）

来访者：我刚被救出来时帮别人做些后勤工作。

咨询师：具体做些什么？

来访者：打扫一下卫生什么的。（这其实是一个很好的切入点，可以让来访者充分挖掘，看到自己的价值。）

咨询师：累不累？

来访者：很累。

咨询师：那你有什么感觉？

来访者:我是被别人救出来的,做些事情帮别人是自然而然的。(非常好的一个点。值得深挖。)

(咨询师停顿。整理思路后重新开始。)

咨询师:你现在睡眠情况怎样?

来访者:睡不好。

咨询师:你能跟我说一下地震发生时的事情吗?你害怕吗?(跟上文的问题之间跨度过大,可以看到咨询师的思路一直在跳,方向不明确,充满随意性。地震发生时的事情是一个非常重大的信息,要做好足够的准备后才可以挖掘。)

来访者:我当然害怕。那个场面太可怕了。我一点都不想再去想。(来访者不愿意陪咨询师去探索这个问题。)

咨询师:那你被压在废墟下的感觉呢?(咨询师现场的语气让人觉得他对这一点很好奇,而不是这个问题对来访者很重要。)

来访者:我一直在想肯定会有人来救我们。以前电视上看到过的。(这不是全部的信息,可以再多了解一些。)

咨询师:那你受伤了吗?

来访者:我受伤了。不过现在已经好了。

咨询师:哦,只受了点轻伤。你的同事有受伤的吗?(对轻伤的轻描淡写会让来访者认为自己的轻伤根本不值得一提。确认同事是否有受伤是可以的,但如果提问,就要把这方面的问题问清楚,而不是蜻蜓点水。)

来访者:有。不过大多数都是平安的。

咨询师:你现在还担心会发生地震吗?

来访者:余震一直不断。我担心也没有用。

咨询师:那你现在是什么感觉?

来访者:我想家。

咨询师:(停顿,做不下去。11分钟。)

从新手个案中学习

沉心进入来访者的世界

在这个个案中,对咨询新手来说非常困难的是如何进入来访者的世界。这位新手提了很多问题,思路一直在跳来跳去,碰触到很多方面的问题,但什么都只是点到为止,没有任何深入点。除了咨询的目标不清晰、敏锐度不够之外,重要的是咨询师和来访者是在两个世界中。咨询师没有办法理解来访者曾经经历过的事件,无法从来访者的描述中重构那个现场,无法体会到来访者描述背后的情绪和情感。当咨询师无法在来访者的世界中和他(她)相遇时,咨询就没有办法真正展开。

就这个个案而言,如何才能让咨询新手进入来访者的世界? 最直接的方法就是咨询师到地震现场,看到现场,感受现场,和来访者拥有同一个画面。间接的方法是听来访者的叙述,用心去感受,尽可能真实地还原来访者描述的那个现场,而不是飘浮在自己想象世界中的现场。

拥有咨询师的定力

这位咨询新手显然是承托不住来访者表现出的负面情绪。一方面,她缺乏敏锐度,没有感受到来访者的伤痛、恐惧、脆弱、自我怀疑和自责,另一方面,她的素养、心理咨询技术训练还没有让她拥有定力,她无法给来访者做出榜样,**怎样可以哀而不伤,恐惧但安然,痛苦但仍然前行。**

很难解释清楚定力的内涵。它是咨询师对来访者的理解,理解他(她)所经历的一切;它是咨询师对来访者的接纳,不论发生了什么,我都可以无条件地接纳你;它是咨询师对来访者的陪伴,不论你曾经经历了什么,现在,我在这里,和你在一起;它是咨询师对来访者的引导,不论发生过什么,这些都会过去,你的未来会不一样;它是咨询师传递出的对来访者的信任,我相信你有能力做出改变。

对新手来说,训练定力不是一朝一夕的事情。只要在做咨询,在不断反思,就走在这条路上。

在团体中训练共感技术:以中年空巢家庭个案为例

在我带学员的过程中,曾经尝试在团体中通过个案来训练共感。下面是当时咨询的记录(为保护个人隐私,个案已做了改动)。

咨询记录

咨询师：我是这里的咨询师，我姓杨，请问怎么称呼您？（因来访者较咨询师年长，在整个过程中，咨询师都用的是尊称。）

来访者：我姓马，是当老师的，你就叫我"马老师"吧！

咨询师：请问今天到这里来想跟我聊什么？（用"聊"字不够专业，会让当事人有随意感，不一定能承担起主动诉说最主要问题的责任。）

来访者：最近三四个月以来，我感到压抑、苦恼、无动力、不开心。

咨询师：您能详细谈一下吗？（非常好的展开。）

来访者：我女儿去上大学了。我在家睡不着，非常紧张，总是担心她出事。她在澳门，我怕她出门被人骗了，怕她睡觉从上铺掉下来摔着了。有时候实在太难受，觉得不如死掉。（这是一个典型的中年空巢问题，用"死掉"是个非常强烈的词，值得关注和追问下去。）

咨询师：您跟她联系过吗？

来访者：我跟她联系过。但熟悉我的人都说我在骚扰她。（"骚扰"是一个值得关注的词。关心为什么会变成骚扰？）

咨询师：她还好吗？

来访者：她还好。她倒不像我这么想她。她说"没时间想你"，我觉得她好没良心。她发一条短消息问我："我咳嗽了，该怎么办？"我赶紧发短消息告诉她我把药放在什么地方了，让她找出来吃。然后不停地打电话问她是否好了。

咨询师：您对女儿这么关心，这么思念，真是一位好妈妈。她也这么大了，她在那里生活还好，对吧？！（这里用了共感，肯定对方，较好。）

来访者：别人都跟我说："你女儿去享福了，你不要担心她。"我也知道自己这样不好，但就是控制不住。我现在不跟别人交往，每天下班后就要回家。我要坐在房间里安安静静地在心里想她。只要跟别人提起女儿就会掉眼泪。（眼睛湿润。）

咨询师：您一直是这样吗？

来访者：有一点点好转。我国庆去看过她，看过回来心里好受多了，但现在又不行了。

咨询师：那您今天来的咨询目标就是改变现状，对吗？（确认咨询目标。）

来访者：我觉得自己变态，但不知如何控制。她正在享受青春，读大学，我这样做是破坏她的生活。("变态"这个词非常强烈,表现出来访者对自己的苛责。)

咨询师:您一天给她打多少个电话或发多少条短信?

来访者:过去每天五六条短信和一个电话,每个月几百元甚至上千元的长途电话费。现在每天一条短信。

咨询师:那这表明您现在有好转。

来访者:我现在上了一个培训班,每个双休日都去学习,否则我不知该怎么打发。但三个月后考完试我又该怎么办?我有时简直希望自己不要通过,还可以通过补考来消磨时间。(透过"考不过"的反常希望,可以看到孤独、寂寞、缺乏精神支柱给来访者带来的困扰程度。)

咨询师:那您所有的业余时间都用来读书和想女儿?

来访者:这样做对吗?(来访者有自我怀疑、但又想得到肯定的心理。)

咨询师:您需要改变,不是改变您的想念,而是让您适应目前的生活。

来访者:许多人都跟我这样说过。

咨询师:您怎么看这样的说法?

来访者:很有道理,但我做不到。我需要具体的方法。当时听了会好,但过几天又会不吃不喝,到半夜两三点都睡不着,刚睡着凌晨6点又会醒来。整夜整夜在想女儿……(眼泪流下来。)担心她没有钱花怎么办?上次她说过有同学没有钱花了不敢告诉家里,就自己到边境那边买条烟,带过境就可以赚几块钱。这样做多危险啊!很容易碰到坏人的。("需要具体方法"是咨询的重点。)

咨询师:(递上面巾纸)您看过她的情况,应该放心啊!(这里的共感是空洞的。来访者因为不放心才辗转反侧、无法入眠。)

来访者:我看过,她确实有进步,但还有很多我看不到的时候啊!(眼泪一直在流)我看不到她时,她会做些什么?

咨询师:您需要慢慢调节。(空洞的安慰。)

来访者:我已经变了很多。我原先有洁癖,每天屋里得打扫好几遍。现在即使看到地上有了灰,我也不管。有时碗放几天我都不想洗。我的生活非常无序。(这些细节对将来提出建议是有意义的。)

咨询师:那这有没有影响您正常的工作和学习?

来访者:会。我现在健忘,会忘记自己要做的事情。上次到别人办公室,忘记要干什么,想了半天才记起来是取一张光盘。再这样下去我肯定会出差错的。

咨询师:这种事情经常有吗?

来访者:偶然的。

咨询师:这是正常的。您的想念会影响睡眠、饮食,但忘记事情是正常人都会有的。您不必把任何事情都归因于想念上。(让来访者行为合理化的解释。)

来访者:我不想这样啊!我过去工作很优秀,但现在……

咨询师:(打断)您是否和您先生说过这件事?(提问有些突兀,因为在前文当事人一直只说自己和女儿,并没有提到其他家庭成员,可以先问一下:"您家里还有谁和您住在一起吗?"用这个问题缓冲一下比较好。)

来访者:说过,但他不知道我到底怎么了。有时他正在看电视,我让他关了电视和我说话,但等他关了电视,我又不想说了,又让他接着看电视。而且我现在不做饭,家里乱了套。(有家庭支持系统,但支持力度不强。也有可能是因为母女关系过于紧密,夫妻关系的纽带作用不强大,甚至压根儿都没有得到经营。)

咨询师:您把这一切都归因于想女儿?

来访者:我以前以为女儿不在了我会更轻松,但现在什么都变了。(对"空巢"的心理准备不足。)

咨询师:您应该想到女儿去读大学是件好事啊!

来访者:是件好事。但我看不见她了呀!是不是我有什么问题呀!(再一次想让咨询师确认。)

咨询师:那您应该想开些。可以往好处想啊……(咨询师开始长篇说教)您还可以跟先生沟通啊!

来访者:我不能跟先生说这些事。说了以后会显得我无能。以前女儿都是我一个人带大的。有一次女儿生病,发高烧,我守在女儿身边,一直没有合眼。而我先生睡得呼噜呼噜的。我起身给女儿换冰毛巾时,一脚把睡在地板上的先生给踩醒,问他女儿生病了怎么还睡得着?他说:你也要抓紧时间睡。女儿已经生病了,大人更不能病。你看,他永远就是这么理性。("显得无能"是个关键词。来访者要塑造的是一个怎样的妻子形象?是一个怎样的母亲形象?她为什么会形成这样的形象?她的自我概念怎样妨碍了她的形象调整?将来她应该做哪些改变,以适应变化的现实?)

咨询师有一段时间沉默。她不知该问什么。其他的学员纷纷出主意,让她询问原生家庭的情况。咨询师开始找新方向。

咨询师:您能谈一下与父母的关系吗?

来访者:我从小不与父母生活在一起。他们那时候支援边疆。也没有人让他们去,他们自己去的(这句话透出埋怨)。到1986年他们才回来。他们对我很好,但我一直没有办法和他们亲近。他们用钱来弥补,给我买车、买房(眼泪流下来)。我曾经想过早点退休,就住到珠海,可以经常看看女儿,但我知道这样会影响她的独立性。(非常重要的信息。母亲的形象对她塑造自己的形象有巨大形象。)

咨询师:请问您父母是在您几岁时离开您的?

来访者:大概八九岁。20年后他们才回来的。

咨询师:您女儿离开您时已经是18岁了,年龄完全不同,您不必担心女儿会有您当时的感受。

来访者:我那个时候,应该和父母一起去的。(有必要追问的信息。)

咨询师:但您父母那时把你留在上海,也许是为了你好。(试图从另一个角度让来访者理解问题。)

来访者:我知道,但我的感受是孩子不能离开父母。这是我童年的感受。现在我真后悔女儿离得太远,看不到她。我真的好想她,但又不敢对她说。(来访者目前的行为中有一些是童年的补偿行为。)

(哭出声来。)

咨询师:(递上面巾纸。)

来访者:其实我先生白天在网上跟女儿联系。但我从来不用,因为怕自己看了下不来网,想知道她是胖了还是瘦了,想看看她房间是不是乱。又怕她上网成瘾,现在那么多报道上网成瘾的个案,我真的好担心。

咨询师:您其实是个非常伟大的母亲,我非常佩服。您做了很多努力来调整自己,还参加了学习。(共感。)

来访者:我很难调整。因为只要出去玩,我就会觉得自己很罪恶,只有想念女儿才是好妈妈。有时我整夜整夜睡不着。周末来上课时,午饭跟大家一起吃,而晚饭我就不吃了。不想吃(眼泪不停地流)。("罪恶"是个非常值得关注的词。

作为母亲,为什么没有娱乐、开心的权利? 这和前文的"母亲形象"有关。)

咨询师又陷于沉默,她无法做下去,求援地看着大家。学员们大多已泪流满面。一位学员已经哭得泣不成声。她边抽噎边带着哭声说:"您完全可以把您的想念告诉女儿,告诉她真实情况是怎样的。也许会有奇迹般的效果。"还有一位平时从不发言的学员,尽管平时语速奇快,这时缓缓地说:"如果您真的想看看女儿,可不可以装一部可视电话呢?"感受着教室里凝重而温暖的氛围,我决定继续推进咨询。我对当事人说:"你一直压抑着自己的爱,一定在心底积压了很多想对女儿说的话,现在,我们创造一个机会让你把它说出来。请你挑一位学员来扮演你女儿。"我本来想直接让那位哭得最厉害的学员上去扮演,因为她的年龄非常接近,但还是把主动权交给当事人。

来访者:我想请阿文来演。

阿文很感动,诚惶诚恐地跑上去,一坐下来,就把当事人的手拉在手里。距离贴得很近,真的很像一对母女。

来访者:把你送到这么远的地方读书,你恨我吗? (不停地掉眼泪。)

咨询师:不恨。

来访者:我怕你晚上睡觉踢被子,怕你晚上做梦猛地爬起来,怕你从上铺掉下来,我好担心呀!

咨询师:你要相信我。(一下又一下地轻拍着来访者的手。)

来访者:你从来没有洗过衣服,没有做过饭,你行吗?

咨询师:我是妈妈的女儿,你要相信我。

来访者:你到珠海去的时候,要把各种证件放好,天黑了不要乱跑,那边很乱的,有坏人。知道吗?

咨询师:知道了。

来访者:我其实很喜欢你。但有时我对你很严厉,小时候还打过你,你会原谅我吗?

咨询师:我都不记得了。

来访者:上次你说和宿舍同学关系不好,因为她们用光了你的东西居然都不跟你说一声,你很生气,当时说不再理她们,现在关系好了吗?

咨询师:在新环境里,我会努力去适应的。

来访者:从你给小朋友写的信里,我知道你很担心我。你的同学经常打电话来问候我，说是你写信时关照他们的。我知道你担心我的身体。我很感谢你。现在我的身体好多了。

咨询师：我是妈妈的牵挂，妈妈也是我的牵挂。

来访者：（长长地舒一口气）我现在觉得轻松多了。（眼睛看着指导老师。）

我问当事人："我们现在还可以往下推进，但我想知道你的想法。"当事人略显疲惫地回答："今天就到这里吧！"

咨询结束。

咨询结束后团队成员的互动

我没有像平时那样进行进入咨询技术的点评。我觉得更重要的是让学员们相互有分享的机会。

教室里有几秒钟的沉默。一位男学员打破了沉默说道："其实你说的情况在我们那一代很多。我母亲是在我八九岁时回家住在一起的。只要犯了错误，就狠狠地打我，真是往死里打。我一直觉得母亲是不喜欢我的。后来出来读书，母亲去送我，等她转身走时，我听到她压抑的哭声。我心头一震：原来母亲是爱我的。等自己有了孩子，就更能理解母亲了。所以我觉得你可以更好地去理解你的父母。他们有他们的不容易。"

刚才第一位咨询师接着说："妈妈怀我六个月时，坐飞机从新疆回到上海。那时还没有直达飞机，所以火车转来转去才坐上飞机。生下我后他们一直在新疆工作，到我6岁时他们才回来。而我开始是和奶奶住，后来是和外婆住。爸爸妈妈根本没有时间照顾我。我理解他们。他们现在对我很好。中午时会打电话问我晚饭想吃什么。在外人看来，爸爸妈妈爱我，而我孝顺。但在我心里我知道，这是礼节性的爱，心不可能走得很近，我永远不可能在他们面前撒娇。但我接受这种关系。"

大家的情绪渐渐恢复平静。有人问来访者："你刚才为什么不让哭得最厉害的女孩扮演你的女儿？"她说："我怕她一上去我的情绪完全失控。""原来你在那个时候还在控制自己的情绪！"

我问那位哭得最厉害的学员："你刚才为什么哭得那么厉害？是不是想到什么？"

她说："是的。我觉得母爱好伟大。我本来大学毕业也要出国的，那时没有过多地想到父母。虽然家里一直是支持我的，但我从来没有想到过我走后他们会是怎样的。也许我应该考虑得更周到一些。"

她的眼睛红红的。

从新手个案中学习

在真实的个案中提高共感力

对全体学员来说，这是一次带有震撼力的共感培训，因为他们第一次在训练活动中体会到了真实的共感。在大家的一片抽泣声中，每个人都感受到来访者那种矛盾、压抑、痛苦而又有点自虐的心情，每个人都真心实意地想帮助她分担这些感受，想帮助她想办法。这应该是最朴素的、发自内心的共感了。在心理咨询的培训中，学员的共感之所以进步缓慢，其中一个原因是因为很多个案都是模拟的，来访者都是扮演的，来访者很难带入自己的真情实感，因而咨询师也较难进入角色，难以与来访者共鸣。如果能用实际案例进行锻炼，相信学员的共感能力会提高更快。

有一点是重要的，在团队中的心理咨询个案，结束后的分享是非常重要的。这一点和心理剧的分享是一样的。这里的分享是指在团队中诉说和自己个人经历有关的、触动自己心灵的部分。分享有一些原则，其中最重要的有两条：一是不评判，不评判来访者及其所触及的其他人，不评判咨询过程，不评判来访者在咨询的言行；二是不强加经验，不向来访者提建议："你应该……"，其基本语式是"我……"。

"离开孩子的父母应该没法活下去"

在这个案例中，女儿去读大学后，来访者就开始自罪，"只要出去玩，我就会觉得自己很罪恶，只有想念女儿才是好妈妈"，于是自我封闭，自我憔悴，自我混乱，自我折磨（吃不好饭、睡不好觉等等），简直无法活下去。为什么会这样？

来访者的儿时经历让她了解到：离开父母对孩子来说是一件痛苦的事情。现在自己的女儿离开了父母，正在经历一件痛苦的事情。女儿痛苦，父母就不能快乐。这既是父母与孩子保持联接的方式，也是父母的赎罪。

来访者之所以如此严苛地要求自己,是因为在她的潜意识中,她用这个标准评判了自己的父母,并且断定他们不是好父母,因为他们扔下自己很多年,居然能够"很好"地生活和工作(至少在她眼中是这样),居然没有生活不下去。她用这种方式向父母显示:"这才是真正的母爱,离开了孩子就没法活下去。而你们当年是多么残酷!"也许她潜意识中,越自我折磨,替父母赎罪也越多。

对分离体验的焦虑和恐惧

来访者 8、9 岁时,父母曾因工作离开长达近 10 年。这一段与父母关系的空白,在来访者心里种下的是父爱和母爱的缺失、不满足、怨恨等等。当来访者说:"我那个时候,应该和父母一起去的",其间有复杂的情绪:悔恨? 遗憾? 自责? ……这样的情绪,怎样影响了目前她和女儿的互动? 她不放心女儿的举动中,有多少是以母亲的身份? 有多少是退行到 8、9 岁的少年期,以孩子的身份想要获得与父母在一起的机会?

与女儿的分离,让她儿时不愉快的分离经历浮现出来,那种与父母分离的焦虑、孤独和害怕折磨着她,她不时地掉进那种情绪中。她对分离的害怕,既有当下现实中与女儿的分离,也有儿时与父母的分离,两者叠加,压迫着她,让她几乎窒息。儿时经历成为当下事件的放大器、加速器,让当下的分离变得更加不可忍受和面目可憎。

没有人喜欢分离,但目前来访者的反应已超出了大多数人对分离的反应。因为她面临的是双重任务:既要处理当下的分离,又要应对久远的、但仍然鲜活的、类似创伤的儿时经历。

来访者这种焦虑会怎样影响其周围的人? 在已展开的咨询中没有很多这方面的信息,但从只言片语中、从来访者的行为中可以推断出她对周围人的影响:她的丈夫可能深受其困扰,她不做饭、不打扫房间,和他沟通也是颠三倒四;她的朋友一次一次被动听她讲故事;而处在被干扰中心的,是她的女儿,不仅要适应大学的新生活,还要安慰母亲。在来访者没有察觉的角落里,她的女儿已经因她的这种分离焦虑而陷入焦虑:刚开始时一天要接数条短信、数个电话,要汇报一切让妈妈放心;要接待妈妈的来访……有一个细节表明她对母亲焦虑的了解和担心:她会托自己的同学去劝慰母亲。很少会有大学生做这样的事情,而来访者的女儿这样做,不仅是爱妈妈,更是担心妈妈。

也许在来访者看不到的地方,她的女儿为了满足妈妈的愿望,让妈妈感觉到被需要,会有示弱、无助和撒娇,如发短信问:"我咳嗽了,该怎么办?"女儿未必不知道该怎么办,但为了表明自己对母亲的依赖,就有控制地退行到无助状态。这是为了母亲而让自己不长大的表现。

面对空巢家庭

由于以上所分析到的种种原因,对这位来访者来说,中年空巢对她带来的是决定性影响:她需要重新调整亲子关系、夫妻关系、与父母的关系。以前,与女儿的关系代替了其他所有关系,母亲形象可以遮蔽所有形象,而现在,亲子关系被距离冲淡,她需要重建夫妻关系、与父母的关系。而这又涉及她自我形象的问题:母亲形象、妻子形象、女儿形象。这不是一个简单的工程,对她这个年龄来说。要让她完成这个工程,需要时间和实践。

尊重来访者的节奏

其实,在咨询进行当中,我曾希望当事人能够继续做下去,我看得到咨询终将流向的方向:可以请人扮演她的父母,把她的心结彻底打开。现在看来,当来访者希望停下时,咨询停下来,应该是更好的选择。这一方面是尊重来访者,来访者知道自己停在哪里是最佳的,她的体力和心力能够承受的度是怎样的,她自我暴露到哪个程度是舒适的。她最后停下来的那个画面是非常温馨的,她得到了"女儿"的承诺,带着安心结束咨询。另一方面,处理父母与来访者的关系,不是那么简单,几十年形成的关系模式,需要花一定的时间,不一定在一次教学活动中能够处理完;此外,处理父母与来访者关系,可能会波及更深层次的信息,而来访者未必做好准备去触及这些信息。

从共感角度看,咨询师用到的基本是低水平共感,试图让来访者感觉好、从积极角度重塑来访者的观念等。但由于这个团队成员相互之间的信任,从总体上来说,共感的氛围营造得很好,来访者可以彻底打开自己的心扉,信任咨询师。咨询师在这方面是成功的。确切地说,这是团队的成功,而不仅仅是咨询师的成功。

学员手记一

对来访者的共感让我有成就感

陈湘霖

时间很快,今天已是第五次实习了,今天的主题是"面谈中的共感技术",在前几次实习中,每次分组练习后,我都会被很深的挫败感击中,每一次当扮演来访者的同学坐在我面前时,我在做完必要的开场事宜后,就开始大脑短路,我完全不知道怎么与来访者交流,他(她)在叙述的时候,我脑海中只有一个念头:"怎么办?怎么办?他这个问题似乎很难啊!"我真的很茫然,我很想跟他(她)交流,很想帮其解决问题,可我除了微笑什么也不会做。

小组演练后,老师给予了指导,她说"共情"不是简单的同情,共情是你站在来访者的角度,去体会他(她)的心情,良好的共感是在良好倾听后才能产生的。由于前几次的茫然,我下定决心今天一定要沉下心来进行小组演练,我要倾听、倾听、再倾听,然后给予来访者适当的共感。以下是我扮演咨询师,与来访者交流的一个片断:

来访者背景:女,30岁左右,在外企工作。在开场后,我们进入主题:

咨询师:"请问你今天到这里来想跟我谈谈什么呢?"

来访者:"最近我小腹明显胖了很多,因为每天一到晚上我就控制不住地吃东西。"

咨询师:(初听到这句话时,我心头又掠过一阵慌张,天哪,你控制不住吃东西,我好像没办法解决啊,但一想到我不可以老这么慌张,我一定要突破自己时,心情又沉静下来,我把我自己当成她,我在想我为什么吃那么多东西呢?仅仅是因为东西好吃吗?)"你说你控制不住想吃东西,你能具体地谈谈你在这样做时的感受吗?你真的是因为东西好吃吗?你在吃的时候及吃完以后的感受如何呢?"(后来我知道,我一下子提了太多问题。)

来访者:"我不觉得有什么好吃,我只是忍不住这样做,吃的时候感觉还好,吃完之后我很难受和后悔,我后悔我吃那么多不必要的食物,可第二天,我下了班回到家又忍不住不停地吃,我很难受。"

咨询师:"你这样的行为是什么时候开始的?"

来访者:"最近两星期,而且最近两星期以来,我还喜欢周六周日去加班,我觉得我上班快乐些。"

咨询师:(我突然意识到,她一定是要逃避什么,她才会这样发泄似的吃东西,才会休息日还去上班)"大多数人都会觉得周末在家休息会比较舒服,可你却愿意上班,你能说说为什么这样做才让你更快乐呢?"

来访者:(沉思了一会儿后)我觉得这样我就可以不要面对……我那两个刚从美国回来过暑假的孩子。

咨询师:(我第一次在面谈中感觉到了兴奋之情,原来她这样做是为了不与孩子在一起,我几乎想冲动地告诉她,你是亲子关系焦虑,可我转念一想,老师指导过我们,一定要让来访者自己意识到自己的问题,我应该共感后继续倾听)"绝大多数的母子相处都会觉得快乐,但你却感到与孩子的相处中,会让你有很焦虑的感觉,所以你才会不停地吃东西,并在周末工作以缓解这种痛苦感。"(培训老师的话:咨询师的直觉很敏锐,它可能是正确的,也可能是不正确的,因为还没有更多的信息能表明这一点。建议这里再问一些详情而非直接做出结论。)

来访者:"对啊,对啊,就是这样,我不知道怎么与她们相处,大的那个5岁,跟我还好一点,小的那个36个月,我一抱她就哭……"

在反馈时,扮演来访者的同学给了我极大的鼓励,她说我的共感让她很温暖。而我第一次找到了感觉,第一次真正体会到使用倾听和共感后,我是可以有能力与来访者一起深入下去的。我终于明白前几次我为什么那么茫然,那是因为我进入了一个误区,我以为我必须"先知全能",在来访者刚刚开口时,我就要知道他(她)是什么问题,我该用什么方法帮助她……其实真正的咨询并非如此,好的咨询师是一个引领者,用倾听用共感尽可能地多掌握来访者相关信息,并获得他(她)的认可,让来访者在自己的叙述和回忆中,自己找到问题的症结。作为初学者,只要放松自己,让自己进入来访者的处境中,就有可能获得让交流继续下去的力量和方法,只要交流能够继续,咨询就可以继续推进。

哈哈,我笑问自己"是开窍了吗?"

学员手记二

抗拒咨询师的共感

陈湘霖

我本人扮演来访者,另一同学扮演咨询师,我用了我自己正在经历着的困惑来求助咨询师,案例背景是我的妹妹不想留在上海,她想回山东发展,但我又很不放心让她走。

咨询师:"今天你到这里来想跟我谈谈什么呢?"

来访者:(我确实希望咨询师能帮助我,所以我就开门见山)"我最近很困惑,我妹妹她不愿留在上海,她想回山东。我其实又很不希望她走,但看见她不开心,我也很难受。"

咨询师:"你为什么不想她回山东呢?"

来访者:"我不放心她一个人待在山东,她在上海,我能照顾到她,我感到这样好一点。"

咨询师:"你为什么不放心她回山东呢?"

来访者:"我很担心她照顾不好自己的身体,担心她交到不好的朋友等等。"(我期待咨询师问我,为什么我会认为她会照顾不好自己的身体?为什么我会担心她交的朋友不好?)

咨询师:"那你妹妹在上海做什么呢? 她有朋友吗?"

来访者:"她在上海做过一段时间的文员,朋友不多,没有山东多,但我最近又在给她介绍工作,还把一些跟她年龄相仿的朋友介绍给她。"

咨询师:"哦,你为她做了很多,你真是个好姐姐。"

来访者:(听到"你真是个好姐姐"这句话时,突然之间,我感到非常沮丧和恼怒,我是个好姐姐吗? 如果我是个好姐姐,妹妹为什么非要离开我独自去山东生活? 为什么她在我身边,总是不快乐的样子? 我明白咨询师是在表达共感,可是这个共感让我非常不舒服,我完全没有再说下去的欲望。我沉默无语……)

我特意记下这个案例,就是要提醒自己将来做咨询师时,一定要注意,千万不要用不恰当的共感"逼"跑了我的来访者。

指导老师的话:共感不是简单地恭维对方、从积极的方面肯定对方,而是体会到来访者情绪层面和认知层面当下的状况、即将进入的状态。这对新手来说非常难,这是一个不断实践的过程。扮演咨询师的同学该如何做下去呢? 咨询师可以说:"看得出,你似乎并不认同我说的话。这句话让你内心有非常复杂的感受,是吗? 你能具体谈谈吗?"随时敏锐地察觉来访者的变化,是咨询师共感的一个基本功。

学员手记三

共感不在话多

佳 依

本来以为朋友有事没事都喜欢跟自己谈心,应该属于在共感方面会做得比较好的。谁知道,真正咨询时,就往往直奔脑海里自己设想的主题去了,是否真正让来访者感到被理解、被接纳,是否心情和感觉变好却顾不上了。生活中的共感没有直接转化为咨询中的共感。这多少让我有沮丧感。

在这次分组练习中,我期待着自己的突破。这是一个关于职业咨询的案例,来访者和朋友合开了目前的公司,从事培训及职业咨询方面的工作。目前的困惑是应该偏重公司的技术管理还是去做产品推广。我的一个好朋友就是做培训的,常听她说起现在培训企业竞争之残酷,所以我非常能理解来访者的感受。在共感时,我的话不多,有一句话被我重复多次:"是啊,现在的培训市场,竞争的确太厉害。"本以为这句话会被来访者听得厌倦,但在反馈时来访者却说:"你的语气和表情,让我觉得你的确很明白我们的辛苦,很有亲切感,也感到你很清楚培训市场的状况,所以我很愿意继续谈下去。"哇,这个反馈真让我信心倍增。原来,共感不一定要话很多,到位是最重要的。

指导老师的话:生活中的共感能力是可以转化为咨询中的共感力的。那些在生活中擅长共感的人在咨询中有可能会有良好共感。但初学者由于要整合听、说、思考等多项任务,可能会顾及不到共感。加强练习后,所有的能力会综合起来。

我把感觉弄丢了

牛 牛

今天练习的是共感技术。在几次自信受挫之后，我把我的感觉给弄丢了。这可能是咨询中最难的技术了。不知道为什么，在练习中，我总是找不到感觉。太多的理性思考，太多的探求原因的冲动。在练习中，我无法找到来访者的感觉，甚至我把自己的感觉也给弄丢了。伴随着更深的自卑，我开始怀疑我的个性是否适合当咨询师。联想到霍德兰职业兴趣测试的结果，我是属于传统、现实、研究型，是不是真的不适合咨询呢？

休息的时候，看到愁眉苦脸的我，组员老虎把我带到教室的外面。雨后的上海，还是沉沉的、闷闷的。

"做个深呼吸吧。"老虎说。

"嗯。"

"怎么样？闻到了什么？感觉到了什么？"

"闻到了——香烟的味道。"

"呃——对，我在抽烟。"老虎掐了烟头，"再闻闻，看看还能闻到什么？刚下过雨，再感觉一下。"

"嗯——好像有——泡泡糖。"

"感觉？"

"黏黏的，湿湿的，甜甜的。"

"对啊，你的感觉没有丢啊。不要想着泡泡糖，'黏黏的，湿湿的，甜甜的。'这就是感觉。"

是啊，即使做咨询师，也不能为了找到别人的感觉就把自己的感觉给丢了。

为了减少我过于理性、过于逻辑的思考方式,老虎又给我做了一段意象训练。通过意象技术来体会一下别人是怎么想的。或者说,先知道自己是怎么想的。

"有一幢房子,石头做的。"老虎开始描述那个意象。

"石库门?"我插话道。

"不要想那个,想一下石头砌成的房子是什么感觉?"

"哦,冷冷的,冰冰的。"

"嗯,这就是你的感觉。别人也可以有其他的感觉,比如感受到坚固的、安全的,对吗?"

"嗯,对。"我点点头。

"房子没有门,只有一扇窗。"

"奇怪的房子!"我诧异。

"对你来说可能觉得会很奇怪,但是对于来访者来说,他就是这样想的啊。不要追究他的逻辑性。"

"走进房子,里面有一张床。"

"不是没有门吗? 怎么进去?"

"不是说了吗,不要太在意逻辑性,找感觉,不能逻辑性太强。"老虎似乎有些怒了,"不然会注意不到该注意的东西的。"

"哦,知道了。"我回答道。

"房间里空空的,就只有一张床。床上有被子和床单。"我没有插嘴,老虎继续说着,"床单是红色的,被子是白色的。"他停了停:"你看到什么?"

"我感到毛骨悚然。我仿佛看到床单原先也是白色的,红色的不是染料,是血。还有丝丝血迹从被面中渗透出来,慢慢把被子染红。"

"对,对,对! 这些就是你的感觉。但是这些不是来访者的感觉。你就是要通过和来访者的沟通来了解刚才那些对他来说都代表了什么,这样就能共感了。"

今天练习的目标是共感。虽然我今天没有直接在共感上下功夫，但今天对我来说的确收获不少。至少我把我丢失的感觉找回来了——或者说，我找到了成为咨询师的自信。

指导老师的话：小组成员之间的相互帮助是组员成长的一个重要源泉。这个组员幸运地拥有这样一个小组。牛牛的长处是擅长逻辑分析，但有时会用逻辑分析代替情感反应。老虎运用强化感觉的方式对其训练，是可取的。只是，那个意象片断的含义，需要另外的分析了。

9. 面谈中的提问技术训练

初学者在练习提问技术时,常遭遇这样的境况:松下问童子,言师采药去。只在此山中,云深不知处。* 提问自然无法进行下去。

提问的基本功能

心理咨询面谈中,提问是一个重要的技术。它有着无可替代的一些功能,主要有以下方面:一是了解更多信息,通过提问咨询师可以了解更多有关的信息;二是明确关键信息,咨询师对某些关键细节和关键点的提问,能够了解更多关键信息;三是确认信息,即咨询师向来访者求证自己听到的和理解的信息,让来访者确认或纠正信息;四是利用提问回到主题,咨询过程可能不像解数学应用题那样从 A 点到 B 点,可能中间会有很多曲折,需要不时回到主题,利用提问可以巧妙地收放自如;五是把谈话引向深入。利用提问可以承上启下,在总结之后可以利用提问逐渐接近实质性的问题,不断深入;六是利用提问进行面质,指出来访者前后不一致或相互矛盾之处,使得来访者能面对自己的问题。

---

* 诗出贾岛《寻隐者不遇》。

提问的基本类型

常见的提问类型有两大类：开放式提问和封闭式提问。开放式提问指无法简单用是或否、对或错回答的提问，它需要回答者根据自己的情况做出具体回答，常用"什么"、"怎样"来提问，如"当时发生了什么？""你对这件事是怎么考虑的？""你现在的感觉是什么？""你为什么做出这样的选择？"开放式提问的开放程度不仅仅取决于咨询师，更多取决于来访者。如果信任关系建立得好，来访者表达能力强，开放式提问得到的回答会较开放、信息更丰富。

封闭式提问是指可以用对或错、是或否来回答的提问，它给出各种选择项，只需要回答者做出选择即可。相比于开放式提问，封闭式提问能在更短的时间里得到确定的回答，更节省时间，因而以下情况更适用于封闭式提问：如果来访者滔滔不绝、没有主题和方向性；面谈的时间快要结束、但又有一些信息需要收集；咨询师对来访者的信息已基本了解，但还有一些细节需要确认。在以上情况中，可以通过封闭式提问来加以引导或控制。

我们可以比较一下开放式和封闭式提问的用法和效果：

开放式："回忆这件事让你有什么感觉？"

封闭式："回忆这件事情让你很痛苦，是吗？"

开放式："如果现在让你去做一件事情，你会有怎样的感觉？"

封闭式："你现在没有任何动力去做事情，是吗？"

开放式："提起你的女朋友，你会有怎样的感觉？"

封闭式："对女朋友，你有很多内疚，对吗？"

我们可以看到，开放式提问能得到更多的具体信息，而封闭式提问能得到更有明确倾向性的回答。但使用封闭式提问时，咨询师需要准确地给出选择项。

此外，还有投射性提问，即让来访者设想在某种情境下自己会怎么做，借此考察来访者内在情绪、感受、观点或信念。如"如果你现在得到100万元人民币，你会做些什么？""如果能让你满足三个愿望，你会提哪三个愿望？""如果你是那个经理，你会怎么做？"借助这些提问，可以让来访者探索他们未曾发现的冲突、未曾经历的感受和未曾显现的情感，咨询师也可考察来访者深层次的动机和价值观等。由于是以假设情境作为背景,所以来访者的防御性会降低,往往会比较轻松地回答这类问题。

提问技术的误区

在新学员当中,对提问技术有很多误区,最常见的误解有以下方面:

一是为了提问而提问。需要强调的是:提问并不是心理咨询的目的。心理咨询的目的是为了解决来访者的问题,提问只是手段。每一个提问背后都应该有咨询师的假设,知道自己为什么要问这个问题,了解这些信息对解决来访者的问题有什么帮助。那些为了消磨时间而提问的学员、机械提问的学员,要反思自己提问的目的。

二是过早地开始引导性提问。有经验的咨询师非常注重来访者在咨询中表现出的自发性,对这种自发性的观察可以提供很多信息:来访者是怎样看待自己的问题的;来访者认为自己最主要的问题是什么;来访者是从哪个角度切入的。而过早的提问有可能会破坏这种构面,变成以咨询师的问题为主导,让来访者跟着咨询师走,其风险是咨询师的问题并没有给出正确方向,或过早地限制了来访者探索自我的自由。如果用一个比喻,来访者的叙述和自发性探索就像一条小溪,咨询师所要做的是跟着水流往前走,从而看到小溪的全貌并决定咨询策略;而过早的提问就像一开始就把小溪引导到另外的路上,或者让小溪停留在某处,或者把小溪里的水围堵起来。有的来访者会因这种做法而产生依赖感,认为咨询主要是咨询师的责任;有的会因此而产生防御感,对咨询师有不信任感。

三是把提问当作最重要的甚至唯一的咨询手段。由于提问技术看上去更容易结构化、更容易模仿,因此一些新学员在训练过程中过分地倚重提问,把提问当作最重要的甚至唯一的咨询方式,从一开始到结束,整个过程中都是以咨询师提问、来访者回答的方式进行,咨询师像台“提问机器”,而来访者感觉自己像被审问。提问技术一定要和倾听、共感、反馈等技术结合在一起应用。咨询不能始终停留在收集信息的层面,而要关注收集到信息之后该如何做。只会提问的咨询师不是真正在做咨询,而只是在推磨,在原地踏步,无法推进咨询。

四是为满足咨询师的好奇而提问。在咨询过程中,新手常会有一些冲动,针对自己好奇、想知道的信息而提问,而这些提问与来访者的问题可能无关。如学员听到来访者和自己是同一所大学、同一个专业毕业的,就忍不住问:"那时教过你的老师都有哪些?辅导员都有谁?"类似的问题可能会使得咨访双方的社会关系得到进一步发展,但对咨询关系并无益。学员始终要牢记在心的是:来访者的利益永远放在第一位;在任何情况下恪守职业道德;要能够及时察觉自己好奇心的萌动,并加以克制,在咨询结束后可以进行反思和总结,借此进行自我剖析,加深自我了解。

使用提问的规则

使用提问需要注意一些问题。第一,让来访者准备好接受提问。来访者走进咨询室时有不同的期望,有的期望一进来说几句话后就得到答案;有的意在倾诉,滔滔不绝地说个不停;有的期望心理咨询师是台 X 光机,扫几眼就能知道自己的问题。有这些期望的来访者对提问会持一定的防御:"为什么要问这么多问题?""连这个你也要问啊!"为了防止在提问时出现类似疑惑,可以在咨询开始时说清楚:"在今天的咨询中,我需要问一些问题,以更确切地了解具体信息,希望你能理解。"

第二,引导来访者具体地回答问题。新手常遇到的一个问题是咨询无法深入,其中一个原因就是由于得到的信息不够具体。可以比较两段对话:

	情　境　1	情　境　2
咨询师:	"今天到这里来有什么想要咨询的?"	"今天到这里你想和我谈什么?"
来访者:	"我……我觉得自己最近状态不好。"	"我……我觉得自己最近状态不好。"
咨询师:		"你能具体谈一谈吗?"
来访者:		"我……不知道该怎么谈。"
咨询师:	"那你睡眠还好吗?"	"不要紧,你想怎么说都可以。"
来访者:	"还可以吧。"	"我觉得自己吃东西不规律。"
咨询师:	"饮食呢?"	"你能具体谈一谈吗?"

	情 境 1	情 境 2
来访者:	"不太规律。"	"就是有时一下子吃很多,有时又什么都不吃。"
咨询师:	"上课呢?"	"你能具体谈谈吃很多时是怎样的状况吗?比如说最近一次吃很多时的情况。"
来访者:	"上课还是和以前一样。"	"嗯,是考试前复习,感觉自己好累,需要犒劳自己一下,就出去吃东西。"
咨询师:	"听上去整体上还是不错,那你是什么方面状态不好呢?"	"觉得很累时去吃东西。能谈谈吃了些什么吗?"
来访者:	"我吃东西比较多,怕胖。"	"嗯……在学校附近吃了一碗麻辣烫,太辣了,买了一瓶饮料,500毫升的,一口气喝完了。然后去超市买了一包切片面包,一斤,一只文旦,两斤,一包瓜子,半斤。回到宿舍我坐在那里,把这些又一口气吃完了。"
咨询师:	"哦,看来主要是身体形象的自我认识问题。那我们围绕这个问题展开好吗?"	"吃了这些东西,你当时的感觉是什么?"
来访者:	"嗯……好吧。"	"觉得自己很罪恶……"
咨询师:		"你觉得自己很罪恶。"
来访者:		"是的。我一下子花了13.8元,我父母要卖掉好多斤水稻才能赚到。"
咨询师:		"你对父母有内疚感。除了内疚感,你还有什么其他感觉吗?"
来访者:		"我……我怕胖……我觉得吃进去的所有东西都正在身体里一点儿一点儿转化成脂肪,堆积在我身上。"
咨询师:		"有内疚感、怕发胖,还有吗?"
来访者:		"我……我就去吐掉。"
咨询师:		"你能具体谈谈吐掉的情况吗?"
来访者:		"……"

从以上对比中我们可以发现:情境 1 中的咨询师就像蜻蜓点水一样,看上去很多信息都问到了,但指导性过强,又无法抓住关键点,满足于获得的过于笼

统的回答,主观臆断地把咨询带往偏离来访者主题的方向。情境 2 中的咨询师请来访者对重要问题给出具体的回答,而具体的回答中蕴含了丰富的信息。该咨询师提问的引导性并不强,但会让来访者愿意表达,一句有魔力的提问是:"你能具体谈一谈吗?"对于关键点,这样的问题能够获得详细的信息。在情境 2 中,咨询师跟着来访者,逐渐走到了核心问题:神经性呕吐症。

三是提问的内容要与咨询主题一致,问题之间的跳跃性不要过大。学员在训练中常见的情况是:过于紧张、过于关注自己的表现,满脑子装的应该问什么问题,问题本身可能和咨询主题无关,可能和前后情境无关,跳跃性过大,来访者或者一头雾水,或者心生阻抗。在前面章节中举到的一些例子中常见这种跳跃的或与咨询主题无关的问题。

四是谨慎地提及敏感问题。这里的"敏感"有两重含义:一是社会文化中界定的敏感问题,如性行为、性关系、性取向等;二是来访者个人的"雷区"。如果咨询中必须去碰触这些敏感话题,则需要咨访双方已建立信任关系,有足够的铺陈,来访者能够面对这些问题。贸然触雷,有可能对来访者和咨访关系都造成伤害。可以看下面的片断:

来访者:"有时候,我又渴望那种身体特别舒服的感受,什么都不想,只是感受自己的身体,什么都忘记,只是感受当下,皮肤被接触的感觉。隔一阵我就想来一次。"

咨询师:"你是指⋯⋯手淫吗?"

来访者:"啊?!不是不是!我是在说按摩!"

可以想见双方的尴尬。在触及敏感问题之前,咨询师可以多一些确认:"你具体是指什么?"可以避免这样的尴尬。

评估性面谈中的提问

在有些学者看来,心理咨询的面谈至少可以分为治疗性面谈和评估性面谈两类。治疗性面谈关注咨询的推进,而评估性面谈关注症状的评估、诊断和咨询目标的确立。前者提问会少一些,后者会有很多提问,而且倾向于结构化的提问,围绕诊断标准和咨询目标,了解细节。一般说来,对来访者的第一次面谈是评估性面谈,以了解基本信息、制订咨询目标、做出基本诊断为主。在这种咨询中,向来访者说明这一点非常重要:"今天是我们第一次咨询,我需要了解比较多的信息,以做出诊断,商定咨询目标,所以会有很多问题,希望你能理解。"

在评估性面谈中,提问可以遵循"先当下、后过去"的顺序,也可以跟着来访者的思路走。如果使用结构化的问题清单帮助自己训练,以下是一个参考,学员可以根据现场做灵活调整:

目前你的症状有哪些?你的反应如何?发生时你的感受怎样?

在症状发生前,你通常会处在怎样的环境中,有哪些人、哪些事?

症状发生前、发生时、发生后,你有什么身体上的不适吗?如果有,是什么部位?具体的感觉是什么?

症状发生的频率和持续时间怎样?

症状是否影响你的人际关系,如和家人、同事、朋友的关系?如果影响,怎样影响?

症状是否影响你的工作、学习和生活?如果影响,怎样影响?

你自己曾做过怎样的努力来缓解症状?哪些方法无效?你怎样判断无效?哪种方法最有效?有效的表现是什么?

症状是从什么时候出现的?当你第一次出现这个症状时,是什么时间?在哪里?怎么发生的?

从症状第一次出现到现在,期间发生过一些变化吗?如果有变化,是怎样的变化?症状最轻微和最严重的情况是怎样的?

有没有出现例外情况,即你预期症状会出现,但实际并没有出现。能具体谈一下吗?

请你用数字评估一下症状的严重性,从 1—10 打分,1 分表示很轻微,对你没有什么影响,10 分表示很严重,让你感到这是世界上最糟糕的事情,你会给该症状打几分?在最严重的时候你打几分?在最轻微的时候你打几分?

我们现在正在谈这个症状,你感到有什么变化吗?是感觉好了,还是感觉更糟?

如果让你给这个症状起个名字,就像给一个人起个绰号一样,你会给它起什么名字?

通过提问了解来访者的经历

在咨询时往往需要考察来访者的成长经历,从总体上包括:童年经历,主要是学龄前的经历;关于父母和其他照料者、家庭成员的回忆;小学、初中、高中、大学(如果有)的学校经历;与同龄伙伴交往的经历;工作和职业方面的经历;婚恋和家庭方面的经历等。其中有一些需要注意的方面:

一是把主动权交给来访者,以考察其在最初的 2—5 分钟里来访者会讲什么。最初呈现的信息会非常有意义,值得关注。为了让来访者表现其自发性,最好不要给来访者有限制性的问题,或过早给提示。如果经再三鼓励来访者都不知该谈些什么,这时可以给一些提示:"你可以谈一些你觉得重要的经历或回忆","请你谈谈自己成长中印象最深的事情好吗?""你可以谈谈学校或工作中印象深刻的事情"等。

二是可以在听完来访者讲述后再提问。如果来访者有条理地叙述成长过程,即使咨询师有很多问题,也可以暂时不问(可记在笔记上,以免忘记),而在讲完后有选择地、有重点地探讨一些问题。其实有些问题来访者在后面的叙述中会回答,而不必专门去问。

三是对那些冗长而啰嗦的叙述,咨询师要提醒来访者咨询时间有限,需要有所选择和聚焦,可以重点讲她(他)认为最重要的信息。但冗长和啰嗦本身是有意义的,值得关注。

四是如果来访者所谈及全是积极的或消极的事件,需要询问是否有相反类型的事件,以构成一个全面的图画,并探究其认知模式的类型,以及这种认知模式对其行为的影响。一般说来,人们的认知模式是比较稳定的,所以找到来访者认知模式的特点是非常有意义的。

通过提问了解来访者的人际交往状况

在一些咨询个案中,人际交往是必须问到的部分,有时就是咨询主题和目标。从时间上看,需要了解来访者过去如何与别人交往、现在如何与别人交往;从交往对象上看,需要了解来访者如何与家人交往、与同龄人交往、如何和长辈交往以及如何与上级和下级交往;从性别上看,如何与同性以及异性交往。有学者提出,在回溯其早年经历时,可以让来访者用三个词形容其父亲、母亲或其他照料者,从而较快捕捉到来访者对照料者的感受,并对来访者的依恋模式有初步判断。需要注意以下问题:

一是在询问与家庭成员的交往中,关注那些被浓墨重彩描述的家庭成员或被遗漏的家庭成员,他(她)们对来访者的成长有重要影响。可以追问:"除了和奶奶感情浓厚外,你和哪些家人感情特别好?""除了你提到的妈妈外,家里还有其他家庭成员吗?"

二是在面谈中观察来访者如何与咨询师沟通,对其沟通模式、人际交往类型进行评估。有的来访者自我陈述沟通能力不错,但在咨询过程中,目光始终低垂,叙述没有逻辑,语气没有影响力,咨询师就要关注这种不一致,探究原因,客观地评估其沟通能力。有时自我评估与实际能力的不一致,正是造成来访者困扰的原因;有的来访者坐得尽量离咨询师远,双手抱胸,眼神充满不信任,要询问其与他人交往的模式是否亦如此,还是在咨询情境中的特殊表现,如果是前者,需询问这种模式对其和他人交往有何影响,如果是后者,需询问为什么对咨询有不信任感。

通过提问了解来访者当前的生活状况

不论来访者回溯到多么早年的过去,来访者最终要解决的是目前的问题,或者是由过去经历引起的当下问题,所以在咨询结束前一定要回到当下、回到现在时。从来访者的时间知觉可以了解很多信息。有的来访者对过去有无限的留恋,对回到当下有抗拒,这本身是一种信号,可以看到来访者在时间类型上属于过去型,过去的经历、过去的事件、过去的经验对其处理当下事件都非常重要。这种类型的人与其说活在当下,不如说活在过去所感知的当下更准确。其遇到的困惑往往和过去与现在的错位有关。还有的来访者一个劲儿谈将来会怎样,谈当下便不起劲儿,这属于未来型,这种类型的人更看重将来,对未来充满憧憬,但可能遇到的困难是在当下、未来之间找不到桥梁,缺乏实干精神。不论哪一种类型的人,要有现实感对来访者是非常重要的。一些来访者遇到的问题就是不能遵守现实中的规则,违背规则,或者拒绝承认规则。而心理咨询设定在固定的时间和场所,本身就是在强调现实性、规则性。

对当下状况的了解包括生活、工作或学习、爱好、交往等各方面,需要根据个案需要来提问:"平时你一天的生活是怎样的?""你平时喜欢做什么?""你能谈谈自己的工作吗?""你和家人、同事/同学的相处怎样?"等。

通过提问收集具体信息练习个案实录

这是在小组练习中的一个个案实录。

咨询师:"让我们相互认识一下吧!我姓苏,是这里的咨询师。请问您⋯⋯"

来访者:"我也姓苏。"

咨询师:"你今天来有什么事情吗?"(切入主题。)

来访者:"我最近很烦,我对游戏上瘾。"

咨询师:"有多久?"(关于时间的提问。)

来访者:"两个星期。"

咨询师:"怎么开始的?"(关于起点的提问。)

来访者:"本来我是坐公交车的时候,玩一下手机、MP3上的游戏。后来发展到会坐过站,到公司也玩,回家也玩。"

咨询师:"你有什么感觉?"(关于感觉的提问。)

来访者:"玩游戏时人很紧张,因为游戏速度快,而且我需要全神贯注,无法放松。大脑和手都无法放松。"

咨询师:"你提到最近两星期游戏上瘾,这让你很烦恼。"(情绪层面的总结。)

来访者:"你想我这么大的人,花这么多时间在玩游戏上,实在不应该。以前刚大学毕业时,我也上过瘾。后来慢慢停下来不玩了。我现在怕自己上瘾。"

咨询师:"你做其他事情也会上瘾吗?"(这个问题可以提,但稍微有些跳跃。上文来访者提及的以前经历,值得追问。)

来访者:"没有。但我觉得玩游戏时控制不住自己很可怕。"

咨询师:"你想过控制吗?"

来访者:"上车前想过不玩,但忍不住。"

咨询师："你周围的朋友有这种情况吗?"(和上文没有太大关系。)

来访者："也有朋友玩游戏入迷。"

咨询师："也就是说,你玩游戏上瘾,想克服又克服不了。"(和上文关系不大,解述不当。)

来访者："是啊,我没找到方法。"

咨询师："那你今天来想解决什么问题?"(能够确认咨询目标。)

来访者："我知道玩手机游戏只是一件小事,但它让我焦虑。我想有两个问题:一是我怎么学会控制,二是想问一下是不是很严重。"

咨询师："目前玩手机游戏已影响了你的工作吗?"

来访者："我觉得控制不住这种感觉让我害怕。"("控制"这个词是来访者的关键词,应该抓住。)

咨询师："那你想改变吗?"

来访者："最好有人告诉我该怎么办。我不希望在其他事情上也发生这种情况。"("其他事情"是个关键词。是来访者自己的泛化,还是确实曾经发生过?)

咨询师："那在别的事情上发生过吗?"

来访者："没有明显的体现。我从小到大做事都会持续做到底。"("持续到底"与"控制不住"是什么关系? 为什么会这样描述自己?)

咨询师："你是一个追求完美的人。"(这个总结比较好,但上文中并没有很多事实证据。)

来访者："可以这么说吧。"

咨询师："你愿意采取橡皮圈法吗?"(非常突兀的建议,没有任何铺陈。)

来访者："什么是橡皮圈法呢?"

咨询师："就是玩游戏时用橡皮筋弹自己。"(解释过于简单,不严谨,没有可操作性,也无法说服来访者。)

来访者："是我在玩游戏时吗?"

咨询师："是你在控制不住自己的手时。"

来访者："我能控制住自己的手啊! 我只是控制不住自己的脑子。"

咨询师："弹橡皮筋时你可以分散注意力,转移自己的注意力。"(错误的解释!)

扮演咨询师的学员做不下去,要求停止。做了12分钟。

同一个来访者、同一个个案,换了一个学员做咨询师。

咨询师:"请问你今天要和我谈什么?"

来访者:"我最近花很多时候玩游戏,失去自控。"

咨询师:"你花多长时间呢?"(关于时间的提问。)

来访者:"开始只是坐车时玩,后来越来越长,前两天打了一个通宵。"

咨询师:"你用了很多时间。那你打完游戏后的感觉是什么?"(关于感觉的提问。)

来访者:"其实很无聊,而且打完后很不舒服,人很累,眼睛尤其累,因为一直盯着屏幕看,而且有罪恶感。"

咨询师:"那在玩的过程中呢?"(关注在提问上,没有对来访者的话进行回应。为什么会有"罪恶感"?)

来访者:"我全神贯注,忘掉所有的事情。坐公交时甚至都坐过站。"

咨询师:"你觉得开心吗?"(前文提到的是"累"和"罪恶感"。)

来访者:"不是开心。是不动脑子,就像白痴一样,觉得轻松。"

咨询师:"那是什么原因让你玩这些游戏?"(关于动机的提问,很好。)

来访者:"主要是带在身上的手机里的游戏,简单、机械。每次玩时都想着得到更高的分数。"

咨询师:"你希望一次比一次做得更好?"(澄清。)

来访者:"对。"

咨询师:"以前有过这样的经历吗?"(确认以前的经历,非常有必要。)

来访者:"大学时有过一次。那一次是个非常简单的游戏,我花了两天时间,过了所有的关,后来觉得这样太可怕了,就再也不去玩了,怕自己上瘾。大学毕业刚工作时,看到同事玩游戏,我迷了一阵,后来好了。"

咨询师:"大学那次玩了多久?"(确认具体细节。)

来访者:"学的时候花了一天一夜,后来打通关的时候花了两天两夜。"

咨询师:"也就是说你是一个自控能力很强的人,你不到一个星期就放下了。那你刚工作时沉溺的那次呢?"(给予来访者肯定,比较到位。"沉溺"这个词来访者自己没有用,是咨询师一直在用的。这个词要比来访者所表达的含义强烈。建议不要用。)

来访者："不超过一个月。现在玩的游戏越来越简单,不能自拔。"

咨询师："你觉得自己为什么会沉溺于其中?"

来访者："是不是因为不动脑筋?"(不确信。)

咨询师："大概持续了多久?"(没有对来访者的话进行任何回应。只关注在提问上。)

来访者："两个星期。"

咨询师："也就是说你现在的感受是:游戏没有意思,但你沉溺于其中。这让你不舒服,玩过之后有后悔感。那你今天来这里想解决什么问题?"(小结的概括性较好。用"后悔感"代替"罪恶感",程度不同。)

来访者："我比较紧张,本以为自己这么大了会有自控力。我想解决两个问题:一是让自己不玩。前两天想买一个PSP,问朋友,'如果你们买了PSP,会不会一直玩个不停?'他们说不会。而我为什么没法停? 我原先用的方法是尽量不碰。但这个问题没有解决,你说是吗?"

咨询师："也就是你想解决两个问题:一是解决沉溺于电子游戏的问题;二是探索控制不住自己去玩的原因。"(对咨询目标进行清晰化和结构化。)

来访者："是的。"

咨询师："我们可以提供一些方法,逐级减少你的沉溺。你以前想过一些什么方法?"(在提建议前确认来访者已用过的方法,比较好。)

来访者："以前采用的是不接触。但现在不能不带手机出门。"

咨询师："即使带手机出门,也可以有方法把手机中的游戏功能去除。另外,你能不能订个目标,比如说今天只玩半个小时就叫停。过两天只玩20分钟,然后逐渐减少,慢慢戒掉。"(还没有确认来访者是否尝试过其他方法,就直接给出了建议。)

来访者："可是……"

咨询师："我们可以试一下,就像给你布置的家庭作业,下次来的时候我们看施行的情况。"(没有敏锐地察觉到来访者的犹豫。)

来访者："可是我怎么边打游戏边控制时间? 只有尽量不带电子设备,不去碰游戏。"

咨询师："这本来就很好。另外,成绩真的对你重要吗?"(没有回答来访者的问题,突然转换一个话题。咨询师的本意是从认知角度出发,改变来访者的认知。)

来访者:"我知道不重要,这种分数又不能换钱。"

咨询师:"而且也很累人,像你自己说的。那你可以试试看慢慢戒掉。至于你刚才谈到的第二个问题,这是不是和你的执著、认真、尽善尽美和完美倾向有关?"

来访者:"对,我知道这是一种病态。"

咨询师:(沉默)"我不知道该怎么做了。"

要求停止。指导老师鼓励其继续。

咨询师:"你为什么认为这是一种病态?"

来访者:"因为自控力很重要。我每次做事情都要做到最好,这很耗损精力。我虽然认识到这一点,但改变不了,所以有问题。"

咨询师:"你认识到但改变不了。你在做其他事情时有这样的感觉吗?"

来访者:"小时候做家庭作业,有附加题。虽然老师说能做多少就做多少,但我一定要把它全部做出来。"

咨询师:"你想证明什么?"(可以问这个问题,但也可以紧扣上文的"自控力"来提问:"你认为做到最好是一种自控的表现?")

来访者:"不知道。一旦开始解题,我解不完就睡不着觉。如果你问想证明什么,那是证明我是个好学生吧!"

咨询师:"你想证明给老师看你是个好学生。那你成绩怎么样?"

来访者:"还好,前五名吧!"

咨询师:"父母是不是对你成绩过分关注?"

来访者:"父母没有给我太大压力。"

咨询师:"你从什么时间开始一旦做事就要做好?"

来访者:"记不得了。我的生活当中不会碰到太大挑战,基本上都会做完、做好。"

咨询师:"那你把事情做完后的感受是什么?"

来访者:"刚开始有兴奋感,过后没有劲儿。"

咨询师:"为什么没劲儿?"

来访者:"因为没有什么事儿要做。打完游戏后是空虚的感觉。"

咨询师:"打游戏和做附加题有什么感觉不一样?"

来访者:"附加题比较难,而游戏比较容易。"

咨询师提出停止。共 19 分钟。

案例点评

比较两个学员对同一个个案的咨询过程,是一件有意义的事情。可以看到这两个个案都尝试用认知行为疗法。它们在流畅性、节奏感和深入性方面有区别,最大的区别在于前者用提问收集到抽象的信息,而后者收集到具体的信息。

收集信息的具体性和抽象性

个体心理咨询之所以必须要用一对一的方式进行,是因为它的重要假设:每一个来访者都是独特的,咨询师必须把他(她)当作一个特别的个体来对待。一个咨询师可能接待过很多抑郁症来访者,但咨询师不会在诊断刚出来就马上给方案,而是要全面地了解具体信息后才能制订解决方案。要做到这一点,咨询中必须收集具体的信息。如果只有抽象的信息,就会深度不够。我们可以来进行一些比较。

关注点	咨询师一	咨询师二
问来访者对游戏的感觉。	你有什么感觉?	打完游戏后的感觉是什么? 在玩的过程中呢? 你觉得开心吗?
问上瘾的经历或事件。	你做其他什么事情也会上瘾吗?	以前有过这样的经历吗? 大学那次玩了多久? 那你刚工作时沉溺的那次呢?
问尝试解决问题的努力。	你周围的朋友有这种情况吗? 你想过控制吗?	你觉得自己为什么会沉溺于其中? 你希望一次比一次做得更好? 你以前想过一些什么方法? 这是不是和你的执著、认真、尽善尽美和完美倾向有关?

第二个咨询师问得更细致、更深入,因而了解到来访者曾经有过两次迷恋游戏、但都成功摆脱的经历,也了解到来访者惯用的方式是回避接触。了解了来访者在玩游戏背后的焦虑,也明确了来访者想要解决的问题。而第一个咨询

师是典型的新手咨询方式:信息流于表面化,看上去很多信息都知道了,但其实并不清楚关键细节。这也导致咨询无法深入,做了短短9分钟就结束,其中还有一分钟是咨询师在给建议。

怎样才能做到收集具体的信息? 一是要用具体的问题。过于抽象的问题只能带来比较抽象的回答。二是善于判断哪些信息是关键信息,可以就关键信息深入挖掘。这要求咨询师具有一定的敏感性。

要处理来访者情绪层面的问题

在两次尝试中,尽管咨询目标都已经明确,但咨询师都没有处理来访者的焦虑情绪。个案的实质是:来访者由于迷恋游戏引发了对行为失去控制的焦虑情绪,并想找到当下和将来的解决方法。根据这样的诊断,一定要处理来访者的焦虑情绪。来访者仅仅玩了两个星期的游戏,既达不到游戏成瘾的诊断标准,也不是强迫行为,完全可以给予对方支持和共感,让她减少焦虑。其次要处理她对"失去控制"的焦虑。在来访者的主诉中,反复出现的是对自己玩游戏这种失去控制的行为不能接受,对这种失控焦虑,担心自己将来会出现更多的失控行为。可以引导来访者回顾自己以前成功处理游戏迷恋行为的经历,让她看到:担心失控并不是现实,而只是一种担心,它出现的概率并不高,完全可以放松一些,不必夸大或过度。

如果咨询师有足够的经验,可能还会关注一点:来访者为什么会这样担心失去控制? 她的这种担心甚至已达到恐惧的程度。她恐惧的到底是什么? 这个议题不一定要在一开始就触及,但如果咨询中能够予以关注,对来访者更有意义。

新手在面谈时,往往会过于关注事实层面的信息,从而忽略来访者情绪层面的问题。但咨询中应该先处理情绪层面的问题,再处理事实层面的问题。

不要滥用行为疗法

咨询师一给出的建议是橡皮圈法,并且解释说这种方法是为了转移注意力。这是完全错误的理解。弹橡皮筋法属于厌恶疗法,具体操作是在来访者手上套一个粗细适中的橡皮筋,当来访者又想到要做某件事或已经做了时,拉橡皮筋弹自己,让自己有疼痛感,并因而放弃想要做或正在做的行为。它主要用来矫正不良行为。它的原理是把某种特定行为和疼痛联系在一起,从而达到减少这种行为的目标。运用的是行为强化中的惩罚。它的主要目的是通过建立疼痛和行为之间的联系,从而减少行为出现的频率或消除行为,而不是为了转移注意力。对这些基本常识,新手一定要了解。

咨询师二给出的是时间控制法。这个方法是可以用的,但关键是像这位咨询师这样用效果不会好,因为来访者问到的"怎么边打游戏边控制时间"这一问题没有得到解决。如果仅仅靠意志力就可以解决,来访者显然早就这样做了,不会走进咨询室了。面对来访者的问题,咨询师必须与对方进行细致的沟通,让自己的方案具有可操作性。另外,仅仅这样说两三句,来访者去做的可能性也很小。必须和来访者一起制订出具体方案,如计划用多长时间矫正行为、怎样做是适度而可行的等。

结　语

对新手来说,关于提问有一点必须澄清:提问不是为了让咨询师更清楚地了解来访者,而是为了让来访者更清楚自己的状况。提问不是为了满足咨询师个人的好奇心、利益,而是为了来访者的福祉,是为了帮助来访者解决问题。

指导老师手记

等待学员的突破

今天训练的技巧是提问。A扮演了来访者,咨询师是平时言语不多的B。咨询进行得出乎意料的流畅。他做完后大家有很多点评,我的点评是:今天的练习非常好地体现了咨询的基本结构,开场,正式咨询,花一些时间了解信息,中间不时有一些小结,结束时来一个全面的总结,如果必要提一些建议和方案。这是个了不起的进步!

大家非常受鼓舞。毕竟只是第六次，就可以做得这么好了！我看到大家的眼睛都是闪闪发亮的。

　　课间一位组员和我交流："我发现您的教学方式是让学生自由成长，然后告诉他们是怎样成长的。"对的，我的方式是等待，等待学员做得好，有进步，然后大力给予肯定，并分析这样做的理论意义。这样，学生能够成长到哪一步是由他们自己来决定基调，速度由他们自己控制，而我所做的只是要善于发现、善于鼓励和总结。上一组我等待得非常辛苦，一直训练到第十四五次才有突破！前面的过程真是考验我的耐心。我一度怀疑自己训练学生的能力和方式。好在突破终于出现了。我察觉到这种方法有些过度依赖学员。也许今后会找到更灵活的方法。

10. 面谈中的反馈技术训练

当来访者接受心理咨询一段时间后,有一天他们也许发现自己的内心已有了咨询的印记:平明寻白羽,没在石棱中。* 反馈的功力可以至此。

新手常见误区

对新手而言,在反馈中常有以下误区:

一是把咨询师的建议当作反馈的全部内容,咨询重点关注于自己怎么说而不是怎样对来访者更有效。新手在训练过程中,要逐渐从过分关注自我过渡到更多关注来访者。经验的积累、自信的提高都有助于做到这一点。另外,在对咨询师角色的定位和理解上,要打破咨询师是"人生导师"这样的神话,这样,对反馈才会有正确的定位。

二是为了反馈而反馈,而不是为了解决问题而反馈。在训练中,常见到这样的场景:学员有非常强的咨询结构意识,做到一定程度,就开始给建议,建议是套路化的,不外乎是"和家人沟通"、"放松心情"、"锻炼身体"、"做自己感兴趣的事情"以及"多和别人交往"等。

三是反馈技术单一,除了给建议外,无法有效运

---

* 诗出卢纶《塞下曲》。

用重构、解述等技巧,无法推进咨询进程。在下文中,将阐述非指导性和指导性反馈两大类反馈中的各种具体技术。

对来访者非指导性的反馈

解述技术

非指导性反馈包括解述技术、澄清技术和情感反馈。解述是指咨询师用自己的话表达来访者所说的意思,但并不进行评价和深入分析,只是停留在来访者本人所表达的深度上。其目的是让来访者了解咨询师已理解的方面,并就这一方面继续谈下去。举个例子:

来访者:"我只要一提到考试,心里就开始发慌。其实我还是有实力的,但一发慌准考不好。"

咨询师:"面对考试的紧张情绪影响了你的正常发挥。"

在这里咨询师只是把来访者所说的内容进行总结,说给来访者听,这会让来访者知道:"咨询师已经理解我的意思了",是一种浅层共感。

来访者:"我非常不愿意回家,因为一回家就得听父母的唠叨,不外乎就是说:'你不抓紧,结果中考没考好。现在一定要吸取教训,抓紧每时每刻,这样才不会重蹈覆辙。'他们每念叨一遍,我的罪孽就会更深重。"

咨询师:"你觉得他们就像法官,时时在提醒你所犯下的罪行。"

在这个例子中也是运用了解述技术,只不过运用了比喻技术,咨询师用寥寥数语,把来访者内心的感受进行了描述。比喻式解述会让来访者有感悟:自己不喜欢的是被审判的感觉。但在运用比喻时一定切记:如果不能准确描述,不如不用。拙劣的比喻会起到相反效果。

澄清技术

澄清技术是通过反问或提问,让咨询师对来访者所说的话有更清晰的理解。常见的形式是重复对方的话,请来访者确认;或给出选择项,让对方选择;或者让对方再说一遍。对这三种情况分别举例如下:

来访者:"我现在是看透了,人活在世界上没有任何意义。我对这个世界没有任何留恋。"

咨询师一："你觉得自己活着没有任何意义,没有任何让你活下去的动力,是吗?"

咨询师二："你只是一般性的悲观,还是到绝望的程度?"

咨询师三："我不很理解你说这些话的意思,你能再说一遍吗?"

新手在训练时需要注意:不论是指导性还是非指导性反馈,都有引导来访者的作用。所以如果来访者所谈内容与咨询主题无关,且属于细枝末节,可以不用浪费时间去澄清;而对于关键或比较重要的内容,如果来访者没有谈清楚,则需要澄清,或在其随后的谈话中寻找更多线索。

对来访者指导性的反馈

情感技术

情感技术主要是指对来访者的情感或情绪进行理解,其目的是鼓励来访者进一步表达其情绪。非指导性的情感反馈并不探究或猜测来访者更深层面的情绪,只是就其已呈现的部分进行反馈,如:

来访者:"离还是不离已困扰我好几年了。以前一直为孩子考虑,现在孩子也大了,他身上的坏毛病越来越严重,我无法再容忍和这样一个又酗酒、又不求上进的人一起生活。"

咨询师:"你对他非常失望。"

解译技术

所有的指导性技术都会给来访者明确的引导,因而它要比非指导性反馈更有推进力,但也对咨询师的功力要求更高。

解译技术包括情感解译和内容解译。情感解译是指咨询师在理解来访者情感的基础上,对来访者自己还没有完全意识到的情绪或情感,或来访者没有触及的那些隐藏的情感进行揭示,而内容解译是指对来访者深层次的想法和感受予以揭示。举例如下:

来访者:"离还是不离已困扰我好几年了。以前一直为孩子考虑,现在孩子也大了,他身上的坏毛病越来越严重,我无法再容忍和这样一个又酗酒、又不求上进的人一起生活。"

咨询师："你对他非常失望。"

来访者："对。我总是不停地问自己：我怎么会嫁给这样的一个人？"

咨询师："听上去你对自己也有失望感，你觉得自己当初没有做出正确的决定。"

来访者："会有这种感觉，但看看周围哪里有幸福的人呢？大家不都是在凑合过日子吗？"

咨询师："你会在追求幸福还是凑合过下去之间摇摆不定，你的婚姻也因此而被动地维持着。除非你说服自己，否则你一直会在两难境地中左冲右突。"

解译是一种深层共感技术，如果时机恰当，可以和来访者建立深层信任关系。但如果时机过早、或切入过深，可能引发来访者的防御。建议在信任关系已建立之后再使用，并且可以使用试探性语气。

重构技术

重构是帮助来访者从另一个角度看待自己的问题的方法，即事实不变，但认知的角度发生变化。一般是在认知重构时使用。举例如下：

来访者："我真的不愿意回想自己的婚姻生活。他给我留下的只有伤心和难过。"

咨询师："但当我们提起这个话题时，我看到你脸上的表情一下子变得轻松，整个人也从绷紧的状态变成放松姿势。除了伤心和难过你还想到什么？"

来访者："其实刚结婚那几年他对我还是非常……体贴和照顾的。"

咨询师："你能具体谈谈吗？"

在这里重构是通过面质来实现，即发现来访者语言表达和非言语信号中的不一致，试图寻找其原因。重构一定要贴合来访者，否则不能起到积极作用。例如：

来访者："我现在是看透了，人活在世界上没有任何意义。我对这个世界没有任何留恋。"

咨询师："这个世界还是有很多美好的东西，难道你没有看到吗？"

来访者："我看到的是一个灰暗的世界。"

上例中咨询师从过于宽泛的角度进行积极劝导，没有具体化，没有铺垫，因而无法让来访者重构认知。

情感接纳

情感接纳是指咨询师接纳并认同来访者表达出的情感,其目的是鼓励来访者以更加接受和赞同的角度看待自己的情感,从而更加接受自我、悦纳自我。举例如下:

例1:来访者:"这次单位提升中层干部,所有人都以为我会上,我也信心十足地以为自己会被提升,可公布名单时却没有我。我还不能在别人面前表露出我的失望。我总觉得自己还不够坚强,无法处理好这种事情。"

咨询师:"没有得到提升对任何一个处在你这种情况的人都是一种打击,感到失望、不公平甚至愤怒是正常的,并不是软弱的表现。"

例2:来访者:"我一直觉得是自己害死了妈妈。妈妈临走之前肯定非常想见我一面,但她又不让家里人通知我,说是让我安心考研。她操心得太多,没有等到我回去。如果她能见到我,说不定还会熬过这一关。我无法原谅自己,我有时简直想退学回家。"(眼睛湿润、身体微抖。)

咨询师:"我能够感受到内疚正在侵蚀着你的内心。当亲人离开我们远去时,我们会非常难过,我们甚至会归因于自己,希望自己有能力留住亲人的生命。如果你感到悲伤,你就痛痛快快哭吧!"

例1通过把来访者的情绪纳入到"正常"的范畴,让来访者可以更好地接纳自己,专注于处理失望、不公平和愤怒情绪,而不是处理自己的软弱。例2通过揭示内疚背后隐藏的悲伤,让来访者更好地宣泄自己的悲伤。处理完悲伤之后再处理内疚,及其内疚背后的归因问题。

反馈技术个案演示:职业咨询

我们将通过以下一个较完整的咨询个案,来展示反馈技术的各个方面。这个个案的咨询师为徐庆菁。

咨询师:"你好! 我是徐老师,我们通过电话。"

来访者:"你好,徐老师。"

咨询师:"就像你在电话中所说,你是想做职业发展方面的咨询,是吗?"(澄清。)

来访者:"是的,我大学毕业半年了,已做过三份工作,仍然很迷惘,不知自己到底适合做什么。"

咨询师:"你能简单说一下自己的教育背景和工作情况吗?"

来访者:"我大学学的是心理学专业,毕业时也没多想,投了几份简历,一家小的猎头公司录用了我,我就直接去上班了,没有再找(工作)。做了两个月,这家公司倒闭了。我的一个朋友介绍了片场的工作给我,开始我觉得很好玩,后来发现做下去会很累,就不做了。刚好爸爸在家里托关系帮我在政府部门找到一个工作,我就回家乡去做了。现在已经做了快两个月了。"

咨询师:"能谈谈你现在的这份工作吗?"

来访者:"就是一个政府部门的接待员。大部分时间是电话接待,偶尔需要接待上门来的人。每天 8:30 到 11:30、下午 1:30 到 5:30 工作。很清闲。"

咨询师:"中午有两个小时的午休。这份工作哪些方面是你喜欢的地方?"(对午休进行了非指导性解述。来访者前面提到一个"累"字,与午休形成对比。)

来访者:"不用脑子的地方。"

咨询师:"能具体谈谈吗?"

来访者:"比如说工作环境比较好,是在市政府大楼里;工作稳定,不像以前做猎头那家公司不稳定。"

咨询师:"你这里所说的'稳定'具体含义是什么?"(澄清,"稳定"是一个比较关键的信息。)

来访者:"是指倒闭或开除。政府部门招人非常谨慎,操作很规范,更何况现在做的事情是在我能力范围之内的。"

咨询师:"那你有没有不喜欢的地方?"

来访者:"将来会没有激情。现在看得到将来。"

咨询师:"那你现在还有激情吗?"

来访者:"有啊!现在我还想来咨询,想到外面找找工作,将来我可能会待在里面根本不想动。"

咨询师:"不是工作本身带来的激情,而是因为年轻和对工作不满意带来的激情。你能具体谈谈不喜欢的方面吗?"(第一句话运用了重构技术,让来访者看到此激情非彼激情。)

来访者:"我觉得太无聊。几乎有一半时间没有什么事情做。上网也只能上局域网,里面所有的内容我全部浏览过来了。因为是政府的局域网,所以不能安装任何聊天工具,我都快被闷死了。"

咨询师："那你预计自己多久会厌倦这样的工作？"

来访者："不出半年。"

咨询师："也就是说你给了自己半年时间，来寻找你喜欢的工作。让我们来看一下：毕业半年，三份工作的经历，你在不断反思，不断寻找最适合的工作。这也是人们职业生涯中必经的一个阶段。请你设想一下，在今后5年，甚至10年，如果没有任何限制，在你能够看到的、听到的、接触到的工作中，你最想做什么工作？"（第一句话运用了指导性解译。）

来访者："心理咨询。"

咨询师："你所理解的心理咨询是怎样的？"

来访者："时间安排非常自由；能接触不同的来访者。但我懂得太少。"

咨询师："我们现在先不谈能力的限制。我们关注你的兴趣点。在你见到过的心理咨询师中，有没有你将来愿意成为的榜样？不论你是在学校、电视上、杂志上或其他地方见到的，都可以。"

来访者："我想做一个具有亲和力的、客观的、冷静的咨询师。"

咨询师："为什么想做一个具有亲和力的、客观的、冷静的咨询师？"

来访者："我愿与人沟通，我愿意帮助别人成长。"

咨询师："咨询师这份工作有没有让你不喜欢的方面？"

来访者："有啊！来访者的情绪会影响我自己。"

咨询师："除了你提到的这一点，你有没有想过心理咨询师的职业也会比较枯燥、乏味，需要耐心，需要接纳各种来访者，需要不断地成长？"（重构技术。）

来访者："我只是想到好的方面，每天可以接触不同的人，倾听别人的故事，但不想成为别人的垃圾筒。现在的喜欢只是我的想法，也许接触这种职业后我会改变。"

咨询师："我们不可能体验所有的职业，所以我们在这里谈的是感觉和想象。请你想象一下，如果你做这份工作，你会有怎样的感觉？"

来访者："还好，我不会把来访者的情绪放在心里。我也会逃避。"

咨询师："成为心理咨询师有哪些路可以走？"

来访者："我们系毕业的同学，如果想做心理咨询，一条路是进中小学，当心理辅导老师；还有一种是进私营的心理咨询机构。"

咨询师："你怎么看这两条路？"

来访者:"第一,我不想当老师。第二,私营机构不稳定。"

咨询师:"所以你把两条路都封死了。你为什么那么坚决地否定当老师?"(解述技术。)

来访者:"因为我不想一辈子当老师。既然这样,即使当了老师,我也只会做一段时间就不做。如果以后不做老师,那干吗还浪费时间去做?"

咨询师:"现在终身职业很少见。所有做过的事情都会有用,不会有浪费。"(解译技术。)

来访者:"我喜欢和比我年龄大的人打交道,可以学更多的东西。老师总是和学生打交道。"

咨询师:"我们可以从任何人身上学习到东西,只是你喜欢工作对象或同事是比你年龄大的人。让我们回到你的兴趣点本身:你喜欢和人打交道;需要有一定的创造性和变化;需要灵活的时间。不喜欢的是工作中累的方面,成为别人垃圾筒的方面。"

来访者:"我觉得自己的专业在找工作时没有一点儿优势。在招聘广告上没有写'心理学专业优先'的。"

咨询师:"确实有这种说法,说心理学是'万金油',但我个人并不同意。心理学跟其他专业一样,只有体现专业性才能发挥作用。让我们再换一个角度。满足你刚才那些兴趣点的工作不只心理咨询师一种。除了心理咨询师,你还考虑到其他的吗?"

来访者:"我不清楚啊!"

咨询师:"据我的了解,还有很多工作既能用到心理学的知识,又能满足你提到的那些要求。比如说人力资源工作……"

来访者:(打断)"人力资源工作不就是人事工作吗?一点儿意思都没有,每天都只是管管档案、打打杂。"

咨询师:"有些单位确实这样,但还有一些单位的人力资源工作非常有活力,非常强调创造性,所以你一定要选那种强调创造性的企业。"(重构技术。)

来访者:"但人力资源岗位都需要工作经验。"

咨询师:"我想问一下你看过多少份人力资源岗位的招聘广告?其中有多少是要求工作经验的?你又投过多少份被拒?"

来访者:"我投的很少。大学毕业时没怎么投简历,后来的两份工作不是朋友介绍就是家人帮忙。我想起来有一个同学的妈妈开了一家公司,她一直请我去公司做。但我觉得我自己还是一张白纸,她那里也是刚开张,我根本不知道在白纸上画些什么。"

咨询师:"你的考虑有道理。我们再来看一下:你喜欢创造性,喜欢复杂一些的、有挑战性的工作,与人面对面打交道的工作。可以明确地看到,这些特点在你目前的工作中是没有的。你更认可'干一行、爱一行'还是'爱一行、干一行'? 前者是强调人对现实的适应,后者强调人选择环境。"(第一句话为情感接纳。)

来访者:"我更愿意根据自己的特点来找工作。"

咨询师:"根据以上我们谈到的特点,我可以提出三种职业建议:一是在崇尚创造力的公司做人力资源工作;二是在管理咨询公司中做销售人力资源测评软件的工作,既用到你的心理学背景,又有创造性和挑战性;三是在人力资源管理咨询公司,你可以从头做起,跟身边那些资深同事学习,逐渐成为有心理学背景的管理咨询师。"

来访者:"听上去很好。但有很多现实因素,比如说我如果离开现在的工作,我很难说服我爸爸。目前这份工作也不是很容易找的,更何况他答应今后帮我买部车。"

咨询师:"我能够理解你需要对家人做说服工作。此外,刚才提到的这些工作并不会主动上门来找你,而是需要你去寻找。这条路也是比较漫长的。根据我的经验,你需要有针对性地投出 50 份简历,如果运气好,可以得到 10 次面试机会,争取其中三个工作岗位能进入第二轮面试,最后拿到两个 offer。你要做的只是行动、比较和选择。"(第一句话为情感接纳。)

来访者:"这要花多少时间啊?! 而且到哪里去找这么多相应的招聘职位? 我家乡那里肯定不会有这么多机会。"

咨询师:"在职业生涯发展的早期,确实需要吃一些苦。但在该吃苦的阶段没有吃苦,可能到了可以享福的阶段就要吃苦了。世界是以奇妙的方式在平衡着。你要慎重地考虑你想在什么地域发展。"(重构技术。)

来访者:"我很想来上海,但我爸爸肯定不会同意。毕业时我在上海工作他都不愿意了,现在已经回到他身边了,再回上海,可能没门。"

咨询师:"这是父辈的考虑。你自己怎么想?"

来访者:"我不想在家乡。说实在的,我回去后听大家说的话有时心里很难过,觉得他们谈的东西我一点儿都不感兴趣。自己怎么会在这样一个地方生活?"

咨询师:"你觉得和周围人在精神上有距离。如果到上海来工作呢?"(解述技术。)

来访者:"嗯,上海有很多朋友,我们很谈得来。但是如果到上海,我住在哪里呢?"

咨询师:"你没有考虑过租房子吗?"

来访者:"我觉得租房子好麻烦啊!万一遇到坏人怎么办?离上班地方太远怎么办?我现在住在家里,每天走路上班也只要10多分钟,将来再买部车,每天开车兜兜风,想想日子很好过。"

咨询师:"除了职业兴趣,我们的职业还涉及职业价值观、动机、生活方式等。你喜欢创造性和挑战性,但也喜欢安逸的生活方式,如果这两者发生矛盾,你会选取哪一个?你会舍弃哪一个?"

来访者:"嗯,挺矛盾的……(欣喜地)不过,我想到一个两全其美的办法:让爸爸不要给我买车了,直接用那笔钱在上海帮我首付一套小户型的房子,我就有住的地方了。"

咨询师:"这样是可以解决你住的问题,但还会有其他问题不是吗?比如在上海工作很辛苦,可能会有加班,可能会比较累,上下班路上需要两个小时是正常的。你前面提到你喜欢目前工作的一点就是清闲,只是目前清闲得过分。还有你的第二份工作,也是因为'累'就不做了。如果今后遇到很累的工作,你会怎么办?"(重构。)

来访者:"你这样一说,我目前的工作有更多的可取性了。"

咨询师:"你目前的工作并没有变,变化的是你的观点。想提醒你的是:你的兴趣是稳定的,也就是说,你今后仍然渴望从事那些有变化、有创新、有挑战、与人打交道的工作。如果你跟着兴趣走,你需要花力气找一家正规的、业界里比较好的公司,至少花3年时间打底子。有可能你不能直接找到这样一家公司,那你就需要先到这个行业里做,再找机会到这样的好公司。这期间你会遭遇白眼,遭遇拒绝,遭遇挫折,你非常清楚地知道这一点,你现在心里怕的是这些。如果你选择安逸的生活方式,那就安心地在家乡生活。你可以选择抱怨地生活,也可以选择无怨无悔地生活,但这是两种不同的生活。"(重构。)

来访者:"听你说得很有道理。我得想想。"

咨询师:"曾有一个故事说一对夫妻非常喜欢孩子,看到别人的孩子都会停步逗弄一番。朋友见他们这么喜欢,有一天出门办事时把不满周岁的宝宝托他们照管一天,说让他们先实习一下。这一天彻底改变了他们的养育观:他们在不停地换尿布、兑奶粉、哄孩子当中得出结论:他们喜欢的只是别人的孩子,那些不需要他们做这些事情的孩子。他们无法想象自己将来有无数个日子要在这样的劳累和狼狈中度过。你现在的情况也是这样:你得到的不是你喜欢的,但你喜欢的又是你要花力气才能得到的。你需要做决定。"(比喻。)

来访者:"你这样一说,很多事情我清楚多了。我需要再仔细考虑。"

咨询师:"未来在你手上。祝你如意!"

从新手个案中学习

这是个典型的职业咨询个案。咨询师不仅要有心理咨询的背景,还要有职业指导的背景。这个个案从职业兴趣出发,既找到了与来访者职业兴趣匹配的职业,又分析了职业价值观,兼顾了现实与理想的差距,较深入地剖析了来访者存在的矛盾,根据来访者个人特点和咨询师的经验,提出了三个职业发展方向,并把决定权交给来访者本人。整个咨询非常流畅,结构清晰,那些关键点都触及了,如职业兴趣、职业动机、职业价值观等,是个成功的案例。

反馈技术

咨询师成功地运用了反馈技术。但比反馈技术更重要的是其态度:对来访者尊重、平等而接纳的态度。这种态度是由倾听、共感、反馈和提问技术支撑起来的。在这种态度的基础上,当咨询师给出具体建议时,就不是强加的态势,而是一种温暖的、有指导性的支持。即使用到面质,也是温和的,而不是咄咄逼人的。

咨询师在很多地方运用了重构技术,从认知上让来访者看清目前的状况和阻碍点:想要有突破,但又害怕失败和吃苦;想要到大城市发展,但又舍不得小城市的安逸;想要拥有独立,但却不想失去父母的支持。最精彩的是咨询结束前,来访者意识到自己当下的工作居然也是一种好的选择,并不像自己咨询开始时那样排斥了。这一点是来访者自我醒悟到的,其功效要比咨询师通过说教告诉她效果更好。

咨询师的开放性和丰富性

在这个咨询个案中,咨询师很大的一个特点是具有开放性和包容性,不论来访者说什么,咨询师都会倾听和接纳,然后会从积极的角度重构来访者所谈到的信息。来访者的特点是自我设限,为自己当下的不作为寻找各种理由和借口:自己学的专业不好;之前的工作太累;目前工作没有激情;想做心理咨询,但不愿意去学校,不愿意成为情感垃圾筒……如果咨询师没有足够的开放性,可能会在每一点上对来访者进行认知矫正,与其在每一个点上展开辩论。但这位咨询师通常的反馈是:"你说的也有道理。我的看法是……你觉得解决方案是……?"咨询师没有用廉价地赞同来访者观点的做法推进咨询,她始终非常清楚地表达自己的观点。但由于咨询师的态度是非威胁性的,关注在解决问题上,所以来访者并不会觉得自己的观点被反驳是一件丢脸的事情,因而没有再花精力去保全自己的面子,而是跟随咨询师去寻找解决方案。

咨询师的丰富性体现在她的解决方案并不是单一的、唯一的,她总是考虑到各种可能性,提供具有选择性的方案,并且把最后的决定权留给来访者。这种"进亦可、退亦可、不动亦可"的丰富性会让来访者安心地做出自己的选择。

除了咨询师的经验和技术外,开放性、包容性和丰富性的特质是咨询成功的重要因素。

学员手记一

为来访者担惊受怕

新 雨

实习好几次了,自我感觉还始终进不了咨询师的状态,不知该如何引导性提问,如何正确反馈,如何恰如其分地共感。渴望自己有个突破。今天终于有突破了。这得益于一位学友扮演了一个很好的来访者,让我有机会体验咨询师式的共感、提问和反馈,也让我体会到愿意真心帮助别人的感觉。但回家之后,我却心生焦虑,半夜醒后无法入睡。这是怎么回事呢? 在咨询时有这样一个片断:

来访者:我酗酒,你知道,喝酒让我感觉很"适意"(上海话,舒服的意思)。

咨询师:喝酒使你有飘飘然的感觉。

来访者:喝酒,让我感觉很"男人"。

咨询师:什么时候开始的?

来访者:最近吧。喝醉了酒,总是会什么都不记得了,而之前的我是不喝酒的。

咨询师:那你还记得第一次喝酒失忆是为什么事吗?

来访者:我觉得这好像和我前妻的一次吵架有关,那是多年前的事了,具体事情不记得了,只记得吵完后……(来访者开始讲述他的情感和家庭经历。从他的表情、描述方式,我突然意识到来访者讲述的是他个人的真实事件!)我写好了遗书,吃了安定,喝了威士忌,然后驾车出了车祸,后面什么都不记得了,但那次并不是酒的作用而是安定的作用。我现在每次酒醒以后,都会特痛苦,甚至有种想死的冲动。(惊讶。难道有自杀倾向? 我心里开始打鼓,我变得紧张。)每当第二天醒来,我就骂自己,觉得自己怎么可以这样糟糕,一而再,再而三地犯同样的错误,有一次,竟然还和别人打架,这在原来是不可想象的。我怕自己逐渐发展,会失去控制。为什么我酒后会这么痛苦?

咨询师:可以感觉到你不满意、厌恶自己的行为,你很自责,希望有改变是吗?

来访者:我想知道我为什么第二天醒来会有这么痛苦的感觉?

咨询师:你喝醉酒的频率呢?

来访者:只要有酒,几乎都醉。我的工作应酬喝酒是无法避免的,可为什么,酒后我会如此痛苦,为什么呢?

咨询师:(来访者每问一次为什么,我脑子里就要飞速旋转:我该怎么办? 用精神分析? 挖他的一个个痛苦的根源? 那怎么分析呢,我连皮毛都没学会呢……认知疗法? 用什么样的方法改变认知? 他的认知又错在哪里? ……行为疗法? ……我的水平充其量就只能……我连个"准咨询师"都够不上,我一层层地剥开别人的伤痛,甚至让其流血,但我却没有能力为其缝合伤口。我既解决不了别人的问题,又何苦去探究别人的隐私呢……)

咨询师:(不知沉默了多久之后,我开了口)我放弃了。我不知道该怎么继续。

那天晚上睡到半夜三点,脑子里突然跳出学友的那句话:"我每次酒醒以后,都会特痛苦,甚至会有一种想死的冲动",这令我心悸。如果这是真的! 我备感自己的无力。越想越焦虑,越想人越清醒。只盼着天快亮。早早地起来,翻看那本沉甸甸的教科书,在《影响自杀率的相关因素》这一节中,赫然写着:"在国外,自杀常见于男性……从事音乐、司法、律师、保险业的人员自杀率较高……自杀在单身、独居、离婚者中常见。"越看我的心越紧。

晚上实习时,跟指导老师说了我的担忧。看着我焦虑的表情,老师笑笑说:"相信他。"就这三个字,仿佛拨开了我眼前的云雾,仿佛给了我一种力量。是啊,我多虑了,要相信学友的自控、自制、自律能力。这于我,是不是也是一种成长呢? 成长,就是在咨询中,使来访者自己想通,知道怎么做,达到心理的平衡。

若在咨询小结时,给来访者这三个字,是不是也是对来访者情感上强有力的支持呢?

指导老师的话:我之所以给出这样的判断,是基于我对学员的了解。而这个做法并没有普遍适用的意义。心理咨询是非常个案化的,要咨询师根据对来访者的具体情况做出判断。可能对有些来访者而言,"相信你"这三个字的分量非常重,而对有些来访者,它轻如鸿毛。

这位学员的心路历程,其实是很多人在成为心理咨询师的过程中必经的一个阶段:为来访者担惊受怕,把自己过多地卷入到来访者的生活中去,即使咨询已经结束,心仍然留在咨询室。这位学员及时察觉了自己的这种状态并尝试做调整,这是很有意义的。正确的做法是在咨询时全身心投入,对来访者共感和接纳,体验来访者的内心挣扎。但在咨询结束后,则应放下自己的担忧,让来访者为自己的生活承担责任、做出选择。只是在这个个案中,咨询师由于没有足够的理论和实践功底,无法对来访者的状况做出准确评估,这种不自信会加重她的焦虑。

学员手记二

我为来访者伤痛

锦 华

今天的咨询训练结束后,我的心情一直不能平静下来,在回家的路上,坐在车里,我的眼泪都要下来了。我的心头一下子涌上很多感觉:自责、不安、担心、无助,甚至还有委屈的感觉。我今天扮演了咨询师,短短数分钟的咨询经历让我有这么复杂的感觉。自责是因为训练中的经历让我认识到自己其实只不过是一个普通人而已,不是自己所设想的像救世主那样的角色,我没有办法帮到来访者,虽然我非常想帮助他,我也尽了全力帮助他;不安是因为我不知道在咨询中来访者在想什么,在咨询结束后,我也没有勇气再问,但这种未知让我不安;担心是因为我不知道我最后的提问是不是真的深深伤害到了来访者,因为他当场哭起来!他可是堂堂的男子汉啊!而且他比我年长,我平时是非常尊敬他的。确认他不是在擦眼镜,而是真的在掩面痛哭那一瞬间,我真的好无助!我不知自己该怎么办。好在指导老师及时过来干预。委屈是因为我觉得自己并没有去指责他的意思,可是他却有那么大的情绪反应,难道我做错了吗?我脑子里一遍又一遍闪回当时的情境片断:

咨询师:"你觉得你和你前妻是最熟悉的陌生人?"

来访者:"是的。我们没有任何沟通。"

咨询师:"你们的婚姻好像是因为没有沟通才导致了这样的结果。我可否询问一下,结婚前你们是否也没有什么沟通?你们的婚姻是你们双方自愿的吗?回答这个问题可能会比较困难,但可能对我们今天的咨询有所帮助。"

来访者:"(情绪稍有激动)你觉得这个问题会对我们今天的咨询有所帮助吗?有什么帮助呢?(但来访者停顿一下后,还是继续往下说了)结婚前,我们当然是有沟通的。当然,结婚肯定是我们双方自愿的啊。"(开始有轻微的阻抗情绪。)

咨询师:"你的意思是说你们结婚前还是有交流的。嗯,那为什么结婚后交流就少了呢?"

来访者:"(音量突然提高,语速加快)你觉得你这样指责我,对吗?你为什么要指责我呢?"(沉默,脸上显出很痛苦的表情,低头,长时间的沉默……摘下眼镜,泪水流下来。)

我只能默默地注视着他。百感交集。但心里更想帮助他了。我没想到这种帮助造成了更糟糕的结果。当他擦干眼泪后,他说可以继续进行了。来访者提出要角色扮演,他想了解前妻到底怎么想的。自己竟然同意了来访者的要求。结果，我张口才说了几句话，他的眼泪又下来了！我一阵心慌，主动中止了咨询。

我想了很久，觉得自己确实做得不够好。一是共感不够。没有能设身处地地站在来访者的立场上去体会和理解他的感受，也没有敏锐地觉察到来访者情绪的细微变化。二是倾听不够专心。有时自己会有点游离于咨询之外。三是预见性不够。当来访者出现抵触情绪时，我却接着去问了一个更深入的问题，一下子就触及到当事人内心深处也许是压抑很久的那种伤痛，而导致了当事人情绪失控。出现自己目前还无法去应对的局面。只能看着来访者处于深深的伤痛之中，而自己却无能为力。我甚至感觉自己好像很残忍，在当事人没有准备好的情况下，自己却急着去撕开当事人血淋淋的伤口。四是对角色扮演没有任何经验，在自己还不了解对方的前妻是个什么性格、什么类型的女性时，贸然答应角色扮演，实在是个非常危险的举措。在扮演中，我以自己的理解对当事人做了一定的回应。这样的扮演可能会对来访者造成更大的伤害，同时也偏离了自己价值中立的原则。

夜深了，我的心渐渐平静：虽然感觉这次咨询比较失败，但对于我自己，我发现了自身存在的很多需要改进的问题。在心理咨询这条道路上，我还需要不断地修炼、修炼、再修炼，才能真正地以真诚、开放和接纳的态度对待所有的来访者，才能真正地帮到来访者，同时也帮助自己。

指导老师的话：手记中描述的情况，就像一个士兵没有任何武器、没有任何盔甲，就上战场作战。有可能还没有歼灭任何敌人，这个士兵自己就会先受伤。在任何时候，咨询师都要客观地了解自己的能力界限。指导老师需要做的是：事先提醒学员，不要带那些重大的个人问题进入咨询练习。如果这样的事情还是发生了，那就要及时安抚扮演来访者学员的情绪，让其稳定下来；及时处理扮演咨询师学员的复杂感受；在事后再约双方一起总结。

学员手记三

对来访者的牵挂

流浪基因

从二级考试的模拟面接试场出来,原以为会放松的心情,反而更焦虑了。

一位失眠了很长时间的大二学生,提到自己整夜整夜睡不着,不断增加安眠药使用量,以至于担心自己的状况。看来是安全感的问题,但是来访者却不愿意说出直接影响情绪的问题,留给担任咨询师的我满脑子问号:

咨询师:"你被失眠困扰了一年多的时间,选择现在来跟我谈,是不是最近还发生了什么事情,影响了你的情绪?"

来访者:"这也没什么,因为最近安眠药用量越来越多,我担心这样下去会不好……"

最后,我安排了两个认知家庭作业,请来访者下次带着作业来讨论他的不安全感。带着困惑送走了来访者,面试官用肯定的语气称赞这次咨询过程的流畅以及节奏的掌控,同时也问:"你觉得一年多都夜不成眠,会有什么样的心情?"这种感觉,应该是相当痛苦的。我竟然错过了这么重要的一个共感,没有感受来访者这么长时间的身心煎熬。

这天晚上,我辗转反侧,考试的案例反复出现在脑海里,责备自己当时为什么没有多说一句:"这样身心俱疲又没人理解的心情很痛苦吧?"埋怨自己应该更注意细节:"睡不着的时候,你都在想什么事情呢?"就这样折腾了一夜,直到天明。

一个15分钟的模拟案例,都能叫一位咨询新手在情绪上如此牵挂,如果面对了一位真实的来访者,真不知道自己能否有勇气接手。

指导老师手记一

那些敞开伤口的人

　　上次训练时发现有很多人用自己的真实事例在做训练。我很感动,这是他们敞开心扉的表现,这是他们急迫地盼望在技术上提高的表现。但又心生不安:我们毕竟是训练活动,组员把自己的心剖开后,我们除了共感,还要在这个动手术的人身边评价哪一刀没有划好,哪一刀见血了,下次应该怎么切入。这对动手术的人来说是残忍的。而且,因为是训练,时间不允许,大家的功力也不到家,往往不会把伤口缝合好再结束,所以,那些剖开伤口的人往往是裸露着、没有很好包扎就离开教室。虽然他们当中有一些人会通过倾诉这种方式治疗自己,但于他们,我有浓浓的歉意。

　　察觉到这一点,今天在快结束时,我特意叮咛一句:所有的信息只在培训教室中,出了培训教室,请大家不要再有议论,我们要充分尊重、理解和接纳扮演来访者的那些人。大家都点头同意。今天,一位学员告诉我:"上次我说了自己的事情后,回家后很多事情都浮现在脑子中,一遍又一遍地过,我无法入睡。后来吃了安眠药才睡着。"浓浓的歉意又涌上来。我很想帮助组员多做一些事情,但我无法在这么有限的时间里做到。

　　以前带实习也会遇到学员痛哭的情况,但我只要轻言细语地劝说几句、默默地陪他们一会儿、拍拍他们,情绪很快会得到平复。那些问题似乎也只是情境化的小问题。但这次我知道由于小组的氛围非常好,有些组员就把一些长期困扰带了进来,而这些都不能简单地处理。我问了几位同行,问他们是怎么处理这样的情况。一位带教老师说自已用冷处理。如果是大组的演示，当他发现学员在拿自己说事，并且可能会是非常重大的事情时，他会要求到此为止，不深入下去，因为这是教学活动，要考虑所有的学员以及每次活动的主题；如果是学员分组训练时发生这种事情，可以当场作些安抚，如果学员需要，他（她）可以在结束后找老师再深谈。如果老师发现没法快速处理完，会建议他到咨询室里接受专业的心理咨询。老师尽管也是咨询师，但因为有师生关系，采用回避原则。另一位带教老师说和教学活动紧密结合起来处理。一般在开始时控制学员进入的深度，即使学员出现情况反应，或想继续深入，他也会选择用一定方法，比如用提问的方式引导学员关注某一层面的问题，而不是试图去解决学员的所有问题。

而我的尝试是：如果这一切自然而然地、水到渠成地发生，那就在现场做一些处理，快速而稳妥地进行包扎，让当事人的情绪稳定下来，让其内在的画面停留在一个比较正向的、积极的图像上，回到当下。如果需要，事后再做更进一步的跟进和处理。所有的团队成员可以在现场看到指导老师是怎样应对这一切的，不论是从情绪上还是从技术上。另一方面，把现场所有被牵连起的情绪、感受和反应都作为资源，指导老师带着开放的心，为大家提供一个分享的平台，让大家通过分享有机会觉察到自己身上和周围人身上发生的这些。学员从此中可以学到很多：作为咨询师，他们需要进入角色才能共感和体会，但同时他们又要跳出角色，看到一个完整的过程是怎样的。整个过程，尤其是分享，可以加深团队的信任和支持感，而这种温暖的信任和支持会滋养每个人的心灵。

指导老师手记二

咨询训练推进速度的思考

　　训练进行到这个阶段，有一天一个学员要求谈一些自己的想法。她说目前有些学员推进的速度太快，而这对其他组员来说并不是好事。她举了自己学车的例子："我拿到驾证的当天，就兴奋无比地开车上路，是辆崭新的车。在一个弯道，不知怎么回事，后面的车撞上来了，车上司机下来后，一个劲儿说我不应转那么大的弯。我才不睬他，我是严格地按照教练所教的方式转了一个大大的弯。等交警来了，交警处理的结果是后面的车负全责。但处理完后交警问：'你是不是刚拿驾照啊?'我惊讶地反问：'你怎么知道?''虽然你这样做是对的，但有经验的司机不像你这样开。'我这才知道后面车的司机并非没有一点儿道理：他是把我当'老'司机，预期我会转一个小弯，但我是按新手的规则转了一个大弯，所以他会撞上来。从那以后我再也不会这样转弯了。现在学心理咨询，我们都是新手。我们不要心急，而应该按规则来学，不要急着问资深的咨询师有些什么经验，或者可以怎样超越规则。我们还是应该把基础打好。"这位学员的话引起了大家的共鸣。我常常思索的一个问题就是如何把握培训中的速度，如何处理规则和例外的关系。

　　后来看到下面的这篇文章，心有同感。把它摘录如下：

照我说的做

　　弗利德是英格利驾驶员培训中心的一名教练。他的驾驶技术绝对是一流的水准，而同时，他也是一名非常优秀的教练，他的学生分布在全国各地，大都十分优秀，其中有很多也成了比较优秀的教练。弗利德还多次荣获"优秀汽车驾驶教练员"的称号，在众多的驾驶员中没有人不知道弗利德的名字。

　　弗利德的培训方法与别的教练大有不同。他一次只带一个学生，绝不会一起带两个学生。在培训中心的训练场上，他手把手地教他的学生简单的汽车驾驶操作，而这个培训时间不会超过3天。弗利德还有一个比较特别的地方，就是在教一个学生之前，会给他一封信，然后告诉他：看完这封信，再来跟我学驾驶。

　　在弗利德的学生学会汽车操作后，他便会带着学生出去进行实战练习。他往往会选择繁华地段，而且还常常故意选择上午和下午的客流高峰期。最初，是弗利德驾驶着车，他一边开车一边给他的学生讲解驾驶技术和交通法则，以及如何应对突发事件。虽然弗利德在驾驶着车，但这丝毫不影响他的授课，他熟练的驾驶技术常会让他的学生羡慕不已。他的讲解十分详细，几乎涵盖了所有的驾驶知识。每一次出去练习，他的学生都会受益匪浅。

　　10天之后，他便会与他的学生位置互换。在学生驾驶时，他会仔细地观察着学生的动作，偶尔会指点一下。训练结束时，弗利德才会系统地为他指出错误，当然也会表扬他的优点。最后一次授课，需要一整天的时间，弗利德会驾驶着车带着他的学生穿过城市到达较远的另一个城市，这一路上会遇到各种各样的驾驶问题，而弗利德则会为他的学生做最后一次讲解，回来时便是他的学生驾车，而弗利德在一旁审核。此后，他的学生便可以去考驾驶执照了，他的学生通过率几乎是百分之百。

　　一次，他的一个叫罗斯的学生在跟他学习了十多天后，由于弗利德有紧急事情，培训中心给他安排了另一位教练。当然，罗斯也顺利地拿到了驾驶执照。可是，一个多月后，罗斯在一驾驶途中与一辆卡车相撞。幸运的是，罗斯没有受重伤，只是左腿轻度骨折，但这依然让罗斯十分苦恼，毕竟他出了事，而且让他的教练受到了众人质疑。罗斯的一位好朋友同时也是弗利德的学生吉米来看望罗斯，罗斯急忙向他吐露出了心中的疑惑："为什么会这样呢？我是按照教练做的来做的啊。"吉米听了，问了他一句："你真的是按照教练做的来驾驶的?""是的，我肯定。"罗斯点了点头。

"教练是不是常用一只手来控制方向盘，而另一只手却夹着雪茄?"

"是的。"

"教练是不是常放着音乐，然后左脚不住地跟着音乐打着节拍?"

"是的。"

"是不是常在拥挤的街道上，教练都没有将速度减下来?"

"是的。"

"你是不是有时也按教练的方式照做了?"

"这，可能吧。"

"你看过教练给你的那封信了吗?"

"哦，我不小心把它弄丢了。"

吉米笑了笑，从口袋里掏出一封信递给罗斯，上面写着：如果你想达到我的境界，就一定要照我说的做，不要照我做的做。请保留这封信，直到哪天你能用5分钟穿过莱特尔街道（最繁华的街道），你便可以丢掉这封信了。

（来源：http://blog.china.alibaba.com/blog/27819990/article/b0-i2211814.html，引用地址：讽刺与幽默，陈胜编译。）

新手和资深人士的区别在于：经验丰富的人掌握规则之后可以超越规则，可以在规则之间游刃有余，而新手则需要不折不扣地遵守规则。比如在培训新手时，他们得到的告诫是咨询师应该身体微微前倾，但在实践中，一些有经验的咨询师会身体后仰，这让新手困惑不已：到底该怎么做？作为新手，比较安全的做法是遵守规则。完全掌握之后，可以有一些灵活性，但知道这样做对来访者的影响，知道自己为什么这样做。

11. 神经症个案的面谈培训

—— 以焦虑症和恐怖症为例

让神经症的来访者走出咨询室时拥有这样的心境:明月松间照,清泉石上流。*

在中国流行病学的调查中,神经症患病率为22.21‰,在精神科门诊中占到 50%。** 在咨询面谈训练中,这方面的案例有必要专门进行训练。训练的重点有两个方面:一是在于诊断。学员要对神经症的各种症状有准确了解,能够围绕诊断标准来收集相关信息,并做出准确诊断;二是在于给出具体建议。神经症的来访者由于自知力较高,有较强烈的改变行为动机,因而要求学员能够给出有效建议。

我们无法在有限的篇幅中一一触及神经症的所有类型等,在这部分给出了三个案例,涉及考试焦虑和恐怖症。

考试焦虑练习个案实录

咨询师:"请问你今天来想跟我谈什么问题?"

来访者:"我现在成绩下降,很着急。以前我在

---

* 诗出王维《山居秋暝》。

** 数字来源:郑晓边编著,《心理变态与健康》,安徽人民出版社,2004 年,第 94 页。

班里排名前 10 名,现在掉到 20 多名。爸爸妈妈对我也很失望。马上要高考了,我压力特别大。"

咨询师:"能具体谈谈吗?"

来访者:"其实我主要是考试考不好。考试时我脑子里一片空白。"

咨询师:"考试时会怎样?"

来访者:"我会手心出汗。"

咨询师:"只是考试时会这样吗? 考前呢?"

来访者:"考前也挺紧张的。我一定要上厕所。考试时出汗很多,心跳也加快。"

咨询师:"你是一直这样还是最近才这样的?"

来访者:"是最近。考试时一紧张会的东西就忘掉了。"(还是不知道具体时间。应再次确认。)

咨询师:"发生过什么具体的事情让你变得这样呢?"

来访者:"有一次考砸了之后,我就一直熬夜看书,越这样越考不好。"(可以对当时考砸的情况再问得具体一些。)

咨询师:"也就是说,你努力,成绩却达不到效果。"(这是一种解述,较好。)

来访者:"是啊,而且考不好还影响了父母、老师和同学对我的态度。"(应该是一个关键信息。从以下的提问看,咨询师抓住了这个重点。)

咨询师:"父母平时对你怎样?"

来访者:"他们对我挺好的,但他们期望我考上一所名牌大学。所以我特别担心将来的高考,万一考不上怎么办?"

咨询师:"老师怎么说呢?"

来访者:"老师找我谈话啊,说我退步了,让我更努力。"

咨询师:"那你和同学的关系呢?"

来访者:"因为我成绩下降了,所以我很少和他们说话,我大部分时间都用来看书。高三了,大家都忙。"

咨询师:"你怎样评价自己的个性? 有好朋友吗?"(这个问题本身是很好的,但和前面问题没有太大关联,是跳跃的。可以对前面所说周围人对来访者考试的态度进行总结后再转到这个话题上。)

来访者:"要好的同学有几个。他们说我还是比较内向的人,说我很用功。

但说这些有什么用？我现在成绩不好了，考不上重点说什么都没用。"

咨询师："感觉你很焦虑，担心成绩不好会影响高考。（是个解述，尚可。）那么你想解决目前的考试紧张，还是想解决成绩不好的问题？"（这个问题表明咨询师对来访者的问题还没有进行很好的梳理。）

来访者："解决考试紧张的问题吧！现在一想到考试的问题我就会学不进去。学习一个小时可能只有 15 分钟是看得进去书的。"

咨询师："你觉得这件事已让你分心，学习效率不高。"（解述，尚可。）

来访者："不只是这样。每次考试时也紧张，想着万一比上次差怎么办？"

咨询师："我们一次只能解决一个问题。你完全可以放松一些。这次针对你学习效率不高的问题，我提出两点：一是你在学累的时候听听音乐；二是学习一段时间后出去散散步。然后下次来我们谈谈效果。"（推进无力，直接给建议。不可取。）

来访者："嗯。"

咨询师："那今天的咨询就到这里结束吧。"（全部过程持续 9 分钟。）

个案点评

从整体上来看，这是一个咨询新手典型的咨询过程：能够收集到一些信息，但无法准确诊断，推进无力，并且在 9 分钟时就结束。正因为是这样，需要对学员有更多鼓励，以让其树立信心。在细节上给了更多的肯定，以让学员能够意识到做得好的方面，并且保持这些好的方面。如咨询师关注了来访者考试紧张造成的影响，也了解了其社会支持系统。

这个个案之所以只做了 9 分钟就结束，其中一个原因是它属于脉络清晰、信息较为单纯的个案，它真正考验的是咨询师的诊断功力、给建议及实施建议的功力。而初学者这一块往往是软肋。对那些预期在 15 分钟里全部用来收集信息的考生来说，这种个案的难度确实非常高。

分清来访者问题之间的关系，确立咨询目标。

在咨询中，咨询师问来访者："你想解决目前的考试紧张，还是想解决成绩不好的问题？"也就是说，在咨询师看来，来访者有两个需要解决的问题，在确定咨询目标时，需要来访者二选一。从表面看，咨询师这样理解是有一定道理的，因为来访者反复提及的两大苦恼是：考试紧张；成绩不好。但如果咨询师有一定洞察力，会发现这两个问题其实是有因果关系的：由于考试紧张和焦虑才带来成绩不好。也就是说，考试紧张是因，成绩不好是果。只有解决了考试紧张，才能解决成绩的问题。来访者自己非常清楚这一点，所以选择了解决考试紧张问题。即使来访者选择解决成绩不好的问题，咨询师还是要回到考试紧张这个问题上。从已有信息来看，来访者不存在学习能力问题，而是由于考试紧张带来成绩下降，所以这是需要解决的核心问题，其他问题是派生的、次一级的问题。

要有诊断意识，并且要了解和诊断要件相关的信息。

在个案中，咨询师有朦胧的诊断意识，但没有收集到足以诊断的全部信息。目前确认的信息只有焦虑和紧张情绪、生理反应，但没有具体时间期限、变化情况、有无回避反应等。如果时间持续三个月以上，有焦虑、紧张和害怕的情绪，自主性神经功能紊乱和回避反应，可以确诊为考试恐怖症。在训练中，学员一定要发展出自己的诊断意识。诊断是给出方案的前提。要想准确诊断，一定要有诊断的基础知识，对诊断标准非常熟悉，能够根据诊断标准收集信息，进行排除或确诊。

给建议之前一定要了解来访者已采用的方法。

在个案中，咨询师给出了听音乐和散步两个建议，来访者的反应是冷淡的。这种给建议的方式不可取，主要原因如下：一是根本没有了解来访者本人的兴趣爱好，直接突兀地给出了建议，有强加于人的感觉。心理咨询是非常细致的心的工作，它强调个性化，因而要给出个性化的建议，而不是千人一面的建议。真正有效的建议只能在来访者个体经验、兴趣爱好、现实条件基础上给出。二是咨询师没有确认过来访者采用过哪些方式来缓解紧张情绪，就贸然给出建议，而这些建议有可能是来访者正在做的，或尝试后无效的。如果真的是这样，咨询师的专业性就会受到质疑。

咨询可以发展的方向

如果重新做这个个案，以下方面需要注意：需要了解为什么在这个时间点上来访者有考试焦虑。目前不清楚来访者是即将参加高考的高三学生,还是刚上高三,或是高二学生。如果是前者,可能咨询过程要更加聚焦,教会来访者具体的、可操作的方法。如果是后两者,可以多一些时间了解引起焦虑的深层次原因,了解其焦虑是特质性焦虑,还是状态性焦虑?除了考试时会焦虑外,是否还有其他事件或场合会引起焦虑?

从目前已有的信息看,对来访者可以从情绪、认知和行为三个层面介入:在情绪上让其放松,在认知上让其了解如何正确看待父母期望、如何设定自己的目标,在行为上找到其有效放松的方法。

恐怖症练习个案实录

咨询师:"你今天想跟我讲什么?"

来访者:"我怕猫、怕狗、怕老鼠。不知为什么会怕。我想知道这是否在正常范围内?"

咨询师:"你非常怕吗?"(当来访者说出怕三样动物后,有很多问题可以问,因为有很多信息需要了解。这个问题在此处问指导性过于强。建议问:"你能具体谈谈吗?"把主动权交给来访者。)

来访者:"非常怕。"

咨询师:"那你怕图片上的这些动物吗?"(咨询师对于来访者对这些动物怕到什么程度不清楚。此处用封闭式问题得到的信息较少,建议用开放式问题:"你能谈谈怕到什么程度吗?")

来访者:"我主要是怕真的动物。我不怕狗的图片,但不想看猫和老鼠的图片。"

咨询师:"那你看到真的这些动物时怎么办?"

来访者:"小区里有很多狗。我就远远地绕开。"

咨询师:"有往后退、心慌等感觉吗?"

来访者:"有心慌的感觉。过去是跟人家说'不要让狗过来',现在试图改变。"

咨询师:"大概是从什么时候开始?"

来访者:"从我有记忆以来就怕。人家都说爱狗、爱猫是有爱心的表现,我很有爱心,但我就是怕这些动物。"

咨询师:"你小时候看到这些动物是什么感觉?"

来访者:"小时候在乡下,亲戚家有一条大黄狗,我不敢进门。大人让我不怕,把狗抱住,我一点一点地往前走,后来摸到了狗,不害怕进门了。之前我怕所有的狗,但这次不怕亲戚家这条狗了。"(这是一个重要细节,因为它是成功经验,可能会对将来的治疗有用。但为什么这之后还会怕其他的狗?)

来访者:"还有,我记得有一次亲戚家办喜酒,我和姐姐、祖母坐在一起。因为大人知道我怕狗,所以就把所有的狗都赶出去了。结果吃着吃着,一条狗跑进来,钻在桌子底下,我害怕得跳起来,要哭。祖母抱住我说:'今天吃喜酒,不兴哭。'那时我是小,现在我已经这么大了,而且自己有了女儿,会不会有问题。"(两个事件都是在乡下发生,而且和老人有关,需要确认来访者与照料者之间的关系。流露出因怕狗而有继发性得益:大人额外的关照。)

咨询师:"你很担心女儿。"

来访者:"是啊。我女儿连蚊子都怕。是不是我无意中的举动影响了她?"(内疚感。需要处理的情绪。)

咨询师:"如果你和女儿走在一起,看到狗你会怎么办?"

来访者:"我会绕过去,但我会对女儿说:'狗狗好可爱。'我知道应该不要怕。"

咨询师:"也就是说,看到猫、狗,你会有不可抑制的恐怖感。"(来访者一直没有用"恐怖"这个词,而咨询师用了,可能会过于强烈。)

来访者:"不知是不是恐怖感,反正是害怕。有一次单位旅游,导游在车上就说附近的流浪狗很多。我就不敢下车。后来别人都下车了,我看看没有狗也就下来了。结果一下车就看到一只狗站在门口,吓得我转身就往车上跑,一只鞋都掉了。后来把狗赶走了我才下车。大家知道我怕狗,就让我走在队伍中间,前面也有人,后面也有人。我一路上不停地四处张望,就看有没有狗。一回头,看到3条狗,是流浪狗,身上脏兮兮的,其中有一条还有秃斑。我大叫起来,紧紧抱住旁边的人。这些都是无意识的。等我意识后,我才发现抱住的是个男老师。我的眼泪就下来了。我听到旁边有人说:'她是真的怕!她是真的怕!!'难道在别人看来我平时是假的怕吗?这句话促发了我想改变的起点。这大概是1998年的事情。2000年我有了女儿,我不希望给女儿造成负面影响。"("流浪狗"、"真的怕"是关键词。这是成年后、近年来发生的事件,给来访者留下深刻印象。)

咨询师:"怕狗、怕猫这件事给你造成什么影响?"(确认影响。)

来访者:"平时没什么,就是我最近需要家访生病的老师。我不好意思说我怕猫,特意拉了一位同事跟我一起去。进门之前我紧紧拉住她的手,眼睛到处看,看猫在哪里。结果同事帮我说了,老师就把猫关到阳台上。猫就在阳台上抓呀抓的,我在谈话,但注意力一直在这只猫身上。我对猫心里很内疚,但我绝不敢让它进来。这样的事情连续发生两次了。"(转到怕猫的话题上。)

咨询师:"听了你以上的介绍,你觉得对猫、对狗害怕,既影响到你的生活,也担心影响女儿,是吗?"

来访者:"其实我已经很注意不要对女儿带来不利影响。这应该是我改变的主要动力。其他没什么特别的影响。"(来访者改变动机不是特别强烈,看上去对生活没有太多不利影响。动力主要来自女儿。)

咨询师:"最主要的是对女儿的影响。"

来访者:"是啊,还有家访工作,以及那个老师说我'真的怕'那句话。"

咨询师:"其实恐怖症状已对你产生影响,你想力图改变。我们可以花一些时间来改变。"

来访者:"但我还有一个问题:为什么别人不怕?"(来访者想要了解从心理学上怎样解释这件事。)

咨询师:"你想探究缘由是吗? 你能回想一下,在大黄狗之前你还遇到过什么事情吗?"

来访者:"没有太多对狗的记忆。"

咨询师:"那对猫呢?"

来访者:"主要是厌恶。"

15 分钟时间到,停止。

从新手个案中学习

对于一个完整个案的前 15 分钟来说,这个咨询师做得不错,能够较好地提问和倾听。由于来访者带进自己真实的状况,所以信息非常详细和丰富。这种类型的个案考验的是咨询师信息梳理的能力和解决问题的能力。

梳理信息的能力

这个个案的信息较为详细、具体,很快可以诊断出来是恐怖症。它考验的是咨询师梳理信息的能力:一条线索是来访者害怕的三样动物,二是从童年至成人成长过程中遇到的害怕事件。在该个案的前 15 分钟,咨询师基本没有整理这两条线索,而是跟着来访者的思路在走。接下来还需要了解:害怕的这三样动物之间有内在联系吗? 有程度区别吗? 还有什么其他害怕的动物吗? 主要想解决或先解决哪方面的害怕呢? 目前已呈现的信息中,涉及怕狗的信息最多,涉及怕猫的信息一条,没有涉及害怕老鼠。另外,来访者与害怕这三种动物的经验已共处了多年,她对这些害怕本身是怎样看的? 这些害怕带给她的收益是什么? 损失是什么? 她如何平衡这两者?

了解访者形成恐怖症的内在模式

在来访者描述的所有事件中,害怕这些动物都是和周围有人的场景联系在一起。需要了解其既发性得益、与照料者关系方面的信息。有一些孩子的恐怖症是由于成人的不恰当强化形成的,对孩子表现出的害怕进行无微不至的安慰、照顾,孩子无意之中会享受这种特殊的关照,因而强化害怕。有时孩子为了获得照料者更多的关注,也会用自我强化一些害怕情绪,以获得关注。而这些模式一旦形成,来访者可能就无法撼动其害怕情绪,即使他们真的想改变。

咨询可以发展的方向

从已经得到的信息中我们可以看到:来访者明知这种害怕是不必要的、不合理的,但无法抑制,所以单纯用认知疗法可能效果不佳,尤其是对形成 20—30 年的恐怖症。哪怕最后终于找到其童年最初害怕的事件,也并不能完全解决问题。

在已有的研究中,对这样的个案采用认知和行为相结合的疗法效果较好。在认知层面是挖掘到来访者害怕这三种动物的根源,回答其"为什么别人不怕我怕"的困惑;在行为层面,可以与其达成治疗契约,在咨询师的陪伴下,按照计划,渐进地接近其害怕的动物。

只是,在来访者求助的动因中,来自外在的、别人的需求大于她自己的需要,她是为了女儿和同事等人才来做咨询的。而内在对这些动物的恐惧可能会压倒其想要治好的动机,所以要在治疗契约签订前与其反复确认,帮助其增强动力。

结　语

做神经症来访者个案时,重要的是咨询师谙熟其诊断标准,围绕诊断标准收集信息,并有的放矢地给出建议。

学员手记一

害怕并不可怕

牛　牛

今天我们开始接触神经症的个案。在练习过程中我遇到了两个恐怖症的案例,我非常有感触。

咨询师:今天你来想跟我谈些什么呢?

来访者:是这样的,我从小就很怕蜘蛛。看到蜘蛛浑身都不舒服。不知道从什么时候开始,我看到所有8条腿的东西都开始害怕起来了。就拿螃蟹来说吧……

咨询师:(打断)螃蟹是10条腿的。

一个练习就这样被暂时中止了。的确,蟹八跪而二螯,可以说是五对足,也就是10条腿。但可能几条腿对来访者是不重要的,害怕这些动物是重要的。是否需要立即面质呢?也许应该让来访者继续进行下去比较好吧。(休息片刻后,重新来过。)

来访者：就拿螃蟹来说吧。现在不光看到活的螃蟹会感觉非常不舒服，看到餐桌上整只的熟螃蟹，也会感到脸颊发烫，心跳加快，手脚冒汗，甚至完全坐不住，一定要离开餐桌。

咨询师：嗯，看来这个情况给你带来了不少的困扰。

来访者：是啊。现在已经9月份了，马上螃蟹要上市了。我经常要跟客户应酬，要是餐桌上客户点了螃蟹，到时候因为我的失态，导致生意黄掉了，那多可惜啊。（语速非常快。）

咨询师：是啊，如果这样的原因导致业务告吹真的挺可惜的。那么你今天来的主要目的是……

来访者：能不能让我不要怕螃蟹啊？

咨询师：其实你现在最担心的并不是看到活的螃蟹失态。最迫在眉睫的是要解决看到餐桌上的螃蟹不要失态的问题，是吗？

来访者：对！对！能那样就足够了。

恐惧，谁都会有。生活中我们总有一些小技巧来让我们与我们的恐惧感共处。如果怕老虎、狮子，那只要不看电视里的动物世界，不要去动物园，就可以安逸地生活。换句话说，怕就怕吧，对我们的生活没有太大影响。但是当一些特定的恐惧影响到日常生活的时候，我们就会寻求帮助。能够解决恐惧后面的诱因自然是好，但是如果不能立即解决这个根本的问题，不如就抓住来访者最急切解决的问题，也是一种不错的方式。

指导老师的话：学员悟出这个道理"生活中我们总有一些小技巧来让我们与我们的恐惧感共处"，非常了不起。生活以各种奇妙的方式平衡着，关键是你看到了平衡那一面，还是看到了存在的不平衡的可能性。

学员手记二

牛　牛

在组员一对一的训练中,我扮演了一个恐怖症的来访者。感觉有颇多收获。把过程详细记之。

咨询师:今天你来想跟我谈些什么呢?

来访者:是这样的,我从小非常怕虫子,比如蟑螂、天牛、螳螂、蜜蜂、蜘蛛、蜈蚣什么的,这些我都怕。

咨询师:嗯,那你所说的怕,具体有什么表现吗?

来访者:就是看到以后打心底里讨厌。有时候突然看到这些东西,我会尖叫,然后惊慌失措,不知道该干什么。但是……

咨询师:但是什么呢?

来访者:但是,我是个男孩嘛!要是让人看到这样的情况总归不太好。

咨询师:害怕和是不是男孩没有什么关系的。你不要过于自责,给自己很大压力。(我在心里并不认同这一点。性别意识,对于我来说是一个重要的关注点,这也是我欲言又止、强调性别的缘由。)其实每个人都可能会有一些害怕的东西。害怕这些虫子的情况对你的工作和生活带来什么困扰了吗?

来访者:有啊。我是学生物工程的。遗传学的一些实验都是在果蝇和小白鼠上做的。而且,有时候要用显微镜来观察果蝇的一些细部特征。果蝇你知道吗?就是烂香蕉上面会飞的那种小虫。

咨询师:哦。

来访者:其实平时看到果蝇也没什么的,那么小。但是在显微镜底下，你知道吗？一下子会变得好大。而且还要仔细观察，真受不了，很恐怖的。

咨询师：看来你看到放大了的果蝇会非常难受。（这是一个简单的共感，让我感觉不错。但是没有接着问："为什么放大后受不了？"）

来访者：嗯。

咨询师：那刚才你还提到了另外一种动物——小白鼠。你对小白鼠有没有类似的感觉呢？（他很好地倾听了我。抓住了前面我提到的一个小细节，让我自己进行一下对比。）

来访者：没有啊。小白鼠好可爱啊，有时候，我还觉得他们好可怜。有时候我觉得人类挺残忍的哦，为了了解人类的信息，就用小白鼠做实验。

咨询师：你很喜欢小白鼠啊！

来访者：嗯，对，有一段时间我专门负责饲养小白鼠。

咨询师：很多人其实都很怕这些啮齿类动物的，但是你却可以做到饲养小白鼠，和它们亲密接触，那么对于果蝇呢？

来访者：唔……（摇头，非常厌恶的表情。）

咨询师：那你现在毕业了吗？

来访者：嗯。

咨询师：已经找到工作了吗？（这两个问题并不是我想在这里讨论的问题。）

来访者：还没有。

咨询师：其实对于这样的情况，你不必过于担心，如果你因为这样的情况导致无法从事这个行业的工作，也完全可以到其他行业进行发展的。毕业的时候并不一定要从事原先的专业的。

来访者：哦。（我心里有些微微的阻抗，因为我对刚才那个建议不满。）

咨询师：你害怕这些虫，还有什么其他的例子吗？能再具体说说吗？

来访者:嗯,有时候晚上上课,课堂里面会突然飞进来一些蛾子什么的,突然一下飞进来,我也觉得好可怕,尤其是当它们飞累了,跌落在桌子上的时候。天哪!

咨询师:那是飞来横祸、灭顶之灾?(这两个词让我觉得咨询师很理解我。)

来访者:嗯,嗯。

咨询师:你会有什么表现呢?尖叫吗?(确认我的感受,比谈果蝇的时候更注重我的体验。)

来访者:唔……(摇头)

咨询师:为什么不呢?

来访者:班上有好多女生,叫出来多没面子啊,女生都不叫,我一个男生突然一下叫出来,要让别人笑话死的!

咨询师:哦,那你有没有跟你的同学说过你怕这些东西?让他们有个心理准备,不要笑你?

来访者:上大课啊,并不都是同一个班级的,有很多不认识的人,跟谁说啊。就算是同一班的,也不好意思跟女生说。

咨询师:和男生还是有说过的?(抓住性别的细节了。)

来访者:是啊。寝室里面兄弟我都打点好了。他们看到我这样也见怪不怪了。我叫得再大声,他们也不会意外。

咨询师:刚才你谈了你的寝室室友,那你父母知道你害怕这些东西吗?(虽然从寝室到父母是一个自然的过渡,询问一下家里的情况是非常准确的,但是把性别问题又丢掉了。)

来访者:在家里,妈妈总说,男孩子怕蟑螂,将来娶了老婆怎么办啊?!

咨询师:嗯。父母还有说什么吗?

来访者:我可以要求暂停吗?

练习暂时中止了。回过头来看看这段练习。咨询师第一个比较严重的错误,就是把性别问题当成了错误归因,一上来就给枪毙掉了。第二个比较严重的错误,就是在谈完果蝇之后给了一个关于可以不从事那个工作的建议。咨询目标都没有确定,就妄下结论,来访者自然会有阻抗。第三,自始至终都没有提到这个情况的持续时间,只知道是小时候开始。第四,也就是在中止的地方。其实这句话已经足够让来访者担忧了。而咨询师完全不顾及来访者的体验,继续询问父母的其他表现。就好像是把伤口上的纱布一层一层去掉,然后把伤员丢在那边,继续问,"还有哪儿疼?"当然,在咨询过程中几个共感和几个引导,还有抓住的几个小细节都是不错的表现,但是那最后一个错误,足以影响整个咨询的效果。

分析了这些后,我们调整了一下状态,继续进行。

咨询师:那刚才你所谈到的那些你害怕虫子的例子都表明了怕虫这个情况无论是从工作、学习,还是生活上都给你带来了不小的困扰。但是好像你更在乎的是你作为一个男性,不应该在女性的面前表现出对虫子的害怕,是吗?

来访者:是啊。其实我也很担心妈妈说的话。你说,要是以后结婚了,家里要是看到蟑螂、蜘蛛,别人家都是老婆冲进老公的怀抱。我们家倒是我躲进老婆的怀里,不是羞死了!

咨询师:所以即便你在公共场所看到你很讨厌,或者说害怕的虫子,你还是会尽量控制自己,让自己不要非常失态,是这样吗?

来访者:是的。我可以控制住,但是好辛苦啊。

咨询师:嗯,强忍住本来可以自然流露的情绪的确需要很强的自制力。那这样忍着,会不会给你带来其他的一些生理感觉?

来访者:有! 那个时候心跳会好快,噗通噗通的,牙关会咬得紧紧的,好像呼吸都停止了,像在憋气一样,憋闷得喘不过气。脑子里不知道在想些什么乱七八糟的东西。如果是上课,一下子就走神了,会好长时间不知道老师讲了些什么。

咨询师：也就是说你可以成功地阻止自己的情绪失控，但是这个代价太大了，甚至比你本身受到惊吓带来的反应更加让你难以接受，对吗？（我觉得他的概括很准确。）

来访者：也许吧。在宿舍里叫过以后，室友把虫子打死了也就没事了。

咨询师：那你今天来主要想解决的问题是？（终于开始确认咨询目标了。）

来访者：能不能让我不要怕虫子啊？

咨询师：嗯，那你怕虫子大概有多久了呢？第一次有这么强烈的害怕的感觉是在什么时候还记得吗？

来访者：不记得了，不过怕虫子真的怕了好久了。让我想想啊。

咨询师：嗯，好。

来访者：（许久之后）唔……（强烈的厌恶情绪。）

咨询师：是不是想到了什么，但是觉得非常不舒服？没有关系，如果你觉得不舒服可以不说。

来访者：可以不说吗？

咨询师：如果你真的觉得说出来反而更加不舒服，那不如就不要说出来比较好。

来访者：好吧。（再次沉默。许久。）可是不说我实在想不出什么了。

咨询师：那就说吧。也许说出来反而会轻松一些。（之前的两次确认，咨询师都表明了尊重来访者的态度，来访者在第一次确认的时候是非常感动的，但是一再地强调，反而让来访者感到无话可说。）

来访者：是这样的。小时候，大概是小学一年级吧。

咨询师：嗯。

来访者：那时候家里住的还是过去的老式房屋。都要用马桶的，也只有公共厕所。

咨询师：嗯。

来访者：我有一个同学，他家就住在公共厕所的旁边。

咨询师：嗯，然后呢？

来访者：你也知道，厕所那种地方，又脏又臭，蚊蝇孳生。

咨询师：对，对。过去的公共厕所都是这样的。

来访者：对啊。然后记得有一次，我跟同学在他家门口聊天。

咨询师：嗯，聊天。

来访者：对，聊到开心的地方，突然有两只苍蝇抱成一团飞了过来。

咨询师：哦。接下来发生了什么？

来访者：因为在说话，我嘴巴张得很大，结果两只苍蝇……（痛苦状）

咨询师：就飞进你的嘴巴里了？

来访者：嗯……

咨询师：接下来呢？你，它们……

来访者：我感觉不对，立即往外面吐，可是只吐出来一只，还有一只……

咨询师：就被你吞下去了。

来访者：嗯……

咨询师：这的确是一段令人痛苦的回忆，而且看得出，它对你的影响非常得大。我们常有一种说法，把那些倒霉的事情或者说不出的难受比作像吃了一只苍蝇，而你是真正吞过一只。

来访者：是啊。而且它们还是抱着团飞进我嘴巴里的，都不知道它们当时在干什么。

咨询师：好了，别想了。不管它们当时在干什么，你现在都活得好好的，没病没痛，不是吗？

来访者：嗯……

说到这里，我们又一次打住。不是因为咨询师有什么不好的地方。刚才那一段表现的确是可圈可点。这段经历对于"我"来说,的确是一段痛苦的回忆。正因为苦痛难言,所以咨询师的倾听与鼓励变得十分重要。而我喊停的原因,是因为"我"要处理一下情绪了。这可能就是来访者的心结,也许对虫的害怕,最早就是从那只进肚的苍蝇开始的。害怕的、担心的就是那两只苍蝇当时在做什么。

既然问题都已经清楚了,咨询师开始和"我"讨论起处理的方式。

咨询师:刚才你谈到了你儿时与苍蝇有关的一段痛苦的回忆,但是你现在怕的虫里好像并没有提到苍蝇。

来访者:嗯,是的。对于苍蝇、蚊子这样非常常见的倒是不会非常非常害怕。但是如果看到体积比较大的苍蝇,或者是那种和天牛一样黑白花纹的花蚊子,也就是白纹伊蚊,还是挺害怕的。

咨询师:那么有没有什么你不害怕的虫子呢?(我觉得这是一个精妙的问题。)

来访者:我想想啊。啊,有了,蚕宝宝。对,我以前还养过蚕宝宝。蚕宝宝吃桑叶,有段时间我还特地每天到一棵桑树上采桑叶喂它们,因为一起养蚕的小伙伴很多,后来桑叶被采光了,我只好喂它们莴笋叶子,嗯,对,爸爸告诉我那是莴笋叶子。

咨询师:这是一段很美好、很棒的回忆啊。所以你也并不是怕所有的虫。(美丽的回忆,巧妙的点评。)

来访者:嗯,但是蚕宝宝破茧以后的蛾子,我还是很讨厌。

咨询师:嗯,因为蚕宝宝为我们人类作出了贡献,就像你之前所提到的小白鼠那样。所以你不怕了。(这是一种前后的联系,这种联系非常的紧密,富有逻辑性。)

来访者:照你这么一说,好像是哦。但是怎么解释我怕蜜蜂呢?它们也是有贡献的,但是它们会蜇人。

咨询师:你知道蜇完人以后对蜜蜂意味着什么吗?

来访者:知道,死亡。

咨询师：所以有时候也可以想想，其实很多虫对人类是有益的。今天我们咨询的时间差不多了。你回去以后尝试看一些有关于虫子的书籍，然后我们下次咨询的时候再继续，好吗？

来访者：好，谢谢。再见。

这次的咨询的确是让我很有收获的一次。毕竟这是一个真实的案例，所有的情绪、体验、回忆，都是那么真实。但是过去我始终无法找到突破点。很多事情我都知道，但就是不知道根源在什么地方。经过这次之后，不仅在心理咨询的技术上，有了不少的提高，也对害怕虫子的这个问题有了反思。现在看看，也许我害怕的从来就不是虫本身。过去总是将那些虫子——准确地说是节肢动物，和肮脏、疾病、疼痛等等联系在一起。而同样的对蚕宝宝、基围虾反而会很有好感。因为它们不仅对人类有益，而且不会造成对人类的攻击。引发来访者的思考——这才是高明助人者帮助人的手段。

指导老师的话：这是写得最长的一篇学员手记。能写出这样手记的学员，一定有很强的反省能力，能从写作和反省的过程中成长很快。难能可贵的是，他能够跳出来访者的角色，用第三只眼睛看自己当时的感受和咨询师的反馈。尽管他的有些看法显得稚嫩，但毕竟他尝试去思考了。学员在训练过程中善于思考是非常重要的。通过手记来成长，是一种捷径。

整个咨询非常流畅，只是有些点上还不够精准，如来访者说苍蝇抱着团飞进了自己的嘴巴，咨询师劝慰他"你现在活得好好的，没病没痛。"咨询师在这里显然无法共感到来访者的感受。在之前咨询师用了"痛苦"这一词来总结来访者的情绪，这还不够，来访者可能还有恐惧、恶心、害怕、难过、担心等种种情绪。仅仅用"没病没痛"，是无法安慰到来访者的。再次回到那个画面对来访者不是一件容易的事情，对其情绪部分要有足够的探索和共感。其实来访者自己已经反思到："也许我害怕的从来就不是虫本身，而是和虫联系在一起的肮脏、疾病、疼痛等等",这是一个很好的起点,可以帮他去探询更多。从他在手记中的表述来看,虫似乎还代表着"肮脏的性"——最初由两个抱成一团的苍蝇所代表,他要远离这种被符号化的东西,恐惧反应就形成了。当然这只是一种推断,还需要从来访者那里得到更多信息。如果这种推断是正确的,虫本身也只是一种替代品,是来访者观念的现实化产物,在这件事情发生之前,已经有一些刺激让他形成了观念。如果有必要,可以对这一部分进行挖掘,然后可以做认知重构。如果这个咨询要持续进行下去,可以对其进行行为疗法,同时在认知层面做一些清理和重新建构。

第三部 面谈示范

12. 心理咨询面谈示范一:情绪管理

心理咨询师:孙新兰博士

案例点评:严文华

咨询师有时就是在与来访者细数在人生道路上积累下的种种情绪和感受。正如:夜来风雨声,花落知多少。*

咨询师:你可不可以告诉我,你来咨询是为什么呢?

来访者:(停顿)

咨询师:好像情绪比较激动,很难讲是吗?

来访者:我比较清楚一个目的,但是(停顿,不安)……

咨询师:但是有一些困惑是吗?

来访者:其实说起来是很复杂的。我这个礼拜都蛮焦虑的,当我决定接受咨询的时候。

咨询师:你想到什么就说什么,从哪里说起都可以的,或者你问我也可以。有点紧张是正常的。

来访者:(思考)应该这么说,我觉得我是一个意志力蛮强的,我应该是一个蛮有自信的人,最近几个月以来,尤其是在最近这个月里头其实应该有很多的(停顿)……

咨询师:触动?(咨询师非常快、非常贴切地接了上去。咨询师的敏感力。)

来访者:对,我想很多事情应该不会记得。

---

* 诗出孟浩然《春晓》。

咨询师:很多事情应该不对你构成这么大的影响。(精准的重述。)

来访者:对,结果……(叹气。)

咨询师:回想起来还是会情绪很强烈。(到位的共感。)

来访者:结果已经不确定究竟是哪件事,心里变得很复杂,就是有很多自己觉得应该忘记的事情,这之前真的没有想起来过,但会有一些事情触发。比较明显的是(停顿)这个礼拜有两次这样的状况。

咨询师:什么样的状况呢?

来访者:有次是我们上课时,班主任传了一个纸条给我,要我下课的时候带领全班向老师表示感谢……之前我在班上带过的,结果一看条子我就蛮焦虑的,这是我的个性,我做事情(停顿)……有比较强烈的焦虑感,这其实的确会让自己表现得很好,说实话,如果可以控制的话。那天我就想了一个比较创新的点子,那个点子太过于创新了,其实我也蛮担心,传了一个条子让大家配合这样做,我希望这样我的焦虑可以有些缓解。

咨询师:让大家认可你?(抓住核心。)

来访者:但是回来之后条子背面多了一个赞成与反对,反对的人要比赞成的人多了很多(音调上升),其实我自己跟自己说:反正正好我还不想做。但是接下来的事情就是我走出教室,(叹气)你知道那个呼吸觉得非常地,非常地……(停顿)胸闷。

咨询师:你觉得胸闷。(重复,共感。)

来访者:对,我得找到一个立刻可以解脱的地方。我就出了教室,在校园一片草地上仰面躺在那儿,那时候心里感觉很糟,有一个声音跟我说,怎么这么小的事情都不能克服。另外一个声音说你根本没有办法理性做事情。那时候就想(停顿)……如果没有我的话(哽咽,停顿)……

咨询师:如果没有你的话……

来访者:没有我的话,(停顿)事情会更好。

咨询师:没有你就没有这种焦虑的状态是吗?(共感。)

来访者:那时候旁边有个楼是比较高的,我觉得,如果真的有勇气我会跳下去(流泪)……这种状况大概持续20分钟吧。

咨询师:你是怎么调节过来的呢,在这20分钟里面?(深入推进。)

来访者:自己那个理性的声音跟我说,这个事情真是太傻了。这是一件很小的事情嘛。其实就是不能控制自己的情绪,你可能有一些其他原因导致,因为这件事情真的太小,小到……

咨询师:不足以让你……

来访者:变成这样子。但是那之后,说实话,我是什么人都不想看到。所以那天晚上课我没有来上。因为我实在是(停顿)……蛮担心见到任何人,尤其是跟这个事情相关的人。

咨询师:嗯,怕什么?(追问。)

来访者:大家都可以觉得你做得好,这是一个非常简单的事情,明明是一个非常简单的事情(拭泪)……

咨询师:您能不能告诉我,你在怕什么呢?你觉得你最怕的是什么?(再次回到追问的问题。)

来访者:最大的问题就是,我觉得人家会看到一个……(停顿。)

咨询师:什么呢?

来访者:这也是我今天害怕的事情。

咨询师:怕人家看到你的某一面?(说来访者内心的话。)

来访者:(思考)说实话我不习惯有人说要同情我,这会让我更、更无法接受。(停顿。)

咨询师:你无法接受别人同情你这样一个自尊心这么强的人、很有自信心的人。即使我问了你怕什么,也并不是要同情你,而是解决问题。否则你内部永远有两个力量在打架,一个在担心,在怕,另外一个说我怎么会怕呢?这两个力量永远在打架,你经常陷入一种很矛盾很难受的状况。我不是来同情的。我觉得你非常强,很有创造力,很有热情,很有感染力,为什么要同情呢?(澄清、解释。)

来访者:对。我觉得有个理性的我可以去调整。可是……(深呼吸)礼拜六的事情之后,星期一还有一次。星期一那天我是在吃晚餐,跟两个好朋友,是挺好的,但是(停顿)……我们喝了点酒,有点微醉。其中一位女性朋友突然跟我提到前妻的事情。我压根忘记我跟她说过这个事情……她讲了以后我就开始胸闷,很用力地呼吸。还是那些人,现场没有什么改变,但是我觉得有点距离。有一段时间她问你没事吧,我心里想说没有事,我马上就好,但是讲不出来话,我只能呼吸,没有办法专心看什么东西。我知道他们在跟我说话,我心里知道应该是没有什么问题,但是(停顿)……但是其实很难。

咨询师:那种感觉会很强烈?(共感。)

来访者:很难,我没有办法说话。(叹气。)

咨询师:然后持续多长时间呢?(确认信息。)

来访者:没有很久,几分钟而已,我想大概是几分钟时间。因为我以前有这种状况,但那是很久很久以前的事了。我知道我可以做什么,我要找一个跟现场无关的联结。我打电话给一个朋友,电话里他讲什么我其实根本没有听到,但听到他的声音大概一分钟之后我觉得好了,没事了,我挂了电话。那时候我就好了。

咨询师:你用这种方式帮助你转移?(上升至来访者行为模式层面。)

来访者:对。我其实本来也没有把这两个事情结合在一起,因为我在书上读到惊恐发作的介绍,我突然想我是不是惊恐发作,但又觉得我不完全是。我突然想到小的时候我曾经有过这样子的事情。那个时候我大概只有(思索)……17岁,那个时候我有个女朋友。我们大概是吵架,吵架过程我已不记得,但是我记得好像是我觉得我要让她知道我有多生气(加重的语气),我就开始胸闷、呼吸急促,没有办法跟别人讲话。原来我以为自己是有意识这样做,是做给别人看。

咨询师:在你控制之下?(精准地抓住了"控制"这个核心词。)

来访者:但是这两次就很难控制了。只是件很小的事情,我不应该有这样的反应。我不知道那天为什么这么强烈的反应,有一段时间真的不太能控制,我也不明白星期一为什么一句话就引起我的强烈反应。

咨询师:这两件事情之前你现在能够记得最早的一次完全不能控制的胸闷、呼吸急促是在什么时候?

来访者:我能记得第一次是跟我女朋友吵架。

咨询师:那是你有意的,是吗?你第一次觉得不能控制的,你不想它出现但是它还是出现了,是在什么时候?

来访者:有一次,也十几岁,我忘记了具体的年龄,看了一部电影,《玫瑰战争》,电影大概是说一对夫妻……

咨询师:夫妻之间的矛盾?

来访者:其实他们开始是为了相爱,可是最后他们(停顿)……互相嫉妒而做了很多彼此伤害对方的事情。结果在他们的房屋里头，那个先生把太太的猫煮掉了，最后他们是打架，挂在一个吊灯上，吊灯撑不住了掉下来，两个都摔死了。导演给的最后一个动作是先生把手搭过去，太太"啪"一下打开。电影结束后，走了十分钟左右我就发现自己不能控制，必须要停在路边呼吸，我觉得怎么会有这样的事情(停顿)……明明是爱一个人的，怎么可以到最后是用这样的结局收场。我没有办法跟别人沟通，我必须在那边大喘气，喘气喘了很长时间的，后来好了，就没有什么事情。(来访者花了这么多篇幅来讲述电影，咨询师一直在倾听。这是因为来访者非常擅长表达，给了很多的素材，咨询师从哪里切入都可以。)

咨询师：你的反应是喘不上来气，胸很闷。在这反应之前，你看到这样的镜头，或者你听到别人说你前妻这样的话的时候，你的感受是什么，这个生理反应之前你的感受是什么？(确认内心感受，进入本源的问题，去找主干，而暂时不去处理更多的信息。在随后的咨询当中随时可以再回溯至此。)

来访者：就是觉得难过，那部电影其实是以黑色幽默的方法来拍，那个镜头想说明的也可以用喜剧东西来解释，但是我总是在一些幽默镜头后面看到是一些(停顿)……难过的情绪。我看到很多东西都是悲伤的，比较悲伤的。

咨询师：从小是这样吗？小的时候比较容易看到一些悲伤的东西、比较多愁善感？还是从小比较乐观、大大咧咧的？(思维方式和人格特质的确认。)

来访者：没有，我从来没有乐观，如果现在看到我乐观的样子，那是因为我知道自己怎么样装作乐观，但是从小我不是一个乐观个性的人。

咨询师：你天性就是这样吗？

来访者：(停顿，思考)突然想到小时候的一些事情，父亲买了很好看的棒棒糖，带着笑脸，一边是白色，一边是巧克力色，我忘了我弟、我姐他们有没有，可能一人一个。那个太好看了，至少我舍不得把它吃掉，看了一个晚上。后来我把它摆在一边，第二天早上起来不见了。这个事情我倒是难受了很久，虽然我现在知道它一定是被别人吃掉了。那个时候对我来讲是蛮珍贵的东西，但是就是难过我也不会跟别人讲。(来访者自己跳跃到负面情绪表达事件上，这是来访者跳跃性思维的反映。咨询师采用的策略是跟着来访者走，必要时再回到最主要的问题。跟着走，但不迷失。)

咨询师：你难受的时候会怎么表现呢，你会说谁把我的东西吃了？(咨询师跟进,确认其负面情绪表达方式。)

来访者:不会。

咨询师:或者你会哭?

来访者:不会。

咨询师:或者你会发泄砸东西?

来访者:也不砸东西。

咨询师:那你会怎么样呢?

来访者:我还记得的一件事情是(思考)……小的时候,(停顿)那时候我比较任性,我一定要养只鸽子,其实我们家没有养鸽子的条件,养了两天(停顿)鸽子就失踪了。现在我知道它被吃掉了,因为我们家条件也不是特别好,不可能把它放掉。(第二件事情跳出。)

咨询师:不可能把它放掉?

来访者:对,不可能。结果我就在屋顶上,一个人学鸽子叫,学了蛮长时间,边叫边在上面一直原地转圈。

咨询师:学鸽子叫,你当时的感受是什么?(内心感受。)

来访者:当时觉得很难受,很难过,觉得我连鸽子也没有办法留住,它还是不见了。

咨询师:在上面转圈学鸽子叫,心里很难受,你也不会跟爸爸妈妈吵,你也不会问鸽子到哪去了?(确认处理负面情绪的方式,来访者的模式慢慢浮出水面。)

来访者:对,我好像只跟妈妈吵过一次架,还在青春期。那时候我已经十几岁了,她让我吃什么,我不吃,因为我不是很爱吃,那时候还有长辈,长辈说小孩子应该听妈妈的话,妈妈是对你好。我把筷子一摔就回房间去,我听他们在外面说,现在小孩子怎么这样。但是我做的事情是要把自己闷死。

咨询师:闷死是什么意思?(确认意义含糊的细节。)

来访者:就是闭气、不呼吸。

咨询师:就是把筷子甩了之后吗?(确认关键细节。)

来访者:对,但后来当然不可能……

咨询师:为什么用这种方式呢?这是你第一次比较明显的反抗妈妈,表达你的不满。(问来访者的内心动机。)

来访者:应该只有这一次吧,她可能也不知道我会这样。

咨询师:你为什么要回到房间闭气、要把自己憋死呢?(追问。)

来访者:搞不清……我觉得这是一种我所能知道的、表达生气的方法。(来访者总结出自己表达愤怒的模式。)

咨询师:这个方法的意义在哪呢? 生气了就惩罚自己、毁灭自己?(这种质疑会非常深刻地触及来访者的价值观或另一个更深的问题。)

来访者:因为我做不好吧,我在想。因为小时候成绩一直不好,(停顿)很多事情都是我没有办法做好。(更深层的一个观念,一个不合理观念浮现。)

咨询师:你对自己不满意?(更精准的概括。)

来访者:不满意好像是高估我自己了吧。

咨询师:嗯。

来访者:做不好是应该的,我觉得。

咨询师:所以你会觉得自己没有价值?(比"不满意"程度进深。)

来访者:没有价值。

咨询师:什么都做不好,你爸爸妈妈会觉得你什么都做不好吗?(问到家庭环境的影响。)

来访者:(叹气)说起来已经变成一个玩笑。那时候从初中到高中,我们中考。爸爸知道我成绩很差,就帮我补英文,十分钟他都受不了,他问我 P-A-S-S 是什么意思,我说我不知道。他那个时候站起来,我都可以感觉他的想法:"你是一个初三的学生啊! 连这个单词都不知道!"

咨询师:当时心里什么感受呢? 看到爸爸那种表情、神情?(确认感受。)

来访者:这只是一个结果,这中间我所有东西都不会。我已经知道我不行了,弄不好了。所以(停顿,叹息)……我就是做不好。

咨询师:在你刚才讲的时候,我感觉到在你内心里有三个人:一个小孩,或者里面有一个人,他会觉得我什么都做不好,我很差劲,不管我怎么努力,我什么都做不好。还有一个就觉得我应该做好,而且我应该做得比一般更好。还有一个人是蛮理智的,会评估说:这是一个小事情,我不值得生气。至少我们目前感觉到这三个部分。你来体会一下那个小孩的形象,他会觉得我什么都做不好,初中了连 Pass 都不认识,他甚至觉得自己好像不是很有价值,他甚至有的时候觉得我这个人不存在就好了,没有我就好了,我什么都做不好,什么都不行。你来看一看这个形象会是什么样子？（此处为一个小结，需要把谈到的内容理清一下，聚焦后开始深入挖掘。咨询师认为收集到的信息已经足够，在这里可以进行一下小结，聚焦后开始深入挖掘。）

来访者：这可能是我小学的时候。

咨询师：在你面前，在你脑海里面。就好像我们能看到他，他觉得自己做什么都不行，没什么价值。我就是什么都做不好，我就是什么都不行，什么都做不好，没有什么价值，甚至有的时候没有我就好了，我们好像看到这样一个形象。他在你的心里，或者说在你的内心深处，我们看到这样一个形象，不是靠回忆，是看到他。在你心里的某个角落里面，你能看到这个形象吗？因为他一直会在你的心里面翻腾，他一直存在，试试看，去找找他，在你内心的某个角落里面。他会觉得"我什么都不行，我什么都做不好，我就是什么都做不好，没有信心"。（花比较多的篇幅来引导。）

来访者：（深呼吸）

咨询师：难道你还是不太想看到他？

来访者：我回忆起，（思索）我小学之前住在一个公寓里。

咨询师：在公寓里面的你是什么样子？（年龄和地点确定后，开始描画人物细节。）

来访者：我记得我那时候老是去找爸爸。（来访者没有回答咨询师的问题，而是自顾自地顺着意识流往前走了。咨询师是跟着来访者新开辟的道路往前走，还是把来访者拽回到刚才的意象框架中？咨询师需要一个快速的决定。）

咨询师：为什么老是去找爸爸呢？（咨询师决定跟随来访者，暂时不去管那个已提出的意象框架，因为来访者仍然在源源不断地涌现出他认为重要的线索和画面。有可能这些信息真的重要，也有可能这是一个微妙的对咨询师的测试：如果我不想受你控制，你会不会把我抓回去？在最开始时来访者已提到他最担心的是失去控制，在咨询中他需要有掌控感。顺着自己的思路走，是对咨询过程的一种掌控。咨询师的跟随让其有安心感。这里咨询师对父子关系的部分进行深入挖掘。对父母关系中的细节确认。如何确认，这是一个关键细节。）

来访者：（喘气）不知道为什么。

咨询师：跟爸爸的感情更亲一点，还是觉得妈妈更亲近？

来访者:我想到我有一次,应该蛮小的时候,我和妈妈在床上睡觉。然后我想,如果有一天我能够再回到妈妈肚子里面就好了,那一定很安全。那时候,被我妈妈一脚踹开说"不要烦我",(停顿)那个感觉是蛮可怕的……(停顿)(来访者开始回溯,但可能会被回溯的内容吓坏。)

咨询师:想到什么都是有价值的。(鼓励来访者继续深入内心,不要带有批判性。自由联想。)

来访者:后来(思索)……我记得就是爸爸带我去上幼儿园,然后我在幼儿园里面大声哭着不要他走。我记得小学的时候,我家距离爸爸公司很远,我一个人骑着单车去他单位找他。

咨询师:觉得好像在爸爸那边还能得到一些支持、温暖?(把来访者内心的感受总结出来。)

来访者:是。我觉得玩具什么的都是爸爸买的。

咨询师:爸爸给你买的,你觉得爸爸更喜爱你一些?

来访者:(停顿)也许什么事情都要让我弟弟。你觉得那个棒棒糖是谁吃掉的呢?(吸气)(怨言流露出来,伏笔其实在前面。)

咨询师:是妈妈要求你让弟弟的?(确认这种埋怨是针对妈妈的。咨询师的敏锐性。)

来访者:就算她不要求,也一定是他的,弟弟小我三岁。

咨询师:你觉得爸爸和妈妈偏爱弟弟,特别是妈妈?(长幼秩序和父母偏爱的影响。)

来访者:我不知道,应该理智上不会发生这样的事情,怎么可能呢?

咨询师:什么"怎么可能"?(没有让这个关键点滑过。)

来访者:我妈妈是一个好妈妈。(停顿)

咨询师:人们成年后客观地评判妈妈都有一点困难,是吗?(温暖的支持。)

来访者:没有,其实你说对了,是因为这些事情后面都发生过,真的都发生过。你知道为什么我会有那次的婚姻吗?因为我爸爸非常喜欢那个女孩,我们结婚的那天是我父亲的生日,是在他们结婚的教堂,是在他去世一周年后的那天。我的理由就是时候到了,而且我爸爸也蛮喜欢她的。(进入到一件新的事情。)

咨询师:当时父亲已经过世了一年,是吗?(很好的倾听。)

来访者:对。后来又经历过一些事情,妈妈因为我们婚姻的触礁而翻脸。那时候我已经下定决心,我非常理智:你们不帮我老婆,就是不帮我这个儿子,我宁可再也不见到妈妈跟大姐。后来我就到另外一座城市了,那时候我们的关系是过年都不回家了,基本我也不打电话。(婚姻对母子关系的影响。)

咨询师:我没听明白,我刚才理解,好像你结婚其中一个动机是为了爸爸。(重新回归关键点。)

来访者:对。

咨询师:后来跟妈妈之间发生了什么?

来访者:那是因为我们的婚姻,说实话,我觉得……

咨询师:不是很成熟的婚姻?(把来访者要说的话精准地表达出来。)

来访者:以我这样的……沟通方式,不可能会有一个比较美满的婚姻。后来我自己家里出现很严重的财务状况,那时候我回家希望家里能够帮助我。

咨询师:希望家里帮助你?

来访者:对,因为父亲过世以后遗产每人一份,我希望把我的那部分……

咨询师:拿出来?

来访者:想从家里拿钱出来,想解决自己家中的问题。但谁知道大姐跟我说:"我和妈妈商量过了,现在爸爸刚去世,我们不会这样做。我们一家人,到最后你还可以用得上。"我那时候就想……这房子我不要了,但是你们这样等于是要跟我切断关系。我就再也不要这个家了,我就到外面流浪,是你们把我逼出这个家的。两年前我就选择到另外一座城市工作,就算我再回去,我基本是不住在家里。

咨询师:好像你会用让自己过得不是那么好的方式来惩罚妈妈?(点出行为背后的动机。)

来访者:(叹气)我用让自己过得不好的方式来惩罚所有人,我觉得应该是。

咨询师:为什么?好像刚才你说姐姐是想把这个钱留下来给你,是这个意思吗?(引导来访者看到事情的另外一面。)

来访者:我的前提是觉得,第一个,钱在我看来就是不重要。虽然现在我的婚姻关系不存在了,但是那时候,无论如何我要(停顿)……跟我爸爸一样保护我的(语气加重)那个家。虽然我也很痛苦,这个婚姻问题导致生活现在很痛苦。我那时候真的不能理解,也许只是我没有说出口而已。

咨询师：没说出口什么？（抓住关键点追问。）

来访者：这样也能算是一个大姐吗？这样也能算是一个妈妈吗？钱……（叹气。）

咨询师：你心里好像对妈妈、大姐，特别是妈妈有抱怨？（回到情绪层面。）

来访者：对，大姐在某一部分是替代了……

咨询师：妈妈？

来访者：是。因为我们有四个孩子，她大我两岁，我还有一个大一岁的姐姐、小三岁的弟弟。在很多时候，尤其在我们小学、还有中学的阶段，整个小学、初中那段时间，都是大姐带我们。

咨询师：你可否告诉我，在你内心里面，你对妈妈最大的不满是什么？（开始处理来访者与母亲的关系。）

来访者：现在我没有对她不满了，我自己觉得好像已经走出来了，我开始打电话回家，跟她聊天，觉得她是一个需要照顾的老人。我觉得其实她有更多方面需要别人照顾。我可以看到这些，但是我没有原谅我大姐，我很明确跟我家人说，你们要我回家可以，她不要来。我们去吃饭，我请所有家人，她（大姐）不要来，她不要出现。我还是蛮（停顿）在意那时候的事情。（把母亲与大姐区分对待。）

咨询师：你内心深处，我能理解，你现在有很成熟的部分，你能客观地看待你妈妈，你对她比较好，能理解她。在你内心深处，你觉得你对妈妈，包括大姐最大的不满是什么？（引导来访者关注不满。）

来访者：我觉得她没有帮我，在那个时候，（停顿）一个是孩子，一个是钱，你保住那个房子要做什么。

咨询师：再早一点的时候，你对妈妈和大姐最大的不满是什么？觉得她们不公平，觉得她们不爱你？在你内心有很多怨恨，其实也是被压抑住了。你不敢让这些怨恨表达出来，或者说呈现出来。（开始处理表达不满情绪的模式。）

来访者：其实蛮痛苦的事，就像我刚开始提到，为什么我会有那么焦虑的情绪。因为（停顿）这三个月以来，那些觉得可以忘记的事情……（转移话题）

咨询师：都翻起来。（能非常快地走在来访者前面。）

来访者：都翻出来的时候（停顿）……

咨询师：你会很难受？（再一次走在来访者的前面。）

来访者：真的是蛮难受的过程，我发现原来可以隐藏这么久，其实是隐藏了没有出现。那么小的时候出现过的事情，我原来以为是自己意志造成的。

咨询师：意志造成的？

来访者：比如呼吸。

咨询师：不是可控的。（回到最初提到的"控制性"。）

来访者：是不可控的。上次简直是失控，这之后我失控次数越来越多。其实我也蛮怀疑，其实我可以做得很好，我可以让别人知道我做得到，而且我已经做了很长时间的，其实我做得很好的。

咨询师：我相信你可以做得很好，而且是真实的，那么是什么动机或者有什么力量，触发你触碰这些很多年没有去碰的东西？（确认动机。）

来访者：其实我要找一个答案，我实在不知道幸福是什么，人为什么快乐，什么东西对我来讲……

咨询师：是最重要的东西，或者是什么叫幸福。

来访者：常常有人问我什么叫幸福，我会给一个奇怪的答案，我说吃东西最快乐。我想不出来其他答案。

咨询师：其实你可以做得很好，比如你可以给大家的形象很好，你可以工作或者人际关系貌似都很好，但你内心其实非常痛苦，除非你不面对它。（让来访者更清楚地看到自己。）

来访者：其实我不是很怕，（停顿）其实我还是蛮害怕的，但是我可以假装遗忘，当我不在那个层面上的时候。

咨询师：可以做到吗？（温和的面质。）

来访者：我可以忘了很多东西，我觉得好像已经把好多东西都忘记了。

咨询师：其实你找到一种帮助自己的方式，或者调节自己的方式，不是不可以用的，一种感受。比如说你以前平衡得还不错，虽然有点难受，也许你喝喝酒，或者睡个觉，吃点东西，骂骂人，抽抽烟，酗酗酒这些就过去了。但是到一定的时候，这种方式是不可能长久的，还可以有更好的、更健康的一种让自己过得更开心、更舒服，不是靠压抑、不是靠硬去遗忘的方式，不是靠你的意志力去绷紧的方式。当有个想法冒出来的时候，当有个情绪冒出来的时候，你马上用手压它，你会觉得很胸闷，那么憋闷，不那么舒畅。你可以考虑一下，如果你愿意，我们把这些东西呈现出来，不是说看到就完了，而是说呈现出来以后我们才会发现这些东西可以重新归位的,你是有消化能力的,否则就像蛇吞进去木头蛋一样的,吐不出来又消化不了,不断地摔自己,不断折腾自己,糟蹋自己。我们把这些木头蛋拿出来后才发现不是木头,说不定里面还有些营养的东西,有些皮可以扔掉,有些营养可以吃掉,有些东西上个厕所就排泄掉了。我们拿出来的目的不是让你更加难受,更加痛苦。但是你可能也有一些害怕和担心,因为看到了更多,好像潘多拉盒子打开一样,看到了更多好像痛苦就更多。(一段综合性的总结,共感的同时想要打消来访者的顾虑,鼓励其开放自己。运用了比喻。)

来访者:说实话,其实这也是我担心的,我还有多少东西,还能想起多少东西(停顿,叹气)……

咨询师:会干扰到你,或者会搅动你? 如果想起这些东西会搅动你,其实它搅动你是为了让你知道它,它在告诉你:"快来认识我,拥抱我,消化掉我。"我从来不认为一个人有心理问题是一个灾难,或者有心理困扰是一个灾难,其实这是一件好事,因为它在激励你往前走,否则你就在原地不断地沉沦了,或者在一个模式里面那个脚本反复重演,这样会更痛。(来访者叹气)你愿意不愿意去把那些在里面影响着你的东西,看得稍微清楚一点,去感受一下,触摸它一下,甚至拥抱它一下,把它完全消化掉。如果你不愿意,你还需要一段时间酝酿这个力量,到了那个临界点了你就会出来。我觉得你的主观意志非常强的,别人真的要去碰的时候,你又封住了。(用比喻温暖地鼓励来访者。)

来访者:我不知道要给怎样的答案。上周躺在草地上那个事件,使得我不能来上课。

咨询师:为什么?

来访者:因为你来就要面对大家我想会不会影响别人。(一个新的情绪浮现。)

咨询师:你在担心影响别人吗?

来访者:其实我一直是这样,我知道,我觉得我总是会影响别人(停顿)……其实我自己也知道,我自己活得不好,也影响别人活得不好。自己一直想改掉这一部分,如果所有的东西都困扰,我最希望最希望能够改变,其实我是应该改变这一部分。(咨询目标。)

咨询师:哪一部分?(确认。)

来访者：我自己情绪不能控制的时候一定会影响别人，我知道各种方法能够去让别人很不高兴。

咨询师：包括你觉得胸闷的时候。（把影响他人和胸闷联系在一起。）

来访者：对，胸闷的时候也是。

咨询师：你觉得影响到别人？

来访者：我刚开始跟女朋友吵架的时候，我知道这样很不爽，但是后来我是不能控制而已。

咨询师：你好像对别人带来一点负面的东西都很在意？（回到影响问题上。）

来访者：对，因为带来负面影响的都是我最在意的人，这是最大的伤痛。

咨询师：不能给最在意的人带来一点负面感受，是吗？

来访者：看程度吧，如果它比较轻的话，如果它（停顿）……不需要那么难受的话。

咨询师：正是因为你内心的这种想法，你才控制自己的情绪，让它不要影响到自己爱的人，这是很难受的，也是违背人性的。我们能做到是不要爆发，而不是爆发以后怎么样不要让整个村庄都被淹。这是很难做的，我们只能在前端做工作，没法在后端做工作。而且这些情绪困扰着你，最大的受害者是你，对吗？我们需要更深入地来触碰这些情绪，不是用你的方式，而用一种更科学的方式触碰它，然后让这些情绪不再泛滥殃及到你所爱的人甚至无辜的人，它是个自然的过程，它不在你这里作祟，它也不会殃及无辜。更何况你有比一般人更强的自控能力，更不可能殃及无辜，而且你还有创造力。如果你愿意，我们下面的咨询才可以继续，你有个承诺，你要自己有意愿，你潜意识里会有阻抗这是很正常的，我只是说意识上可以试一试。（比较长篇幅的解述，运用到比喻。）

来访者：我愿意试，因为我都已经在努力处理，其实我还是蛮害怕的，因为当那些情绪都被翻出来的时候，真的会在控制边缘的时候。

咨询师：我能理解。

来访者：其实我不能接受我居然会那么失控。我觉得那应该是我很小的时候的事情。

咨询师：你好像很不能接受你的失控？（点出实质。）

来访者：你想想看，那天是在两个朋友之间，然后上周是在这么多同学面前。没有办法,控制不住。这样做会伤害他人,但是没有办法控制情绪。

咨询师:事实上造成什么后果呢,那些朋友都得抑郁症,还是他们都很伤心?(用现实的夸张来面质来访者的不合理理念。)

来访者:我相信他们有一段时间还是觉得(停顿)⋯⋯这个人跟发作的那个人,是两种蛮明显的不同社会人格的。为什么班主任会让我来做,是因为我本来就很适合站在很多人面前,我可以做到,其实我每接到一个任务我都很焦虑,因为我不知道怎么样才能比上次更好,怎么样才能让大家觉得更好。其实是非常焦虑,只是经过很长时间的训练我知道这个焦虑会带来一个很好的结果,我可以比较好地控制,其实我应该已经很好控制了。(焦虑情绪浮现。)

咨询师:好,如果我们开始面对你的这些波澜的时候,我们换一个思路,不是去控制它,你已经意志力很强了,感觉它,接受它。换一个思路,否则永远没有办法打开,不敢进入,他是一个坏人我还可以控制,可是放出来一堆坏人⋯⋯(没有深入,而是回到是否愿意解决自己问题上。用到比喻。)

来访者:是,现在我还可以数它,我害怕接下来我根本不知道怎么数,根本数不过来。我自己觉得这样实在太可怕了。(对比喻做了回应,可以看出这个比喻恰如其分地表达了他的想法。)

咨询师:去感觉它,这是一个化敌为友的过程,我们去感觉它。如果你想去控制它、调配它,你就发现很吃力,敌众我寡的时候你就感觉失控了。我们现在是感觉它,因为它本来跟你就是朋友的关系,是化敌为友的过程,只是感觉它,而且你要相信自己,一次不会放那么多的负面的东西出来,你只会放到一个安全的程度。我们把它们一个一个变成朋友,咨询到一定阶段的时候回头看我们可以看清脉络,但不是在过程当中来控制它。你控制的愿望非常强,而且这个力量非常强,加上你很怕失控,所以你对心理咨询师是一个很大的挑战。只有你有意愿我们才可以继续,我需要你的承诺。你要相信自己的内心,它们是会一个一个出来,开始可能面目可憎,但你会发现它们都是对你有价值、有意义的,你会发现恶魔底下原来是正常的人,你才会感觉到你其实一点都不孤独,否则你会觉得自己很孤独。你不要控制今天不要让谁出来,明天不要让谁出来。是感觉它,我们要做的是触碰它,去感觉它。心理咨询就是这样一个过程。刚才我们翻了这么多出来,你并没有失控,因为你的脑子在控制,像紧箍咒一样,你是一直箍在那里的,我们只是让这个紧箍咒放松。我们的内心有它的智慧,会有适量性,都是我们可以承受的量。我们是不是可以有这样一个你同意做下去的协议了呢?(解述,支持和鼓励,但并不强迫。)

　　来访者:(点头)嗯。

13. 心理咨询面谈示范二：怨恨自我、惩罚自我与当下自我的整合

心理咨询师：孙新兰博士

点评：严文华

接天莲叶无穷碧，映日荷花别样红。* 荷出于泥，花美于泥，但荷与泥不可分，如同自我的每一个部分。

咨询师：准备好后，你可以先释放一种情绪出来。愤怒也好，哀伤也好，焦虑也好，都可以的。这些愤怒、焦虑、哀伤你感觉在你身体的什么部位呢？你感觉一下。

来访者：它们都在我心里。

咨询师：在你心里是吗？到你心里去看一看，看看你现在的心是什么样子的，很久都没看过你自己的心，你进去看看，你的心现在看上去是什么样子的呢？（意象技术的引导。）

来访者：（叹气），以前说过我父亲过世的第二年，我结婚了，因为我想做最孝顺的那个儿子，所以选择在他生日那天，他们当年结婚的教堂。说实话我（在婚姻中）没有坚持很长时间，我（停顿，喘气）我觉得我们的沟通有些问题。（来访者最先浮现出来的是自己的婚姻问题。）

咨询师：你和前妻的沟通？

来访者：（停顿，喘气）最大问题就是什么都不说，或者是我什么都不说。

＊ 诗出杨万里《晓出净慈送林子方》。

咨询师：有很多的情绪其实是搅在一起的，是吗？（共感。）

来访者：（停顿）那应该是九年前，那天，我们其实为了一件蛮小的事情吵架，根本都不能用"吵架"这个词，因为根本就没有吵。（叹气。）

咨询师：不开心，大家生闷气？

来访者：对，那时候我就一个人走。一个人走到公司，在电脑上（停顿）……写好遗书了。我实在不知道该怎么面对这样的感情，你觉得这个人是这么重要，你根本就不可以（停顿）……

咨询师：失去她。

来访者：你根本不可以失去这个承诺，这个承诺是（停顿）……当着那么多人的面，你承诺会有一个美满的家庭，你会跟那个很勇敢的人一样保护那个家。虽然未必保护得很好……

咨询师：你很崇拜你爸爸吗？（点出父亲对来访者的影响。）

来访者：（思索）现在看来是，结果连这个都没做好。我在电脑上写好遗书，然后离开。我记得我走到家里要走两个多小时。一路上我情绪很恶劣。回到家，她在家。我们没有讲话，她在房间，我在客厅。那时候已经很晚了。我喝掉两杯洋酒，吃下 10 颗镇静剂，我不知道家里为什么会有这个，但就是有。然后打电话给我同学，去找他再喝一杯。那时候我内心觉得我不会回来了，我没打算要再回来。我觉得自己实在是没有办法面对。那天晚上，我就出车祸了。我醒来的第二天在医院，我老婆在旁边。我撞伤了两个人，而且因为是酒后驾车、服用了镇静剂，被关在警察局里一段时间。然后……

咨询师：你有什么感受呢？（确认感受。）

来访者：那段事情我不记得，第二天早上起来觉得头痛欲裂，因为受伤了，撞破头缝了几针。等到两天之后，再去警察局录口供，因为之前我不能录。晚上十一点录完口供。之前我老婆跟我讲要怎么讲怎么讲，因为她很清楚要怎么说对自己比较有利。但是实际上，我实在说不出来那些话，（停顿）其实我根本就不记得讲了什么话。出来之后她情绪蛮失控的，她说："你知道为了你我去跟受伤那家人赔罪，他们态度很不好，我前面都已经安排好，你居然这样做！你这是故意伤害我！"讲了很多很情绪化的话。那天晚上，在很热闹的路口，我在那路边跪了四个小时。

咨询师：为什么呢？（确认动机。）

来访者：一方面她的情绪很坏，一方面（音量提高）我觉得自己很窝囊（停顿）……连这个事情都做不好。

咨询师：连这么一点事情都做不好？

来访者：死也死不好，人家安排的东西你也做不好，做一件这么傻的事情。

咨询师：你跪在那里，你的内心是怎样的？（再次回到感受。）

来访者：那个时候其实我蛮恨她的，因为她实在讲话蛮狠的，可是一方面，也是自己做了件那么笨的、酒后驾车的事情。你自己想死死不了，还撞到别人，撞到别人还（停顿）……

咨询师：扯出那么多事情？（比来访者更快地反射其内心。）

来访者：对，还扯出那么多事情，人家都安排好，你还做不好。

咨询师：你既恨她，也恨自己。为什么要跪到那里呢？（再次确认动机。这是个关键点，所以第三次回到这一点。）

来访者：我不知道。

咨询师：为什么以这样的方式呢？是想惩罚自己，还是惩罚她？还是两个都惩罚？（与前次咨询中的惩罚联系起来。处理不满情绪时的模式。）

来访者：我觉得两个都惩罚吧。

咨询师：这种方式为什么能惩罚到她呢？（面质。）

来访者：我不知道，我觉得……

咨询师：就像你自己憋着不呼吸，除了自己以外，你还能惩罚到别人，为什么这个方式能够惩罚到别人呢？（没有滑过，继续追问。这是一种行为模式。值得深挖。）

来访者：我不知道。

咨询师：但是你觉得好像可以做到。不仅仅是惩罚自己，还要惩罚别人。为什么你觉得半夜跪在那里几个小时可以惩罚到对方？（关键性的地方，第四次追问。）

来访者：我不知道，至少是我希望可以惩罚她吧。

咨询师：你希望她感觉怎样呢？

来访者：希望她觉得愧疚。

咨询师：让她觉得愧疚，感觉自己做得过分？（在来访者所说基础上略做拓展。）

来访者：对，我不知道我希望什么。我希望……(停顿。)

咨询师：你觉得你希望她什么？

来访者：我希望她能够痛苦，让她知道这件事，让她体会现在我多内疚，或者我有多痛苦，或者我多恨自己。

咨询师：然后……

来访者：让她体会我多恨她吧。

咨询师：为什么说要多恨她呢？你经常会很戏剧化地做一些事情？(转到行为模式的"行为"上。)

来访者：我们有个默契，我们家的亲戚比较多，其实我们已经蛮清楚的，我们两个人扮演的角色就是只要在我家一定是我说不，然后再让我老婆去说，"他脾气不好了，其实没有这个意思，我们只是……"

咨询师：去缓和、协调？

来访者：我觉得如果是我在这样的家庭也压力很大。我觉得我们之所以不沟通，因为我们都很清楚，"你知道我的态度的，你为什么不了解、不懂，其实我是非常想要照顾(家庭)，我没有办法说谎的原因就是因为我就是这样个性的人，你让我去到任何地方都没有办法说出来的，不管你做得多好"。

咨询师：你有很多话要说，但是好像就像你说，你的沟通不是很通畅，会用一种比较强烈的方式表达一些东西？

来访者：我不理解她为什么不懂，就像在之后的事发生，我把所有的东西都交给她之后，她没有做到，我们一个原来可以很幸福的家庭，等到……某个人跑过来说，你那个支票其实是不能兑现的……

咨询师：你对你前妻有很多的埋怨或者说怨恨，是吗？(用"埋怨"、"怨恨"点出来访者所说内容背后的情绪，是一种深层次共感。)

来访者：其实好像前两礼拜我才跟同学说，这些都过去，这些都不重要。现在……

咨询师：你是怎么表达你的怨恨呢？(没有顺着来访者的话题往前走，而是回到关键点，提出一个关键问题。)

来访者：我不知道怎么表达我的怨恨。我真的不知道怎样表达自己的怨恨。

咨询师：那你在现实生活中是怎么表达你的怨恨呢？(进一步明确问题，启发来访者思考。)

来访者：不说话。

咨询师：对爸爸，特别是对妈妈的不满你用的方式是不表达，但是你同时会用一种惩罚自己的方式？惩罚自己你觉得你希望唤起他们的某种感觉？

来访者：其实我想惩罚他们，但是没有办法惩罚。也许那时候，我觉得被妈妈骂，我这个动作就是惩罚她。

咨询师：哪个动作是惩罚？(澄清。)

来访者：就是想憋死自己。

咨询师：就是在惩罚她，所以你是用惩罚自己的方式去惩罚自己又惩罚别人。所以你对自己的惩罚是双倍的，很强烈，或者很剧烈的。这个方式你觉得奏效吗？有没有达到你想达到的目的呢？(实质。)

来访者：说实话，我没有办法知道有没有达到目的。

咨询师：你用这个方法生活很多年，在你家里面、在你婚姻里面都用了这个方式，也许在很多地方都会重复这个方式，有没有达到目的呢？

来访者：如果他们还爱我的时候我觉得是达到目的了，但是如果其实他们根本就不睬你，我自己也觉得有时候自己很傻的，你是个屁啊。你自己把心揪在那边，然后会把所有的跟那个人有关的小动作都记录起来编成一个故事，当然对我来说有些帮助，可以写成很好的文章。但其实在情绪上面来说，很多很小的动作，会被夸张解释。

咨询师：你希望他(她)在乎你、爱你？

来访者：他(她)就是透过这个去表达对我的不满意。我自己就是这样做的。

咨询师：其实你觉得这是在乎你的，因为在乎你，对你失望了，所以才做出某种不在乎你的样子？

来访者：这样子不是听起来很合理吗?!

咨询师：你愿不愿意我们再尝试一下，我们感觉到在你里面有两个力量，一个力量是惩罚自己的；一个力量是对别人有怨恨的，有不满的。他俩经常一起。我们把他们分开，怨恨自己的形象，就是好像这个也做不好，这也做不了，死也不能死得利利索索的。怨恨自己的这个形象会是怎样的一个形象呢？(咨询师进行小结，把来访者呈现的模式意象化为两个形象，顺理成章地进入意象对话。

从上次咨询的三个形象到这次的两个形象,灵活地跟着来访者揭示的深度走。)

来访者:怨恨自己是一个很小时候的形象,很小很小。

咨询师:几岁?

来访者:最多是小学吧。

咨询师:七、八岁,还是九、十岁?你感觉一下,看不到不要紧。

来访者:九岁。

咨询师:一个小男孩,好像我们现在能够看到这个小男孩,你感觉这个小男孩在做什么,好像我们能够看到他。

来访者:在学校,这个小男孩永远要姐姐带,姐姐带着我,还有弟弟。

咨询师:这个小男孩憎恨自己,感觉自己什么都做不了?(这是个憎恶自己的小人形象,需要不时地提醒来访者以吻合该特点。)

来访者:没有办法。

咨询师:这个小男孩看上去什么样子呢?你感觉到什么呢?

来访者:很小。

咨询师:九岁。

来访者:很小,很瘦小,他什么都做不好。

咨询师:他很瘦小,站着,坐着?(形象一点一点变得具体。身体动作。)

来访者:站着,没有什么精神。

咨询师:无精打采的。他神情是怎样的呢?(神情。)

来访者:在发呆。穿的是学校的制服。

咨询师:会是什么颜色?(颜色。)

来访者:白色衬衫,绿色裤子。

咨询师:他感觉怎样呢?(感觉。)

来访者:他就一个人。

咨询师:他站在露天吗?(地点。)

来访者:站在操场上。

咨询师:那个天气怎么样?(环境。)

来访者:旁边有同学。

咨询师:但他好像是一个人?(与前文的信息不一致,进行确认。)

来访者:同学不会跟他玩。

咨询师:为什么? 觉得他怎么了?

来访者:人家会玩的,他都不会。

咨询师:有怨恨吗?(回到主要情绪点。)

来访者:怨气很大。

咨询师:恨那些人,怨恨。(停顿)惩罚自己的那个形象,他看上去是什么?(第一个意象稳定之后,引出第二个意象。)

来访者:其实他还是蛮害怕的,他害怕一个人去面对那些事情,一个人去面对,他自己觉得陌生啊,不知道未来会怎么样啊? 其实很无助,一点计划都没有。(害怕和无助是新出来的情绪。)

咨询师:就是很无助的。

来访者:就是一副走投无路的样子。

咨询师:感觉他多大年纪呢?(年龄。)

来访者:三十岁吧。

咨询师:看上去神情怎么样呢?(神情。)

来访者:挺呆气的。

咨询师:他也很瘦吗?(形象。由怨恨形象的瘦小,确认惩罚形象与其相似性。)

来访者:他很瘦。

咨询师:如果对很多人有种怨恨的时候,他就会离开这些人,是吗?(行动。)

来访者:他怨恨别人。

咨询师:他会怎么做?

来访者:他会转身。

咨询师:转身以后掉头离开,但是离开以后心里什么感受呢?(感受。)

来访者:感觉他们俩很像的。

咨询师:像兄弟两个是吗?

来访者:我觉得他们就是同一个人,其实我还觉得他们蛮可怜的。

咨询师:你会对他们说些什么,或者做些什么呢?(整合前的接触和碰触。)

来访者:想跟小的时候自己说,"小的时候应该快乐一点,其实你没有那么差。如果你可以看到以后的话,你会知道其实你有很多能力,只是在那个时候你自己都没有发现。其实你特别懂得去爱别人的。一种站在别人立场去想的，总会觉得好像别人的感觉很重要。"

咨询师：那你会对他们说什么？（引入自我。）

来访者：(叹气)我觉得我会拍拍他们，"其实你们都可以做得很好的，其实你们都能做得很好的"。

咨询师：两个人都是爱着你，接纳着你，在乎着你，无条件地爱你。内心愿意对他们怎么说呢？你是不是想说："很客观的看到你有这样那样的能力，或者潜力，你会做好很多事，但是很多事你也会做不好，没有关系，他们一样在乎你，一样的爱你。"（开始引导整合。）

来访者：这些话真的好难说出口。

咨询师："在乎你，无条件地爱你们"这句话？

来访者：我觉得这世界上没有人会这样对我说。

咨询师：因为没有人尊重他们，没有人爱他们，所以他们才会很难过，才会很瘦弱。你对他们说，"我无条件地爱你们，不管你们做得好也罢，做得不好也罢，有能力也罢，没能力也罢，成功也罢，伤痛也罢，有吸引力也罢，没吸引力也罢，我都爱你们。"（非常具体地引导。）

来访者：(停顿)其实我已经接受，说实话，(停顿)我内心觉得你们都是很好，其实说实话，我觉得不好的是我自己，当你们出现的时候，我还是这样想，我一定还有哪里不好。其实你们已经很好了。

咨询师：他们两个人一起都对对方说，我们是亲人。抱着对方，对对方说，我无条件地爱你……

来访者：(打断)怎么可能?!我这样挑剔他们。（整合的阻抗力出现。）

咨询师：你怕他们不能无条件地爱你，接受你？（揭示阻抗力背后的担心。）

来访者：(停顿，流泪)我想他们应该会拒绝我吧。

咨询师：你心里会有什么感受呢，渴望被无条件地接受和爱？

来访者：要是那时候有人跟他说："你其实是很好的"……从来没有想象会有人这样说。（反事实思维的出现，有怨恨感。）

咨询师：那个时候你是可以这么对他们说，以前没有人跟他说这是事实。你现在可以对他们说啊："我无条件地接受你，无条件地爱你，不管你们怎么样。"

来访者:其实不管你们怎么样,真的,不管你们怎么样……(开始尝试。)(处理怨恨感,把关注焦点引回到当下。)

咨询师:我都爱你们,不管你们怎么样,看着他们,我都无条件地接受你们。(再次示范,鼓励来访者这样说。)

来访者:其实我都爱你们,我只是担心,也许你们不接受我。(仍有些阻抗。)

咨询师:你渴望被他们无条件地爱和接受吗?(耐心地处理。)

来访者:如果你们可以原谅我的话(来访者情绪激动,流泪,停顿)……(从"拒绝"、"不接受"走到"原谅",来访者在一点一点向前走。)

咨询师:你不相信自己会被无条件地接受和爱?(关注来访者的迟疑和担忧。)

来访者:这句话在我心里说了很多遍,但是我说不出来,其实太担心。

咨询师:太担心什么呢?

来访者:不会有人跟我这样说的,也许他们也不会。(从意象中跳回现实。没有现实试验的基础。)

咨询师:我们对自己不同的部分,必须无条件地爱和接受,这样我们才能人格健康,这样才能内心不矛盾,这样人格才能变得饱满、健康,否则永远是内讧、自我消耗。这个可能是蛮难的,但其实也是容易的,就像你的手对你的脚完全接受一样。(解述,接纳,鼓励,比喻。)

来访者:(流泪)为什么我说不出口,我觉得小的时候,他已经接受了,肯定了,他肯定也不会说,感觉得出来。

咨询师:你在心里对那个小的和那个大的人可以说,是吗?

来访者:其实我是无条件地可以接受,我也无条件地爱。

咨询师:但是?(敏锐地察觉到背后仍有不接受的地方。)

来访者:但是我觉得你们一定要原谅我。(再次出现"原谅"这个词。)

咨询师:你有资格对他们说。哪怕你身上有很多毛病,有很多缺点,你也有资格对他们说,"我无条件地爱你们,我无条件地接受你们"。不是因为你完美了才有资格说这个话,你有这个资格,哪怕你全身的毛病,哪怕你是麻风病患者你也有这个资格说这个话。你能用有资格的感觉对他们说一些话吗?(处理"没有资格"的情绪。)

来访者:不知道,你们的确过了一段很苦的日子,如果让你们知道你们接下去会那样的话,也许在那一刻,你们(停顿)……可能会做别的决定。

咨询师:避开你?(敏锐地捕捉。)

来访者:(停顿)我不知道他们会做什么事。

咨询师:先对自己讲,不管我们做了一些什么,不管在我生命里发生了一些什么不堪的事情,我都无条件地接受你,包括接受这些事情。无条件地接受自己这样那样的状态。否则你永远消化不了,你有太多的事情不能接受。(承接住来访者的千头万绪、万千感觉,温暖地鼓励。)

来访者:我觉得好想把它说出来。(一直在尝试。)

咨询师:没关系,你在心里也可以这么说。(方式不重要,接纳感更为重要。)

来访者:其实我无条件接受,那时候觉得很傻的事情。我现在还是这样,如果你可以看到现在的话,我跳下去没有关系的……球打得不好,考得没有别人好,每次都是这样,永远不是考试考一百分,其实根本没关系。如果你看到现在的话,你就会知道其实你做得很好的,挺好的。我无条件地接受你。(走入悦纳的境界。)

咨询师:无条件地接受那个怨恨的自己,那个三十多岁的自己,包括现在的自己尝试着进去,你们三个可以手拉手,甚至手可以搭在彼此的肩膀上。(尝试整合。)

来访者:我情愿那样做,如果真的那时候有人这样做的话。(反事实思维再次出现。)

咨询师:不是那个时候,就是现在。(强调当下的时空感。)

来访者:我能感觉他们真的很需要我。("需要"的感觉。)

咨询师:他们也会搭着你。因为你也很需要,需要他们爱你。你们手臂搭在一起,看着对方,看着对方的眼睛,感觉着对方。彼此讲"我无条件地爱你",找准那个感觉,你们三个,你不仅仅是给予者,你也需要,被爱、被支持、被接受,每个人感觉着对方,看着对方的眼睛,对对方说,我无条件接受你。(非常具体地引导。)

来访者:他们都对我说。

咨询师:心里的能量能够传递进去,不断地传递到彼此的心里。(感觉的描述。）

　　来访者：我觉得他们眉头松开了，我们可以看着对方。

　　咨询师：全都眼睛能够对视对方是吗？看的神情是什么样呢？（目光接触、神情。）

　　来访者：我觉得他们还是有点怀疑。可能会失去。（不确信感。）

　　咨询师：你觉得会失去吗？

　　来访者：总是会失去的。

　　咨询师：你们三个是一体的，一荣俱荣，一损俱损。如果活着都一起活着，不活着都一起没有了。这三个人是你的一个部分，你们是不可能分开的，永远不可能分开。以前的分开其实也没有真的分开，只不过彼此不知道而已。不可能真的分开的，因为他们都是你，那个感觉是不可能分开的。（处理"失去感"。）

　　来访者：我应该抱起那个小的，应该把他抱着。（意象的整合。）

　　咨询师：好，那你抱着他。

　　来访者：我觉得他真的很需要我。

　　咨询师：你抱着他，你会以什么神情看着他呢？会以什么眼神看着他呢？（神情、眼神。）

　　来访者：（停顿）会跟他说未来很好的，其实很好的。

　　咨询师：你以什么神情看着他，并且跟他说这番话呢？你抱着他，感觉上是什么神情看着他并且说这番话呢？（再次追问神情和感觉。）

　　来访者：我会说，傻孩子，将来你是很好的，现在别想不开了。

　　咨询师：你这么说，他会什么感受呢？（继续整合。）

　　来访者：我不知道，我觉得他会（停顿），会笑吧。至少有人说……不用担心。

　　咨询师：不用担心你的未来？

　　来访者：对，虽然他可能不知道未来会发生什么事，会碰到什么事情。

　　咨询师：一个安慰还不够。你抱着他，对他说："不管你现在会碰到什么，未来不会一直碰到不好的事情"。同学会不会不理他呢？（夯实一些细节。）

　　来访者：同学会过来找我。

　　咨询师："不管你碰到什么，我都无条件地支持你，爱你。"对他说。

　　来访者：未来你可能会碰到很多很糟糕的事情，我可以现在就告诉你，真的,那些事情难过得要死……

咨询师:"不管在你今后的生活中碰到什么,不管你表现如何,我都一直会无条件地接受你,爱你,以你为荣。"你现在看着这个小孩,你眼中的神情是怎样呢?(继续整合。)

来访者:我会笑吧,我觉得我会很开心的,如果我知道这个孩子其实会比别人多……说实话是让他觉得难受的能力,但是他比别人多了能感觉别人的能力。这是一个值得骄傲的事情。

咨询师:他比别人多了个什么呢?(澄清。)

来访者:他会特别敏感。他会特别敏感。他那时候也许不知道,说实话,他那时候真的是不了解那个难受。

咨询师:对你无条件地接受,他会感觉怎样?(继续整合。)

来访者:他会觉得很安全。

咨询师:他会有安全感。(解述。)

来访者:解答了我好多问题。

咨询师:他现在看上去……

来访者:傻笑。

咨询师:为什么?(确认细节。)

来访者:因为他不知道怎么笑。

咨询师:为什么不知道怎么笑呢? 是因为好久不笑了?(确认细节。)

来访者:从小我的照片都是傻笑的,对着镜头做出笑的表情。

咨询师:你对他不会自然地笑感到很心痛?(回到感觉。)

来访者:练习练习就好了。

咨询师:为什么要练习?(敏锐地察觉到"练习"背后是对目前形象的不满。)

来访者:多想一些开心的事情。

咨询师:一不小心你又开始要改变他。接受他,要感觉他的傻笑也好可爱。并且你为他到了九岁都不能发自内心地开怀大笑或者很少发自内心地开怀大笑感到很痛心,会有吗? 很心痛,觉得这个小孩都不会笑,其实会很心痛,是吗?(解释"练习"与"心痛"不一样。强调悦纳而不是改变。)

来访者:(沉默,叹气。)

咨询师：你告诉他，你很高兴他终于笑了。

来访者：其实真的，我记得你小的时候没有笑，(停顿)那时的事情几乎都不记得了。能笑是挺好的。

咨询师：你会不会有点心痛呢，他到九岁真正开怀大笑的时候很少？你会有点心痛吗？他到九岁都不能自然地开怀大笑。他是否接收到了你的这种心痛？(耐心地引导。)

来访者：我觉得他还是会继续傻笑，不过笑不太一样。

咨询师：那是一种什么笑呢？

来访者：就是第一次感觉到对方……

咨询师：理解了自己？

来访者：很不容易被理解。也许小孩子不用被理解吧，那时候。

咨询师：他需要被理解。也许他不会说，意识不到，但是至少感觉到被理解了，你体会一下。(没有让这个点滑过。不被理解就不能被彻底接纳。)

来访者：可能他会皱着眼睛歪着头这样看着我。

咨询师：会用怀疑、探询的目光？

来访者：其实是探询，既然对方知道好多事情。

咨询师：他原来以为没有人知道的。

来访者：没有人会在意的。

咨询师：他原来以为没有人会在意的，正当的需要其实都是被压抑的，是吗？(和前面的咨询对应。)

来访者：其实不习惯。

咨询师：他的需求是可有可无的，别人不知道不理睬，不回应是正常的。你知道这是他的心路历程，你心里会……

来访者：(接上)应该让他说出来，应该去问他。

咨询师：你心里什么感受呢？作为一个跟他朝夕相处的成年人。

来访者：感觉委屈了他。

咨询师：感觉他挺委屈的，这个小孩活得挺不容易的，没有人去在乎他要什么。你对他的理解完全进到这个小孩的心里，他会什么感觉呢？(继续整合。)

来访者：(停顿)我觉得他应该很开心。可是实际上，(停顿)我翻了好久找不出他开心的样子。

咨询师：你没有这个图片是吗？（理解来访者。）

来访者：我找不到他。

咨询师：你不要去找，你只是看着他。他真的开心了，那个图片会呈现出来，好像你就是他。你感觉他开心了？（继续整合。）

来访者：我只能说感觉他很开心，但是我看不到他的样子。他不会有那个样子。

咨询师：好像你感觉他很开心的时候，你体会一下你什么感觉？（继续整合。）

来访者：我觉得能够感觉到的，因为我抱着他，我们那么靠近。我觉得我可以感觉到他会很信任。

咨询师：很有安全感。

来访者：接下来他会把很多事情都跟我讲。他有太多太多事情要说，他没有人可以说……

咨询师：（打断）好，这三个人，包括你自己，这个小孩，不要说话，什么也不要说。因为你的脑子太喜欢说了。搂在一起，感觉着对方的存在，找一种一体的感觉，就像感觉你的心脏和你的胃是一起的，你能够感觉，什么都不要问，好吗？只是感觉到三个人，什么都不问，体会抱在一起的感觉，甚至体会一下对方的感受，你是一个细腻的人，你会有感受的。感受到什么就是什么。什么都没感受到不要紧，只是去感受。（温和地面质"说"和"感觉"。总结。）

时间原因，今天我们的咨询到这里就要结束了。刚才的那个练习回家后每天 10 到 15 分钟，坚持做，好吗？（家庭作业法，是认知和行为疗法常用的技术。需要具体才有可操作性。）

来访者：好。

示范个案点评

以上两个个案是同一个咨询师对同一个来访者两次咨询过程的实录。

其实全文记录并呈现心理咨询的个案是有风险的：一是文字无法重现心理咨询中的多重线索，如语气、语调、表情、身体动作的细微变化，所以它缺失了很多内容；二是咨访双方互动的现场感无法再现，那些奔逸的思想、默契的接传，在当时的语境中清晰无比,化成文字却并不容易懂;三是心理咨询具有很强的个性化:来访者是独特的,咨询师是独特的,这使得每一个示范都不具有可被重复性。这里的"示范"并不是说咨询师的每个细节都做得完美无缺。把完整的咨询过程记录成文发表,对咨询师来说需要勇气,因为世界上没有任何一个咨询师敢号称自己咨询的每一个细节是完美的。我们也不是从细节来评价一个咨询的好坏,而是从咨询的效果。如果读者误以为这些是可以拷贝的模式,那就误解了心理咨询的本质。

在这两个示范个案中,咨询师成功地抓住了来访者最主要的情绪问题,运用意象技术对人格当中冲突的一些方面进行了处理。咨询有如下特点:

一是咨询过程具有流畅性,节奏把握得张弛有道。表面看上去咨询师是顺着来访者的思路走,其实咨询师非常清楚方向是什么,什么时候该追问,什么时候该跳过;什么时候放缓,什么时候加速。这和咨询师对专业技术的掌握有关。咨询师善用的理论技术就像一个框架,不论来访者提供了怎样零碎的信息,都可以放在这个框架不同的地方,再根据缺失的信息来确定需要补充收集的方面。新手会为了提问而问问题,但对收集到的信息却不知该如何处理,缺乏的就是理论工具。

二是语言特色具有丰富性、善于使用比喻,比如"蛇吞蛋"等。比喻可以把复杂的问题处理成简单。使用比喻可以帮助咨询师直接切换到意象,如通过"放出一大堆坏人"的问题,可以直接切换到意象画面:"放出来都是些什么人?"意象技术本来就强调生动的画面,咨询过程中借助比喻和画面,往往能快速启动来访者的情绪、回忆、整合等,更不具有威胁性。

三是咨询师的敏锐性。在阅读个案时,大家会发现咨询师有时要比来访者快一拍说出其内心的感受,或者更早看到呈现在来访者头脑中的那幅画面,或者揭示出来访者语言背后的情绪感受。这使得来访者产生对咨询师的高度信任,认为咨询师是理解自己的人,是能够为自己提供专业帮助的人。这种敏锐性和咨询师个人的直觉力、经验和受到的训练分不开。在三个形象融合的过程中,来访者不时停下来,咨询师并没有急躁地往前推进,而是耐心地确认这些迟疑的背后是些什么,一点一点细心地处理完,再往前推进。如果来访者停下来,这种停顿是有原因的。要察觉到来访者的迟疑、不确定、犹豫,并进行回应和处理。

四是咨询师的定位。对这位来访者而言,他具有很强的个人意志力,不会轻易信任他人,他给咨询师安排好的角色是倾听者、同情者。咨询师清楚地看到这一点,在他讲述的过程中不轻易做判断、做评价,以化解其防御。咨询师对自己的定位是:"我是你的陪伴者,陪伴着你清理自己的内心,陪伴着你解决问题。"在处理来访者的防御机制时,来访者一开始表明自己害怕失控,成长环境不断强化着他的控制模式,这么多年他就是靠这个模式生存下来的,所以他不能放弃这个模式。这是最常见的阻抗,咨询师没有直接去触动它,只是告诉他有另外一个可能性:"以前的防御方式确实保护了你,但还有另外一些方式,它们可以让你更舒服。"在咨询中把另外的可能性呈现出来,来访者接受了它们。

　　五是咨询的功效非常高。在短短的三个小时内,来访者在自己过往经历的时间线上纵横往来,从当下从到童年,在人际关系的线轴中跳进跳出,有自己的婚姻关系,有与父母、兄妹的关系,有与老师和同学的关系。对这个来访者来说,只要给他一个问题,他就可以天马行空,完全沉浸在自己的世界里,带着咨询师去参观他的世界。如果是咨询新手,完全会被淹没在这些信息的海洋中,迷失方向,或者会花很多时间去确认事件和细节。咨询过程会被大大拉长。但对这位经验丰富、非常敏锐的咨询师来说,她关注的是行为模式、防御模式、情绪反应和表达模式以及人格特征,不论信息怎样多,都是放在围棋盘上的棋子。模式一出来,有些细节就不重要了。这样的咨询,其后效是很长的,因为它直接触及的是人格部分的整合,涉及的是情绪表达方式、防御模式的松动和改变,人格、情绪和防御模式是非常深的部分,会影响到很多外在行为的改变。它要比直接改变某个行为有更深远的意义。只是,来访者内在会有强大的惯性,如果没有持续的咨询跟进,有可能会重新回到原的模式上。仅就这两次咨询而言,能在三个小时内达成这样的咨询目标,本身就是非常了不起的。

14. 心理咨询面谈示范三：不能接受的爱

心理咨询师：孙新兰博士

点评：严文华

当心扉打开时，感觉就如：窗含西岭千秋雪，门泊东吴万里船。*

咨询师：请告诉我，现在最困扰你的是什么。

来访者：可能我很多问题都根源于我比较缺乏安全感。对工作多少也有一些影响。影响比较大的可能是婚姻问题，因为我现在已经30多岁了，还没有结婚。其实我自己也很矛盾。（一上来就分析自己的问题。）

咨询师：矛盾指的是什么？

来访者：我觉得自己看起来不结婚也很开心。但是我觉得我外婆不开心。由于我从小是外婆带大的，很亲。还有我爸爸对我的压力很大，我外婆有时候说起来，觉得如果我没有一个家庭的话，她可能死不瞑目。我已经三年没有回去过年了，我爸爸觉得你要再一个人来的话，你也不用回来。（别人的不开心比自己的开心更重要。）

咨询师：你妈妈……

来访者：妈妈去世了。

咨询师：在你多大时候去世的？（确认事件发生时来访者的年龄。）

＊诗出杜甫《绝句》。

来访者：18 岁。

咨询师：你觉得不结婚也很好，但是考虑他们的感受还是有一些压力，会有一些考虑？（回应前文。）

来访者：压力很大。

咨询师：安全感指什么？（回到来访者自己总结的问题上。）

来访者：我觉得自己一个人过我觉得最安全，我不信任跟别人一块生活。（提出"信任"。）

咨询师：为什么？

来访者：我觉得一个人所要面对的问题都在自己掌握当中，可能遇到什么我觉得自己都能控制，如果多出一个人来，可能凭空多一些不能控制的因素。我觉得对我来说，我不是最愿意。（"控制"是一个关键词。）

咨询师：安全感，好像我听到的是控制是吗？这两个好像是有差别的啊。你觉得一个人的生活可以控制，但是多一个人好像我必须顾及他、迁就他？（确认来访者想要确切表达的东西。）

来访者：而且我也担心他给我带来不快乐的感觉，增加生活不安定的感觉。我怕他伤害我吧。

咨询师：最主要是怕伤害你，还是怕失去一种控制？（澄清。）

来访者：不是控制，我这人没有什么太强的控制欲。（排除。）

咨询师：从小到大有过受伤害的经历吗？（回到"伤害感"。）

来访者：可能是我父母感情不好这件事吧，尽管我心里很渴望幸福的家庭生活，但是我不相信它会出现。（直接跳进主题。）

咨询师：不相信这样的婚姻会存在？

来访者：觉得他们好像始终都在争吵。

咨询师：除了不相信婚姻，还有什么？是外婆带大你的？（从父母到另一个照料者。倾听力。）

来访者：外婆带我。因为外婆是在农村，家里父母都要工作，我被带到四五岁才回到城里面来。我爸爸他经常出差，家里就是我和妈妈，后来还有妹妹。小时候我的记忆当中，没有和妈妈一起睡过觉，很小的时候我就一个人睡。

咨询师：离开外婆到父母身边时你的感受怎么样呢？（确认"分离"感受。）

来访者：我的记忆当中每次离开外婆的时候我都会很难过，会大哭大叫，会不愿意走,会难受一段时间。

　　咨询师:和你最亲的是外婆?

　　来访者:是的,外婆好像给了我最无私的爱。("最无私的爱"值得关注。)

　　咨询师:现在给你的压力也是最大的。回到你父母身边,你感觉到是什么?陌生?还是其他?

　　来访者:感受到很大的压力。

　　咨询师:很大压力指的是什么?

　　来访者:他们对我要求很高很高。

　　咨询师:然后你觉得总是达不到他们的要求?

　　来访者:没有,我基本上都达到了,小时候成绩一直是非常好,也特别尊重老师、叔叔、伯伯等长辈,反正我们单位里的人都知道我是一个特别特别懂事的孩子。一直很累。("累"的感觉。)

　　咨询师:一直很累。现在的你,坐在这里的你,想象一下如果外婆在你旁边,你会觉得你和外婆身体的什么部位是连在一起的?(用意象。)

　　来访者:她始终都在我旁边。

　　咨询师:看看身体有什么部分是连在一起的?(确认牵连。)

　　来访者:她会背着我、牵着我。

　　咨询师:你感觉到你和外婆身体的什么部位是连在一起的?

　　来访者:可能(停顿)……她抱着我,因为小时候经常抱着我。(现实当中的场景。)

　　咨询师:是抱着你的?

　　来访者:嗯。

　　咨询师:换一个方式来想象一下,想象在一个草地上。你和外婆在一个草地上,你看看这两个人身体的什么部位连在一起呢?(前一种方式没有发现粘连,换一种方式确认。)

　　来访者:也不连。

　　咨询师:那么在草地上,你和外婆以什么姿势坐在那里?(再换一个场景。)

　　来访者:我们老家是山区,很少有大片草地,我们可能会在山上,这样更易想象一些。基本我走在前面,她会走在我的后面,山区的路很窄,(停顿)如果坐着的话,她有时候抱着我,揽着我,我会把我的手放在她的手里面。(还在回忆现实场景。)

咨询师:想象一下,在山坡上或一个平地上,你和外婆都在一个平地上,如果有这个画面,两个人是什么姿势呢?(再次确认。)

来访者:可能我们就是这样坐着吧。

咨询师:面对面?(确认。面对面是没有身体牵连的。)

来访者:面对面。

咨询师:坐在外婆对面的你,在画面里坐在外婆对面的你看上去是什么样子呢?就是你现在的样子吗?外婆呢?

来访者:外婆可能比较担心的,你怎么还不结婚啊,快点结婚啊。因为现在只要打电话或者见到她,没有一次不说这件事。

咨询师:外婆这么说,你心里有什么感受呢?

来访者:心里觉得我很难跟她解释清楚我的感受,我会觉得又有压力,也觉得很烦躁的,她总跟我提我不想去面对的事情。(还处在现实中。)

咨询师:这个画面以后,爸爸妈妈也会进到这个画面,看上去爸爸妈妈会站在什么位置上呢?

来访者:可能还是我的对面吧。

咨询师:外婆离你最近?

来访者:对,外婆离我最近。

咨询师:然后爸爸妈妈离你稍微远一点,你面对他们三个,你感觉怎么样呢?他们三个都是面对着你是吧?(家庭图。)

来访者:嗯。

咨询师:你感受是怎么样的呢?

来访者:他们没有办法理解我。

咨询师:嗯,"没有办法理解你"是指什么呢?

来访者:(哽咽)我心里想的可能他们体会不到吧。

咨询师:这个画面里,所有的人都可以敞开心扉。你心里想的什么你觉得他们体会不到?

来访者:我心里想的就是,我希望他们尊重我的意愿,不要勉强我。

咨询师:你觉得从小到大他们都不是很尊重你的意愿吗?包括外婆?(把时光感拉开。)

来访者:我外婆好一点,唯一让我觉得和外婆有对立的事情就是婚姻的事情,其他事情我外婆从来都没有骂过我,也没有打过我。随便我怎么样,她都觉得好。

咨询师:父母对你有要求?

来访者:父母就觉得你这也是问题,那也是问题。我小时候就觉得,反正好像爸爸妈妈永远都是意见不统一,一个说东,一个一定是说西,他们很少有统一的时候,唯独在打我骂我的时候,他们俩就统一。我们家从来没有过我妈打我的时候,我爸会说你不要打了之类的,或者我爸打我的时候,我妈给我求求情之类的,没有这种状况的。一定是一个打的时候,另外一个在旁边说,对,她前两天还做了什么事情,怎么怎么样。然后我小的时候,我记得心里就一个想法,拜托不要再添油加醋了,不要再这样弄了。真的很难承受。

咨询师:心里会什么感觉呢?(确认事情背后的感觉。)

来访者:(泪水流下来)好像觉得我这样,会促进他们感情更统一一点吧,所以有的时候……

咨询师:你情愿犯点小错。(比来访者更快地表达其内心的想法。)

来访者:我情愿犯点小错。小时候,外人很难理解,你们家小孩都已经这么乖了,成绩这么好,又这么懂事听话,为什么老打她。我好像有一种感受,觉得打我的时候,他们最统一,所以那就让他们打我好了。

咨询师:你好像有种牺牲的精神或者奉献的精神,你情愿自己犯点错或者挨点打骂,希望看到爸爸妈妈是和谐的,是吗?他们读懂你的这个心意了,你会有什么感受呢?(深层次共感。)

来访者:我不在乎他们懂不懂。

咨询师:为什么不在乎呢?你觉得"只要你们哪怕有片刻的和谐,我付出再多的代价都是愿意的"。你觉得自己的这种心理对你现在的生活,或者对你后来的生活有什么影响吗?比如说你觉得好像不太相信说,会有人为了你而委屈他自己。(过去对现在的影响。)

来访者:有的时候,可能我在跟异性相处的时候,当他们对我很好的时候,我故意折磨他们吧。也不是说折磨,就是好像故意跟他们……

咨询师:闹别扭?(恰当地说出来访者想表达的意思。)

来访者:对,不会好好跟他们相处,希望他们最好能给我外婆那样无私的关爱。让我再次体会这样的感觉。其实我一直觉得我很幼稚。("无私"的爱第二次出现。)

咨询师：你刚才说的这些话，在山坡上或者平地上，爸爸妈妈他们都听到了。你达到他们的要求，为了他们和谐，你甚至愿意不断受一些皮肉之苦。你的这番话他们完全听到了，也完全听懂了，你爸爸妈妈会什么感受，你看得见画面里面的爸爸妈妈他们会什么感受呢？(回到意象中。)

来访者：在我们那样的生长环境中，我父母也只是很普通的工人而已，我们从来没有表达过感情，所以我不确定他们心里会想什么。(来访者的现实感过强，无法顺利进入到意象中。)

咨询师：如果是现实生活中你跟他们说这些，可能你不知道他们的反应，他们甚至可能不反应。但是现在是一个画面里面。我们想象在这个画面里面所有的人完全敞开心扉，刚才你说的那些话，特别是你说愿意犯点错误让他们骂你，或者打你，让他们之间达成一致。这些话他们都听到了，他们会有怎样的感受？(区分意象与现实。)

来访者：他们两个人可能还会相互指责对方吧。我不知道他们最后怎么样，因为我17岁就离开老家到省会去读书了。我记得有一次我爸爸的同事来看我，无意中说起他们俩在家里又吵架打架了，当时我真的很难过。后来我分别给他们两个人写了一封信，那是我第一次告诉他们我爱他们。给我爸的信中说，我妈对你很好，可能是你不知道而已，举了很多很多例子，妈妈会给你打毛衣，你不在的时候说你很勤劳之类的，并不是你看到的跟你吵架的那个样子。给我妈写的信中说，其实我爸对你也是很好的，经常跟我们说你身体不好要多体谅你，这些都写上去了。后来我还跟他们认认真真写了一句话。我说……(哽咽)不管家境怎么样，大家只要有爱就好。后来听爸爸有次无意说起来，妈妈收到这封信之后，专门拿这封信找了我爸爸，我爸说我妈当时是哭了，因为我记忆中妈妈也不太流泪，她从来不太愿意让我们看到她流泪，很坚强。我不知道这封信之后他们的感受怎么样，因为又过了一年，我妈妈就去世了。所以我也不知道画面当中他们知道我的心后……(流泪)他们应该已经知道我的心了，我估计他们可能还是什么都不会说。(哽咽)因为我做过这样的尝试，他们也没有给我任何反馈。

咨询师：可以看到的是，你的内心深处和别人是有距离的，所以你在现实生活中间没有办法和别人建立一种没有距离的关系,我们需要借助这种想象来改变这些。他们不是你真实中的爸爸妈妈,它是你心中的部分。(小结。再一次把意象世界和现实世界进行区分。)

来访者:但我有很多很好的女性朋友,对我很好。(澄清"无法建立零距离关系"这一说法。)

咨询师:但是我们指爸爸妈妈,指画面里的父母。(回到家庭成员的意象上。)

来访者:包括外婆吗?

咨询师:对,他们会有什么感受,我们只要他们的感受。他们的感受会怎样呢?

来访者:我想他们听了以后可能还是比较难过的吧。

咨询师:为什么很难过?

来访者:因为毕竟要一个小孩子去承受这么大的痛苦……才能得到她所想要的一点东西(哽咽),他们会觉得有点内疚。

咨询师:外婆会什么感受呢?你的外婆是个什么样的人呢?很坚强?(确认正性支持力量的信息。)

来访者:我外婆非常坚强。

咨询师:嗯。

来访者:很坚强。

咨询师:她会觉得很心痛,爸爸妈妈会有一些内疚。(把外婆和爸妈的反应做了一个区分。)

来访者:嗯(赞同)。

咨询师:爸爸妈妈的感受,还有外婆的感受,能完全进到你的心里面吗?

来访者:(停顿)我外婆的感受让我觉得心里比较温暖吧。爸妈不知道会让我有什么感觉。我觉得……(停顿)(在接受爸妈这方面有阻碍。)

咨询师:你觉得他们还是爱你的?(不勉强,后退一步,先从"爱"开始。)

来访者:对的。可能也是很爱我的吧。("可能"表达了不确定性。)

咨询师:你体会一下,好像你就是他们,听到这番话,心里会什么感受呢?当他们真的接收到来自女儿的爱后会有怎样的感受?(引导进入意象。)

来访者:假设我是他们的话,恨不得日子重新来过,好好过一遍(带泪的声音)。

咨询师：体会这个画面，听到女儿说这番话后，爸爸妈妈会有怎样的感受？

来访者：他们应该觉得比较温暖吧。（父母第一次出现温暖感。）

咨询师：他们有变化吗？

来访者：他们俩之间可能也应该不会那么敌对了吧，温和一点吧。

咨询师：整个人看上去，眼神看上去怎样呢？进到他们心里，他们有什么感受呢？（眼神。感觉。）

来访者：眼神应该是比较柔和的了吧。

咨询师：相互能靠近一些吗？

来访者：可以。我感受到温暖和感激。（增加了"感激"部分。）

咨询师：为什么？（确认。）

来访者：温暖来自我感受到他们对女儿的关心；大家在一起蛮好的，他们能够愿意维持这种幸福我就很感激了。

咨询师：拥抱在一起，体会这种温暖。问一下爸爸妈妈，他们在心里是不是爱这个女儿的呢？让这种爱流动起来，在你们之间。

来访者：（沉默）

咨询师：这种感受是从你心里流出来时受阻碍了，还是在流进你心里时受阻碍了？（敏锐地察觉到流动受阻。）

来访者：是流进我这里吧。

咨询师：什么东西阻碍着呢？（开始处理阻碍。）

来访者：（流泪）有很多不开心的事情。

咨询师：你不想接受这个爱？

来访者：也不是不接受，我觉得心里其实……（停顿，哽咽。）

咨询师：有怨言，有怨恨。（比来访者更快地捕捉到这种情绪。）

来访者：对，因为他们给了我这么一个很不开心的童年。

咨询师：特别是同外婆那么好的状态，突然一下改变了，反差很大的。（共感力。倾听力。）

来访者：（哭泣）……

咨询师：你曾经怨恨……

来访者：（打断）我从来没有。

咨询师：为什么没有？

来访者：我们那个时候，大家不太会像现在这样子，去说爱之类的，（哽咽）所有的感情都在心里面。（情感的压抑。）

咨询师：包括怨恨，包括责备，那你心里对爸爸妈妈的责备是怎么流露出来呢？在你的生活中是怎么流露出来呢？这种责备是用什么通道释放出来的呢？（确认情感表达方式。）

来访者：跟我爸有时候说话比较冲一点。基本上还好，除了他有时候激怒我，我很生气，然后就很粗鲁地对待他。但大部分的时候我对他是很客气的。我这人本来脾气不太好，性格很急躁，很暴躁，很容易生气，可能一句话没有说好，我就生气。（先出来的是与父亲的互动。）

咨询师：这是对爸爸，对妈妈呢？

来访者：妈妈去世那么早，我也没办法怎么对她。

咨询师：18岁之前，你对妈妈……

来访者：从来不敢流露。因为我妈妈有个特点，比方说我们两个人，有时候争执什么事情，嗯（停顿），就是……

咨询师：她一定要占上风？（更快地捕捉到这个信息。）

来访者：就是。如果我不跟她说话，她一定不会主动跟我说话。（妈妈把女儿放在一个对立的、势均力敌的定位上？）

咨询师：你不敢跟她较这个劲。（精准地概括。）

来访者：对，因为我知道她的这个特点，所以我根本不敢跟她去比试。

咨询师：爸爸又经常不在家？

来访者：对，有时候我会经常躲在一个角落里在想，我妈妈肯定是后妈，要不然她不会这样对待我。我整天在想，什么时候可以把亲妈找到。有时会想妈妈再对我不好我一定拿一把剑跟她怎么拼怎么打，然后我妈一站到我面前，我的剑就收起来了。她问我在干什么，我说我在想点事。我小时候家里有个柜子，里面有把小剑，是小时候练武术我爸给我弄来的，后来成了他们打我的家法，一直好后悔自己把这个武器拿回家。后来把它丢到外面去。她不在时，我就躲在那个小角落里比划，心里面想我怎么对付她。她真正来的时候我根本没有一点勇气。我现在自己想想，你想非常渴望爱，怎么敢去再激怒这种爱呢？！小时候我离开家一定要跟妈妈说"我走了"，我要是哪天不跟她说的话，可能我回来她就不理我了：你走的时候都不打声招呼，你回来我干嘛要理你？！小时候父母打我之类的,基本上我是绝对不敢跑的:你要跑的话,你就永远不要再回来了。基本我只会跑出五十米远远地看着他们,等他们决定不再打我了,我就走回来,如果还要打我,我再跑远一点。小时候我做梦,有几次我从梦里哭醒过来,妈妈问我哭什么呀,我还不能说。因为有两次梦到妈妈要杀掉我,梦里惊醒了,妈妈问我,我又不能说梦里她要杀掉我,这种情况,我很想跟我妈睡在一起,妈妈绝对不要我跟她睡在一起的。

咨询师:为什么这个时候想和妈妈睡一起?(确认其依恋类型。)

来访者:我很害怕呀,小时候看到一个影子什么之类的也会哭醒,妈妈过来把灯打开看看,说"没事,睡觉"。就这样。然后我说"跟你一起睡好吧?""不行,自己睡。"

咨询师:你什么感受呢?

来访者:我会等她走了之后再哭上半夜。

咨询师:你会觉得很委屈?

来访者:很孤单,很害怕。

咨询师:会不会觉得很窝囊呢?(澄清上文来访者提到的"我的剑就收起来了"。)

来访者:没有,从来没有觉得。

咨询师:没有觉得妈妈这样对我,我还……

来访者:没有,我觉得她身体又不好,跟我爸爸感情又不好,其实我心里是同情她的。

咨询师:你的内心完全放下了。(往前推进一步。)

来访者:放下了,我觉得应该放下,我不应该再去伤害她。

咨询师:你能理解妈妈。

来访者:我想她可能也是关心我的,因为小时候,我觉得我拿所有的奖状,然后考第一什么之类的,都是为了让她笑一下。我觉得拿回来妈妈很开心,我就觉得很满足,比较安慰吧,(哭,哽咽)至少在她这么短暂的生命当中,还有人对她这么好。

咨询师:当爸爸妈妈听到你对他们的责备,当他们知道在你心里除了对他们有很深的爱,还知道你对他们是有责备的,他们心里会什么感受呢?(回到意象。)

来访者:自责吧。

咨询师:为什么比较自责?

来访者:(流泪,哽咽)不应该这样对待一个小孩子。

咨询师:不应该怎么样对一个小孩子?(挖掘感受。)

来访者:(停顿,哽咽)这么忽视的态度。

咨询师:特别是妈妈,是吗?

来访者:嗯。

咨询师:用这样惩罚的方式?(补充更多信息。)

来访者:嗯。

咨询师:爸爸不应该怎么对你呢?

来访者:我爸还是很喜欢我的。在我之后爸爸可能希望生个儿子吧,后来妹妹生下来以后他听说是女孩,过了一个礼拜才去医院看,对妹妹很冷淡。所以呢,他很喜欢我,我跟他也很亲,我很多欢乐的记忆可能都是跟我爸爸在一起。但就是因为我爸爸对我很好,我妈妈就可能觉得我妹妹太可怜了,所以我妈对我妹妹就很好。可能这跟他也有关系吧,如果他不制造出这样一种状况,可能我妈也不至于这样对待我。而且很多时候,我妈妈说什么我爸都不听的。大概到我十二三岁的时候,我妈妈就叫我去跟爸爸说一些事情,可能我说说还管用一点,我觉得她可能也比较嫉妒。("嫉妒"一词值得关注。)

咨询师:嫉妒你和爸爸的关系?

来访者:我不敢确定是否这个样子,但是感觉她挺烦躁的,因为他们之间很不好,我爸爸又这么过分地疼爱我。

咨询师:觉得爸爸太偏爱你了,也会针对你?

来访者:嗯。

咨询师:爸爸的反省就是他不应该制造这样的结构,让一个小孩承受没有必要承受的一些东西,对你的爱放到妹妹那儿就平衡一些,妈妈可能对你有种不满意,因为爸爸太偏爱你了,太疼爱你了。这是爸爸的一个反省,那妈妈呢?妈妈应该反省她对一个小孩不应该做不公平的事。(小结。)

来访者:我觉得她大人不应该跟我小孩子赌气吧。

咨询师:跟你较劲,是吧?

来访者:对。我不知道她怎么想,可能很多时候她自己也很烦恼,她可能没有对我有什么,她只不过没有心思管我和照顾我的感受而已,估计是这样的。她也不一定好像不是把我当女儿,嫉妒我,我觉得这些可能也不存在,她也不会想得这么复杂。(来访者为什么要否定这一点? 不清楚。)

咨询师:就觉得她心情很不好,顾不上你了?

来访者:对,我现在慢慢地会体会她的心情,她自己生活这么不开心,怎么会有心思再照顾这么多事情。因为妹妹比我更小,她可能更多考虑妹妹的一些安全什么的。对于我来讲,她可能没有想太多吧。从小我们家父母不太给我什么鼓励,我好像不太从他们那里听到表扬的话。基本是外面的人表扬我,偶尔我发现我不在的时候他们还是跟很多人说我的优点,但是他们不会当着我的面告诉我的,他们担心这样会让我骄傲。

咨询师:爸爸不应该制造这个结构,妈妈好像承受太多生活的烦恼,他们这种自责反省能不能源源不断地流进你的心里呢?(回到意象。)

来访者:会的。

咨询师:流进你心里的时候你有什么体会呢?

来访者:比较自然,没有太多防备。("防备"是个关键词。)

咨询师:本来你是有防备的。当有防备时,你什么部位会绷紧?(当来访者不容易产生意象时,通过身体部位的具体反应,更容易让其有感觉。)

来访者:手脚都会比较紧张的。

咨询师:是吗? 现在手脚放松一些吗?

来访者:嗯。

咨询师:你在心里对他们说:"我是你们的孩子。我知道你们爱我,我也爱你们。"外婆很爱你,你也很爱她,你抱抱她。外婆是什么感受?(回到外婆。)

来访者:外婆很高兴,以前她为爸爸妈妈的事情伤透了心。我想抱抱她。(外婆这里处理比较简单,因为外婆是积极的形象。)

咨询师:你可以抱抱她。你很爱她。体会一下,抱着妈妈。你现在感觉怎么样呢? 你能感觉到妈妈是爱你的吗?

来访者:这个我始终都不怀疑的。

咨询师:妈妈的爱完全流到你的身体里,越抱越紧,越抱越紧,和妈妈合在一起,完全和你合在一起。(继续整合。这是关键的一步。)

来访者:(哽咽)我不需要他们进入我的心里。(再次出现阻抗。)

咨询师:因为你有怨言?

来访者:(哽咽)我也没有怨言。

咨询师:你心里在说你们早干嘛去了?现在进来太迟了,你不需要了。(尝试分析阻抗的原因。)

来访者:(哽咽)也不是。这么多年的生活,我已经习惯了一个人,我好像不太能够,哪怕是她们吧,我也很难想象跟他们合二为一的感觉。可能跟以前他俩就不太表达感情有关系的,大家都很独立的。加上这么多年自己生活,好像真的不需要,所以我无法做这样的想象。但是我确实,在我心里面,比方在这之前,我自己也反反复复地想过,今天跟你谈了这么多,可以确定了我肯定不会恨他们的,甚至于连责备我也觉得也没有了,我也能理解他们,(停顿)但找不到合二为一的感觉。

咨询师:你不能和他们合二为一,也就是说尽管你可以变得善解人意,但你不会让任何人进到你的生活中,成为你生命里的一部分,永远有距离存在。(解释融合的必要性。开始退回去找可能阻抗融合的点。)

来访者:对的,我有时候也在想,以我这样的状况去结婚,大家在一起,偶尔处处可能挺好,但是要朝夕相处的话……

咨询师:成为彼此生命的一个部分……

来访者:嗯,可能还是很……

咨询师:别扭,是吗?(这几句对话表明咨访关系进入到心意流畅的境界。)

来访者:我觉得是。

咨询师:你是从多大开始无法接受别人是你生命的一部分?(确认起始年龄。这对咨询具有重要意义。)

来访者:可能是十三四岁吧。

咨询师:是在青春期。可事实上,爸爸和妈妈就是你生命的一部分。即使妈妈去世了,这一点还是无法改变的。(解述。)

来访者:我觉得如果妈妈现在活着的话,我可能比较容易找到感觉,毕竟她已经去世,我们已经彻底地分开了。(来访者意识层面的力量非常强大。)

咨询师:18岁以后,某种意义上她没有新的信息加入你的生命里面。因为她没有新的活动、话语,是吗?但她是你的母亲,这种血肉关系是什么也改变不了的。在画面中抱着妈妈,体会你的感受,那种疏远的感受。(解述。继续整合。但不急躁,体会"疏远"的感觉。)

来访者:我可能还是感应到我们在一起。

咨询师:抱紧,把自己慢慢打开,完全打开,把所有的界限都消失……让妈妈慢慢进到你的身体里面……打开,所有的细胞全部打开,你想邀请她进来吗?打开,完全打开。她跟你融合自然地发生,完全融合在一起了吗? 她是你生命的一个部分,你只是在跟自己的另外一个部分融合。(具体地引导。)

来访者:嗯。

咨询师:和生命中的这一部分完全融合在一起。融合后有怎样的变化?

来访者:妈妈变得高大一些了。(形象。)

咨询师:妈妈变得高大一些了。看上去眼中的神情有什么变化吗?(眼神。)

来访者:会平静、柔和一些。

咨询师:你一直很渴望妈妈的爱,这些能量特别滋养你身体里什么部位呢?(和具体的身体部位联系在一起。)

来访者:滋养我的心灵吧。

咨询师:没有那么干涸是吗? 能和爸爸合二为一吗?(妈妈是最难的。处理好之后到爸爸。)

来访者:能。会感觉温暖一些。

咨询师:现在外婆进入。能融入吗?

来访者:可以。

咨询师:一个新的形象形成了。新的形象会有怎样的变化?

来访者:厚实、高大一些吧。

咨询师:以前的生活没有男朋友,现在的生活还是这样子,但现在的生活和以前有什么不一样吗?(回到来访者最开始的话题。)

来访者:可能更开心一些吧。别人要我赶紧结婚时我不会有那么烦躁了吧。

咨询师:给婚姻的信心打个分吧! 比如说满分是 10 分,原来是几分,现在是几分?(具体化。)

来访者:如果过去是四五分的话,现在可能有七八分吧。会更好地跟异性相处了。

咨询师:如果你对婚姻的信心有七八分的话,你觉得现在行为上面会有什么不一样呢？比如说去相亲、或者谈恋爱方面，哪怕很细微的变化？（行为变化。）

来访者：我可能现在信心会增加一些。

咨询师：有了安全感，爸爸还有外婆完全活在这种感觉，让你变得更柔软一些，女性的很多成分，变得更柔软一些。（补充。）

来访者：（点头）

咨询师：今天的时间到了。我们咨询也要结束了。给你布置一个作业：回家后每天找 10—15 分钟，体验家人所有的形象融合的感觉。可以做到吗？

来访者：可以做到。

示范个案点评

来访者的诉求是"没有安全感"，但咨询师并没有就此主题展开，而是听来访者说得更多，判断她的不安全感未必比其他人更高——这个时代造成整整几代人都没有安全感，处理的重点放在了来访者处理与原生家庭中父母、外婆的关系上。因为外婆是以正性支持力量出现的，所以尽管外婆是起点，但花在其身上的时间并不多。爸爸基本也是以支持的形象出现，只是在夫妻关系上父亲有需要处理的地方。最多的时间是花在处理母女关系上。那些积压的委屈、难过、不接受、怨恨、伤心等情绪得到理清。在结束时，咨询师带着来访者再次回到面对婚姻的问题，和咨询的开始相呼应。

这个来访者有强大的意识力量，在做意象技术时有一定难度，因为她是"想象"出来的画面，而不是"感觉"到的画面。咨询师并没有花很大力量去突破其防御层面，因为这不是咨询的主题，而是直接在其防御层面来展开，只是增加了确认身体部位感受的方式来确认意象是否真的起作用。

在咨询结束后，来访者总结道："原来我是想找一个'外婆式'的男朋友啊，像外婆那样给我无私爱的人，怪不得我始终无法步入婚姻。"我们每个人都是带着各种问题步入婚姻的。如果足够幸运，我们的另一半能够帮助我们解决以前积存的问题；而大多数情况下，我们的问题给我们的婚姻和情感打下烙印，使其成为更难解开的结。这位来访者的幸运是她提前开始解自己的结。

小组成员对演示个案的反馈

由于这三个个案都是在小组中公开演示的,每个组员都深刻地参与到其中。演示课程除了向大家展示完整的咨询该怎么做,更通过那些来访者组员的敞开心扉,让整个小组的信任升华。下面是演示课程结束后组员们的邮件摘抄和两位组员的手记。

生命当中有一些伤痕,不去触碰它,你会以为它已经消失,可是事实上它一直在左右着你的人生。谢谢你们的鼓励,让我去勇敢地面对藏在心灵深处的悲伤。

我很感恩,感激命运让我跟你们在一起,感激你们给我的关爱,我感到很温暖很幸福。

(摘自个案三的来访者发给组员们的邮件)

我们大家也都感谢你的勇敢和坦率,每个人都有自己的伤痛或问题,或深或浅,但是有勇气呈现、有勇气面对、有勇气改变的人并不多。有些时候你的问题可能也是我们在座其他人的问题,每个人都将从中获益。我们不单单爱你,我们也很佩服你,当你哭的时候,我的眼中有泪,当我回想当时的情景,现在都依然有泪。你是一个非常有力量的人,正是你强大的内心才让你这么强大。

(摘自佳依发给组员的邮件)

带你们这一组实习,让我体会到很多成长和感动。以前有过很多次,如每次桌上的那两加仑水,每次拿钥匙开门锁门的人,红烛晚会,学员之间真诚的泪水和帮助。昨天又是一次感动。以前请孙博士是以教学为目的,只做一些片断演示。而昨天,我想以成长为主要目的,教学反而是附带的。因为咨询师成长到哪一层,才能把来访者带进哪一层。而很多时候,这些都是单纯的教学活动无法做到的。因为我们拥有一个这样的团队,组员成为来访者才有可能,来访者的成长才能成为每个人内心的成长,演示的技巧才能内化为今后大家用到的技巧。

（摘自指导老师发给学员的邮件）

学员手记一

在别人的故事中成长

锦 华

昨天的咨询，让我感触很深。一时间，太多的感慨，却不知从何说起。

首先衷心地感谢最勇敢的两位同学，成为来访者的两位同学，是你们的勇敢，让我们大家有了更多的感动，更多的成长。我也相信，当两位同学勇敢地去面对自己坚强外表下最柔弱的那部分时，他们也一定有了某种程度上的成长。感谢指导老师，感谢孙老师，是你们，让我们看到心理咨询的真谛：自助与助人。

（1）那个站在屋顶上固执地学鸽子叫的小男孩，那个看着别人跳橡皮筋的小男孩，那个时常跟在姐姐后面怯生生的小男孩……当眼前浮现这一幕幕时，我就不由自主地想起了自己的童年，那个固执、顽皮、勇敢，但却不善于表达的小女孩。她在那个小男孩的身上看到了自己过去的一些影子，所以她更能体会到父母对子女关爱的重要性，哪怕是一个微笑，一个拥抱，甚至只是一个鼓励的眼神，都会给他带来无穷的力量。他用伤害自己的方式来惩罚别人，也来惩罚自己。其实，也许，他只是想引起周边他所爱的那些人的关注，想要以另一种方式告诉他们：你们的关爱，对我来说真的很重要。可是，一个小小的孩子，他又怎么会懂得表达出他的这种想法呢？值得庆幸的是，这个小男孩有很好的悟性，当他一步步成长，不断发现自己优点的时候，他开始慢慢变得自信起来，他不断地努力，也取得了不少的成功。他甚至

面谈示范　233

也以为他已经忘记了过去所有的不愉快，所有不愿想起的事。可是随着咨询课程的深入，他却觉得有点恐慌了，很多许久都不曾提起，不曾想起的事，却一幕幕涌上了心头，开始纠缠着他。甚至，在一些很小的事情上，他觉得他自己都控制不住了，他该怎么办？或许找个合适的场合，合适的时间，跟自己不想要的东西，做个告别，也许是最好的选择。正如孙老师所说：有些事，当你想起的时候，它就搅动你，那就说明这些事一直都在搅动你，只是你不知道而已。

在这样的咨询中，也许我觉得我可以很好地理解来访者，但我想，自己不一定能找到帮助来访者的方法，因为自己太进入来访者的角色，甚至辨不清那个小男孩到底是谁，是来访者，还是自己的缩影。所以，这次的咨询，对我个人而言，自己得到了很多的成长，要想帮助别人，得先把自己的问题都解决掉，以最健康、最成熟的心理，走进心理咨询这个行业，在不断前行的道路上，用最积极的能量去给那些需要帮助的人以帮助。在助人的过程中，体现自己的人生价值。

（2）S，我所看到的S，任何时候都面带着笑容，给人的感觉很亲切，很随和，很开朗，当然开朗随和中也透露出一种精明能干的感觉，我觉得她一定是个内心坚定的女子。因为她和我姐姐年纪相仿，因为我姐姐和她有不少相似之处，因而在自己内心总会把她看作自己的姐姐。我很喜欢S，但同时也觉得有些距离，说不出来的那种感觉，可能觉得她各方面都比自己强很多吧，总觉得她是个会让人羡慕的女子。

昨天的咨询中，当她向孙老师讲述她童年的一些的事情时，才知道坚强外表下的是如此善良、温柔、体贴的心。她的泪水，让人有种很心疼的感觉。这个坚毅的女子，她要找的只是一个能给她安全感的人。可就是一个这样简单的要求，这个看似简单的要求，让她等了不少年。她从来都对未来、对婚姻抱着很大的憧憬，只不过她还没有碰到她所等待的人而已。但周边的亲戚朋友急了，他们的焦急，给了她很大的压力。她该怎么办？我觉得她可能要求完美，虽然"安全"只是简简单单的两个字，可它却包含了太多太多的内容。但随着孙老师和她一步步的交谈，我觉得她可能是由于父母之间的关系，给她带来很多的不安全感。咨询结束，孙老师分析说：她要的是像外婆一样能够给她最无私、最温暖的爱的人，假如不是这样最无私、最温暖的爱，她统统不要。也许，每个人心里都有一个情结，希望留住甚至一直延续曾经最美好的东西。可生活就是生活，生活中总会有不完美的地方，因而我们也无法要求完美，我们也无法把曾经的美好永久地持续下去。所以，我觉得，在生活中，我们不要太多地追忆过去，如果过去是美好的，就让它化作我们前行的动力；如果过去不够美好，那我们应从现在开始，努力发现，把握未来的美好。

过去，无需太多追忆；现在和未来，要好好把握！

指导老师的话：进行到现在，实习小组在某种意义上已具有了成长小组的意义。每个在其中的人都在探寻内心的成长。有的人通过扮演来访者解决自己的问题，有的人在扮演咨询师的过程中碰触到自己的问题，而有的人则是在观察别人的故事时有了成长。当组员们把自己的故事呈现时，所有听故事的人都被卷入，都感受到被信任。而每个人则在其中寻找自己的成长点。

做第一个演示个案的来访者提到他最近会为一些非常小的事情而突然情绪变坏，对初学心理咨询的人来说，这是一个正常现象：在学习的过程中，自己内心逐渐变得强大，自我觉察力变得敏锐，而过去那些被压抑的问题就会从心底被翻卷上来，要求得到处理。当内心很虚弱时，这些问题会一直安静地蛰伏。而一个成长团队为这些问题的出现提供了一个安全的港湾，它让每个人有一种安全感：不论你内心的风暴怎样剧烈，你都会被接纳。

学员手记二

怎样做位好母亲？

新 雨

孙博士的现场咨询,意象的真谛虽不能领悟,但让我领略了咨询师如何既贴着来访者的内心感受走,又引领着来访者关注自己内心的真实感受。从中的收获之一是人要学会接纳自己,但想得更多的却是另一个问题。

几天来,"应该怎样做父母"这个命题一直萦绕在脑海中。自从小组中两位学友的现场咨询展示后,一直就有着一种悲悯的心情,那是对孩子的一种悲悯之心。心很痛,以至默默落泪。两位同学不约而同地说起了不那么快乐的童年,一位同学曾"躲在角落默想、臆想如何对付母亲"、另一位同学曾"因鸽子失踪而在天台上打转学鸽子叫"……一幕幕就像电影镜头闪回,孩子的心离父母那么遥远,父母知道吗?体会得到吗?"什么是父母对孩子的真正的爱?"这个想法一直挥之不去。

为人父母,爱子之心毋庸置疑,但以何种形式表达,真是千差万别。回顾自己为人母十多年来的历程,想想也真是汗颜,心生一丝愧疚。自己何尝不是也以一种凌驾于孩子之上的姿态出现在孩子面前呢?"我是权威,你得听我的",有东西不吃的,"必须给我吃下去,因为我爱你!""我说的话你不好好听,我就打你。"因为爱,束缚了孩子,张扬了父母,在这里,孩子是弱者,而作为父母,则是以一种强势姿态出现,这公平吗?莫非作为父母的潜意识中有任意支配另一个生命力量的快意?

还好自己也曾是孩子,没有全然忘却作为一个孩子对父母的需要。

什么是爱呢？爱不是怒其不争、哀其不幸的旁观态度，爱，应该是走进孩子的心灵，是沟通，是尊重，是理解。

这次咨询，更令我震撼的是，我应该怎样做一个好母亲。

指导老师的话：同一个个案，每一个都看到了不同的方面。这些看到的点，就是我们生命的功课。

指导老师手记

拥抱和眼泪

在演示个案的教室，共有20多个人。但现场非常安静，只听得见咨询师和当事人的声音。来访者流下的泪，流到了组员们的心里。

在示范个案做完之后，很多组员都低垂着眼，眼里含着泪，为当事人所感动。教室里有一种情感在流动，但有些压抑，有些沉重。我轻声提议大家把自己的爱和支持传递给当事人。第一个冲上去的组员握住她的手，握了好一会儿。其他人静静地排成队，一个一个上去，或是拥抱，或是拍拍肩，大家都不说什么话，此时无声胜有声。有一位组员上去，抱抱，再抱抱，她的眼泪流了下来。当事人快快地转身拿了纸递给她。等这位组员坐回到座位上，我轻轻地拍拍她，她抬起红红的眼睛，说："听到他说到那个9岁的男孩，我想起我儿子。9岁的孩子不会笑，我心里很痛……"善良而有母性情怀的她，当事人的故事怎样打动了她内心中那些柔软的地方？这是我第一次见她动容。以她的从容、睿智和资历，职场上的刀光剑影看过无数，却为自己组员的成长，发自内心地感觉到心痛。她能坦然地、释然地表达自己的感受,这个小组一定是让她感到了安心和安全。

演示个案这个环节,让小组成员的相互信任达到了一个新的高度。

第四部　电影中的心理咨询

15. 把自己作为咨询工具

——《心灵捕手》中的心理咨询

在这部影片中,咨询师与来访者之间斗智斗勇的场面,可以用这句词来形容:乱石穿空,惊涛拍岸,卷起千堆雪。*

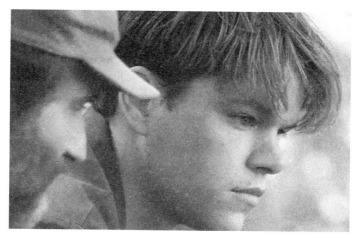

天才少年 Will Hunting

《心灵捕手》(*Good Will Hunting*)是一部非常精彩的心理咨询影片。它和其他心理咨询影片不同的地方在于它讲了一个这样的理念:最高境界的心理咨询,是心理咨询师把自己作为工具,去开启来访者的心灵。

剧情是这样的:Will Hunting 是个具有极高数学天赋的少年,但他同时也是一个频频出入法院和

---

* 语出苏轼《念奴娇·赤壁怀古》。

监狱的浪子。他打架斗殴,情绪冲动,把聪明才智用在和人斗嘴、和法官斗智上面。在麻省理工学院其他人眼中,他只是一个受到监管的清洁工,但数学系教授 Lambeau 偶尔看到他在黑板上轻松解出数学难题,惊为天才。Lambeau 教授把他从监狱中保释出来,前提是他要学习数学,要接受一周一次的心理咨询。Will 用尽方法愚弄并气走了五位咨询师。但第六位咨询师 Sean 的出场让他感到了棋逢对手,一场心灵的角逐就此展开。而第六位咨询师一直把自己定位为"教心理学的老师",并不是专业的心理咨询师。

第一次咨询:争夺主动权

Will 穿着满是破洞的 T 袖前来咨询。一进办公室的门,和 Sean、Lambeau 教授及助手简单打个招呼后,他就一屁股坐下,并且一拍手掌宣布开始,像个主人的样子,而另外三个人则围绕他站着,像是客人。Sean 让无关人员出去,Lambeau 教授让自己的助手出去了,但 Sean 让 Lambeau 教授也出去,Lambeau 教授虽然感到意外,但还是服从了。而在第二个咨询师工作时,Lambeau 教授和助手就在咨询室中坐着。Sean 需要和 Will 建立信任关系,他需要让 Will 彻底放松,所以不能有其他人在场。这也是咨询的常规。

咨询师:你好吗?(最平常的一句开场,非常安全的问候。)

来访者:(并不答话,环顾四周。)

咨询师:(观察着来访者)你是从南部来的?(最让来访者不设防的一句话。)

来访者:(没有回答,反而是另起了一个话题。)我喜欢你这里的装潢。(重要的不是他是否真的喜欢室内装饰,而是向咨询师宣布他的态度:我想说什么就说什么,我不想说就不说。你无法控制我。)

咨询师:谢谢。(放松,身子往后一靠。完全接收到来访者传递的信号,但并不防御。)

来访者:你是一本一本买的书,还是整套整套买的?

咨询师:"你喜欢书?"(并不回答,而是试图从中捕捉来访者的兴趣点。Will 是为了对话能继续而问,所以关注的是他自己的提问,而不是咨询师的回答。)

来访者：喜欢。（第一次正面回答。这说明读书确实是两个人的共同话题。）

咨询师：你读过这些书吗？（顺着对方的兴趣点问下去。）

来访者：不知道。（不愿意跟着对方的思路走。）

咨询师：这些呢？（指了另外一排书架上的书。并没有马上提起一个新话题，而是更具体地提问。）

来访者：没有。（从裤袋里掏出烟。）

咨询师：那这些呢？（继续问下去，没有马上停止。耐心而具体地搜索话题。）

来访者：读过。（终于找到了共同读过的书。）

咨询师：很好，那你有什么感受呢？

来访者：我不是来做他妈的读书报告的。（和咨询师没有目光接触。）那是你的书，你该读。（抬起头挑衅地看着咨询师。）

咨询师：我读过，我必须得读。（并没有在意来访者的粗口。继续谈话要比在意细节重要。）

来访者：一定花了你不少时间。

咨询师：是的。

来访者没有接着谈下去，而是起身去看书架上的书。一幅越战的照片引起了他的注意。他开始批判书架上的一本历史书，咨询师马上提起另一本书，两人语速非常快地舌战。来访者抽起了烟。

来访者：我真搞不懂你们这些人，把钱花在他妈的不好的书上。

咨询师：哪些他妈的不好的书？（开始沿用来访者的语言系统，哪怕是脏话。）

来访者：那些让人怒发冲冠的书。（语气狂妄。）

咨询师：反正我头发不多。嗨，我说，你把烟戒了会对健康更有利。（咨询师表现出幽默感。此时氛围已比较融洽，咨询师开始说到不要抽烟的事。在之前听之任之。）

来访者：嗯，我知道，抽烟妨碍我练瑜珈。（来访者似乎是接受了，但又似乎是在显示自己在另一领域的强势。在房间里四处走动。）

咨询师：（笑笑）"你运动吗？"（轻松地注视着来访者。）

来访者:"你举重吗?"(并不回答,反而主动提了一个新的话题。)

咨询师:"对。"

来访者:"举重机?"(重新坐下。)

咨询师:"不,举哑铃。"

来访者:"你举多少?"

咨询师:"285。你呢?"

来访者:(没有回答,而是指着另外一幅画问)"这是你画的吗?"(他为什么不回答呢? 可能的原因是他举不起这么重。在这一轮较量中,他输了。因而转移话题。两个人的较量从提问、读书到举哑铃,非常白热化。前两方面双方都不相上下,而哑铃方面来访者没有占到上风,他会采用其他方式寻找咨询师的弱点加以攻击。)

看到来访者凝视着墙上的画,咨询师一连问了好几个试探性问题,如是否喜欢画画、雕塑,是否喜欢艺术,来访者都没有回答。

来访者:这幅画画得真差劲儿。

咨询师:说说看你的感觉。(并没有因此而不高兴。)

来访者:线条复杂混乱,笔法颇有印象派画风。

咨询师:我倒不想模仿莫奈。(点明是自己画的。)

来访者:我不说这个。

咨询师:那是什么?

来访者:颜色。

咨询师:你知道吗? 这是以数字画的。(站起身走到来访者身边,两人距离很近,看着画。咨询师的语气中带着自豪感。这个细节暗示着他以前是学数学专业的。)

来访者:给数字涂色? 让我着迷的倒是这色彩。

咨询师:是吗? 色彩怎么了?

来访者:色彩让你差点割耳朵!(影射咨询师像凡·高一样精神错乱。)

咨询师:是吗?

来访者:是的。

咨询师:那我应该搬到法国南部,改名为文森特。(借文森特·凡·高自嘲,对来访者的嘲讽毫不介意。)

来访者:听说过《暴风雨中的港口》吗？也许指的就是你。（开始对咨询师进行心理分析。）

咨询师:哪方面？（饶有兴趣。）

来访者:也许你正在暴风雨中,天色昏暗,波涛撞击着小船,桨就要断了。（在这个过程中,咨询师的手抱在了胸前,一只手托着腮,然后摸着胡子,然后捂着嘴,沉思。）你吓坏了,你迫切需要港口,也许这就是你成为心理医生的原因。（回转身看着咨询师,眼神炯炯发亮。）

咨询师:（手从嘴边拿开,指着来访者）对,你说对了。（非常坦诚地接受了这一心理分析。和一般咨询师防御性的反应不同,他始终非常开放,非常自信。他拍拍对方的肩,转身走回座位）让我们回到正事上吧,你扯得太远了。（有放有收。）

来访者:（继续看着那幅画）也许你娶错了女人。

咨询师:（非常快、非常严肃地回应）也许你应该管住你的嘴。管住你的嘴,好吗？

来访者:（一下子转过头,盯着咨询师陡然变得严肃的脸,无语。咨询师回复得太快,表情从平静变为严肃,这其中肯定有原因。再次回身看画,半晌,肯定地说）是的,你娶错了女人。

咨询师:（表情已发生变化,身体慢慢变得僵硬。）

来访者:发生什么事？（眼睛中有挑衅）

咨询师:（无语,摘下眼镜擦,以控制自己的情绪。）

来访者:她抛弃了你？她和别的男人搞上了？

咨询师:（连眼镜都来不及戴,猛地冲过来一把掐住来访者的脖子,恶狠狠地说）如果再对我太太无礼,我就宰了你！我就他妈的就宰了你！听到没?!

来访者:（平静地看着咨询师）时间到了。

咨询师:是的。（慢慢松开了手,眼里满是失落、伤心,毫不掩饰。）

来访者边打量着咨询师的侧影边离开,没有进一步嘲弄这个一下子伤感起来的咨询师。

第一回合看起来是以 Will 的胜利告终,他成功地击中了 Sean 的薄弱之处。但他并没有像以前打败其他咨询师的那种胜利喜悦:赶走第一个咨询师时,他得意非凡;赶走第二个咨询师时,他甚至拿出一串钥匙对 Lambeau 教授做催眠,以嘲弄咨询师。但这次他是讪讪地走出咨询室。因为这个咨询师什么都不掩饰!正常的咨询谈话是一问一答或围绕同一个话题展开,但他们两人的谈话是你问我不答、你问我也问,利用话题的变化微妙地争夺话语权。整整一个小时的咨询中他们双方在不停地争夺话语权,看谁更占上风,看谁在微妙之处压倒对方,从对书的评价到举起的哑铃重量!咨询师并没有把自己的想法强加给来访者,而是顺着来访者的思路在走。谈什么并不重要,关键是双方要有链接。咨询师的目标很明确:跟对方建立信任关系最为重要,打破对方的阻抗和防御最为重要。至于收集信息、了解来访者想法、给出建议,那是这之后的事情。

咨询师在这里充分运用了同步(pacing)技术,来访者速度很快,他也快速反应,语速很快,来访者用了大街语,咨询师也适度地模仿了这种话语。但另一方面,咨询师也在不动声色地作引导,他的语速很快,但语调一直很稳定,他与来访者斗嘴斗得硝烟弥漫,但他的情绪始终非常平静,他与来访者有棋逢对手的感觉,建立的是平等的关系,但他始终很清楚:对方是来访者,是需要他帮助的人,不是他的对手。

在 Will 离开后,Lambeau 教授走进办公室,他看到的是丢盔弃甲、沮丧沉痛的 Sean。他主动提出可以终止咨询。还没有从沉痛中恢复过来的 Sean 却坚定说:"下个星期四点,请一定让那个孩子来到办公室。""孩子"这个用词,流露出他对 Will 的定位。这是他和其他咨询师的不同之处:其他咨询师可能在惨败后关注自己的狼狈形象,把 Will 当作敌人,而 Sean 的关注点并不在自己的惨败上,而在来访者身上。透过 Will 的挑衅和攻击,他看到了一个被成人世界吓坏了的、不知所措的、试图自我保护的孩子。他是第一个拨开迷雾还原 Will 本来面目的人,也是 Will 第一个心灵伴侣(soul partner)。

第二次咨询:对来访者的定位:你只是个倔强的孩子

第二周 Will 是叼着香烟进入咨询室的,他有些嘲讽地说:"啊,又是你!"言下之意是:"我对你的打击还不够,你现在又想给我当靶子了?!"Sean 一反第一次的随和,严肃地起身拿起衣服带 Will 到公园里,坐在同一张长椅上。Will 又开始拿周围的景物攻击 Sean:"你喜欢天鹅吗? 这是恋物癖吗?"Sean 对此不理

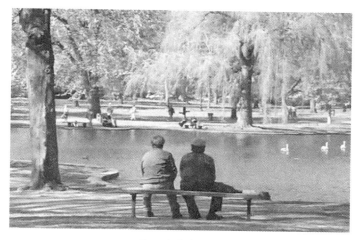

第二次咨询场景

不睬,顺着自己的思路说下去:

咨询师:我在想你那天批评我的画的事情。在失眠了大半夜后,突然有一个想法进入我的脑海中。一念及此,我便沉沉睡去。你知道我想到了什么吗?

来访者:不知道。

咨询师:你只是一个孩子。你根本不知道你在说什么。

来访者:谢谢。

咨询师:你知道为什么吗? 你从来没有离开过波士顿。

来访者:对。

咨询师:如果我问你艺术,你会告诉我书里的观点,如米开朗基罗,你了解很多,如他的政治抱负、他和教皇的关系、性倾向、作品等,对吗?

来访者:(沉默没有回答。)

咨询师:但你从来没有闻过西斯廷教堂的气味,你从来没有站在那里抬头仰望美丽的穹顶。(沉浸在甜美的回忆中片刻)如果我问你女人,你会谈出自己的各种偏好,你可能上过几次床,(看着 Will 有些许的停顿)但你没有体会过在你爱的女人身边醒来时那种真正的幸福。你是一个倔强的孩子。(带着爱意和一丝怒其不争的恨意)如果问起战争,你会念起莎士比亚的诗句:"共赴战场,我亲爱的朋友",但你从来没有接近过战争,你从来没有把好友的头抱在你的膝上,看着他咽气,但你却无能为力;问起爱情,你会引用十四行诗,但你从来没有见过女人的脆弱,她能用目光击中你,让你感到上帝派天使来到凡间,把你从地狱深处救出,你只想成为她的天使,为她做任何事,直到永远,经历所有的事,包括经历癌症。你无法知道在医院整整两个月握住她的手的感觉。医生一看你的眼睛就知道陪护的时间规定对你不适用。你体会不到失去的感觉,因为只有你爱某样事物胜于爱自己才能体会到。我怀疑你是否敢那样爱别人。(眼睛看着 Will。)

来访者:(专注地听,沉思,沉默。他知道咨询师在讲自己的故事。)

咨询师:看着你,我看到的不是一个自信的男人,而是一个害怕的狂妄的傻孩子。的确,你是一个天才,没人否定这一点,没有人了解你的深度。但你仅凭我的画就断定你了解了我的全部,你他妈的把我的生活撕开了。你是个孤儿是吗?

来访者:(那种掌控一切、嘲弄一切的表情被一种深深打动的表情所取代。像是陷在某个梦中。听到问话,眼神回到现实中,但并没有回答这个问题。)

咨询师:你认为我是通过阅读《孤儿泪》来了解你受了多少苦、你的感受、你是谁吗?这太简化了你吧?从我个人来说,我对这些并不感兴趣。你知道为什么?我不可能靠阅读该死的书来了解你,除非你愿意谈自己,谈你是谁,这时我会着迷,我会加入。但你不想这样做,是吗?你会被自己所说的话吓倒。现在轮到你讲了,老大。

在这次咨询中,咨询师用了自我揭示的技术,明确地告诉了来访者:"在咨询师的外衣下,我和你一样是个活生生的人。我会因为你的批评彻夜难眠。我经历过各种人生创伤,参加过越战,在战争中眼睁睁地看着好友离去;我有过深爱的人,眼睁睁地看着她在癌症的折磨下离开人世。你是一个比我聪明、比我有深度的天才,但你从书本上得到的所有知识无法代替你去体验,无法代替你去成长。剥去天才的外衣,你其实是个被生活经历吓得瑟瑟发抖的孩子。你没有任何安全感,所以你不敢暴露真实的自我,甚至不敢全心地爱别人。如果你愿意敞开心扉,就像我现在所做的一样,咨询可以做下去;如果你决定封闭自我,咨询无法进行。"

聪明的 Will 完全能够理解 Sean 的一番苦心。其他咨询师都是带了角色和标签来对他做咨询的。Sean 是第一个对他毫不设防的人。正因为 Sean 毫不设防,所以他看到了在 Will 防御的外衣下,其实是一颗脆弱的心,非常害怕受到攻击,非常没有安全感,所以用攻击别人的方式来自我保护。"你只是一个倔强的孩子,一个狂妄的傻孩子。"这样的定位对 Will 来说是全新的。他将在这种定位面前剥去自己带刺的坚硬外壳,开始安心地做起孩子,而不是一个处处完美的天才。

这次咨询最重要的是开始建立双方信任关系。Will 破天荒地没有油嘴滑舌,没有嘲弄,没有犀利,而是内心被触动,陷入沉思。

第三次咨询:沉默是武器——谁先开口谁就输

第三次走进咨询室,Will 还是那种大大咧咧、天不怕地不怕的架势,而且穿着建筑工地上的工作衣服,布满尘土。坐下后掏出烟要抽。Sean 说:"别抽烟。"Will 顺从地把烟放回去,一言不发,开始打量四周。Sean 也一言不发,忧心忡忡地看着钟,咨询时间在一分一秒地流走。两个人在沉默中坐满了一个小时。

当 Sean 跟 Lambeau 教授说起这次咨询时,Lambeau 非常不能理解:"就这样沉默着坐了一个小时? 这跟小孩玩的盯着看的游戏有什么区别?"而在 Sean 看来,这次咨询是有意义的,Will 知道了一个重要的咨询规则:"如果我不想讲,没有人强迫我讲。在咨询中我是拥有主动权的。不用争夺,不用打倒咨询师,我就可以拥有这个权利。"这是建立 Will 安全感的重要步骤。所以 Sean 在整个过程中只对 Will 的抽烟行为进行过干涉,其他时间保持沉默,等待 Will 主动。Will 曾经像一头被猎人追捕的豹子,惊慌地来咬追捕的人;而现在,他像一条小溪,可以自由决定自己的流向,咨询师只在岸上跟随着他。这让他有安心感。

沉默的一个小时,并不是浪费时间。它有深刻的含义。有些咨询师在结束前 5 分钟会和来访者探讨"沉默",如沉默时的想法,对沉默的感受等。

第四次咨询:接受不完美——那些小事让我怀恋妻子

第四次咨询又是以两人的一言不发开场,只不过咨询师在轻松地吹口哨。后来,咨询师开始打瞌睡。而 Will 一直转动着自己的眼睛,犹豫着是否要开口。终于在 Sean 头一点一点的睡梦中,Will 开始讲一个关于飞机的笑话。Sean 马上精神抖擞地醒来参与谈话。笑话只是一个缓和气氛的前端。Will 开始讲起自己的爱情,非常私人性的一个话题。虽然他口口声声说自己知道该怎么做,但他还是流露出自己的不知所措:"她非常完美。我没有给她打电话,因为我不想破坏她的完美。"Sean 指出:"也许你只是不想破坏自己的完美。这是一种极棒的哲学,可以一辈子不用认识任何人。"Sean 看到 Will 的不安全感来自于害怕人们认识到他的不完美,因而逃避跟这个世界的接触、亲密接触,他又一次用了自我揭示:"我妻子去世两年,但在我回忆当中的都是她的一些小瑕疵,如她爱放屁,有一次甚至把自己臭醒……"Will 哈哈大笑,在他的开怀中,Sean 郑重地告诉他:"不完美是好东西,它能让我们选择谁进入我们的小世界。你不完美,你认识的女生也不完美,但关键是你们能否完美地匹配。这就是亲密关系的实质。"Sean 鼓励 Will 道:"你可以了解全世界的信息,但重要的方式就是去尝试。"Sean 看到了 Will 想逃避的举动:一开始建立亲密关系,就会逃到自己的壳中。

在笑过后,Will 开始把火力对准了 Sean:"你考虑过再婚吗?"

咨询师:我的妻子已经过世了。

来访者:这是为什么叫"再婚"啊!

咨询师:她死了。(再一次用现在时强调,一语双关:世界上不会再有我妻子了。)

来访者:我想这是一种极棒的哲学,可以一辈子不用认识任何人。(把 Sean 说自己的话还给 Sean。)

咨询师:时间到了。

这次咨询的重要意义在于:咨访关系中的信任关系已经建立,Will 开始谈及自己的爱情。Sean 借此触及到 Will 与他人建立亲密关系的障碍:害怕暴露自己的不完美,因为他有深深的不安全感。这一点在 Will 身上是系统性的,可以借由任何路径触及这个中心点。Sean 有敏锐的洞察力,早已对此了然于心,但需要等 Will 自己提到时,才能触及。Sean 选择了用温柔而坚定的方式来触及:他采用了自我揭示,向 Will 显示良好的夫妻关系是可以包容这些不完美的,但又犀利地指出 Will 要学会接受自己和他人的不完美。

在咨询结束时,Will 开始对 Sean 做起咨询。只不过这一次他不是高高在上、挑衅地想要挑开 Sean 的脓疮,而是真心想帮助他,所以采用的语气和语调都是真诚的。Sean 感受到这一点,并不拒绝,内心似乎也有小小的触动。

第五次：自我揭示——怎么知道爱上了一个人？

在这次咨询中，Will 似乎对 Sean 和他妻子相识、相恋的经历特别感兴趣。Sean 是个讲故事高手。他带着 Will 一起回到 20 年前那场有名的垒球大赛中，两个人都身临其境，抑制不住激动，在办公室里又喊又叫地重现当年球迷的狂热。当 Will 得知 Sean 为了和一个刚认识的女孩搭讪竟然放弃了梦寐以求、彻夜排队买到的球票时，他觉得不可思议：怎么可以为了一个刚认识的女孩就抛弃自己的朋友呢？怎么可以放弃这么千载难逢的看球机会呢？但 Sean 告诉他："我从来没有后悔过，即使为了照顾妻子放弃对退伍军人的辅导，即使守护病榻两年，只是觉得有点遗憾。"

看上去这次咨询一直在谈 Sean 和妻子的关系，其实是在解决 Will 的问题："什么是真爱？怎么判断爱上了一个人？"Will 在学习建立亲密关系。Sean 深知这一点，所以他自我揭示和妻子的第一次相识，为爱情的付出。而在 Will 的价值观中：朋友义气应该是第一位的，爱情应该是第二位的。Sean 没有刻意去校正他的观念，只是用放弃球赛、放弃心爱的心理咨询行业等行动，说明了自己是怎样做的。他没有建议 Will 该怎样做，但 Will 已有所触动。一层触动是 Sean 对爱的付出和对爱的投入，另外一层触动是 Sean 对他的自我揭示和开放。在咨询室中发生的当下的事件，是来访者和咨询师过去经验、观念和行为模式的碰撞。咨询师坦坦荡荡地与来访者分享自己爱的经历，向来访者树立了一个开放的榜样："我可以做这样的分享，你也可以。我的分享没有让你不尊重我，你分享之后，你也会是安全的。"咨访关系的互动本身会让来访者受益。

第六次：面质技术的应用——不要浪费我的时间

在第五次咨询结束后，Lambeau 和 Sean 有一次讨论，Lambeau 认为 Sean 应该和 Will 谈谈他的将来，为他指出人生正确的方向，而 Sean 坚持认为 Will 还没有准备好谈将来。他只有理清自己的过去才有可能谈将来。Lambeau 急躁地催促，Sean 认为："指出方向是一回事，但操纵又是另外一回事。"咨询师不能操纵来访者，只有他自己愿意谈了，才有可能有进展。Lambeau 看到的是

Will 的天才，Sean 看到的是 Will 的动机。Lambeau 有 Lambeau 的路，Will 有 Will 的路，"为什么不给他时间让他自己来理清他将来想做什么"。

在这次咨询前，Will 和他的女朋友闹翻，因为女朋友要他和自己一起去加州，而他担心去后被女朋友甩掉，因而先提出分手；Will 和 Lambeau 教授闹翻，他不愿意做 Lambeau 教授认为有意义的工作。他来到咨询室，Sean 问："你有心灵伴侣吗？能够挑战你的人？触动你心灵的人？"Will 列出了很多：莎士比亚、尼采、佛斯特、奥康纳、康德、洛克，但当 Sean 让 Will 列出活着的人时，他无言以对。他的防御心再次出现："我没有接受那个工作，你少摆教授的臭架子。"Sean 没有以牙还牙，只是说："你知道我没有。"Sean 想帮 Will 挖掘出他内心真正想做的事情，有激情的事情。Will 争辩说自己做建筑工、修车工是很光荣的事情。Sean 认可这一点，但用了面质："你在哪里都可以做这种工作，为什么每天要乘坐 40 分钟火车到世界一流高等学府去打工？而且每天夜里回家还要做世界上只有两个人能懂的算术题？我看不到其中有什么光荣。"点出 Will 不愿意承认的自己对学术的追求。Will 无言以对。

咨询师：你真正想做什么？

来访者：我想当牧羊人。

咨询师：真的？

来访者：我想搬到纳什买块地放羊。

咨询师：也许你该那样做。（一边起身去开门）要自慰就回家去找条毛巾。

来访者：你在赶我？

咨询师：对。

来访者：时间还没有到。我不走。

咨询师：你不回答我问题，浪费我的时间。

来访者：我以为我们是朋友。

咨询师：游戏结束了。

Will 站起身开始变得愤怒，开始对 Sean 进行人身攻击："你这个糟老头，你自己有心灵伴侣吗？她是死了，你就不敢再为人生下赌注了？你输了，但有人比你输得还惨。"Sean 没有回应这些，只是平静地说："看着我，你想做什么？"Will 一时间静默下来，什么也说不出来。Sean 说："对别人的事儿你都会有答案，但你自己却回答不上这么简单的问题。因为你不知道答案。"

252 做一名优秀的心理咨询师

Will 离开了办公室。Sean 采用了非常规的咨询方式：用赶走 Will 的方式表达自己的失望。但对 Will 这种类型的人来说，这种方式是有效的。在某些方面，他是思想的巨人、行动的矮子。他永远有足够的理由让自己不去行动。另一方面，他自我防御的壳太厚，可以看到这个壳有些软化，但远没有剥离。只有采取冲击力较大的行动，才有可能触及外壳下面的那个 Will。在咨询后他开始思索关于未来的问题。后来当他的好朋友说他是"抱着中了一百万的彩票却不敢去兑奖"，比喻他拥有天赋却不去做更有意义的事情时，他被触动得更深了。

第七次：从自罪感和不安全感中解脱出来——这不是你的错

第六次咨询是以 Will 听到 Sean 和 Lambeau 的争吵开场的。Lambeau 要求 Sean 给 Will 更多压力，而 Sean 认为 Will 的防御机制是：逼得过急就会放弃，以免自己再次经历被别人抛弃的惨剧，以免自己成为失败者。两人在争吵中把 Will 的问题升级为两个人之间的问题：Lambeau 指责 Sean 是个失败者，而 Sean 认为这是大家逼的，其实他并不认为自己是个失败者，所以他躲着不参加同学聚会。狂怒中的两个教授尴尬地看着 Will 推门而进。

似乎感觉到这是最后一次咨询。当 Sean 把 Will 的心理档案递给他看时，Will 没有接档案，而是问："你有那些体验吗？"他指的是遭受父亲虐待的经历。Sean 先开始还推说自己在咨询中见过各种惨事，但 Will 坚持问他的个人经历，Sean 终于承认："我的父亲是个酒鬼，每次喝醉了都要打人。我就会激怒他让他打我，以保护妈妈和弟弟。"两个人心有戚戚焉。Will 谈起自己和女友分手。看到 Will 情绪低落，Sean 放下手里的档案材料，走到 Will 面前说："孩子，这不是你的错。"

　　来访者：是的，我知道。（抬起眼睛看看 Sean，又低垂。）

　　咨询师：看着我，孩子，这不是你的错。（又往前走一步，手还是插在裤子口袋中。）

　　来访者：我知道。（撇撇嘴，抬眼看看，又低头。）

　　咨询师：这不是你的错。（再认真地重复一遍。）

　　来访者：我知道。（带着一抹感谢的笑意看着 Sean。）

　　咨询师：不，你不知道，这不是你的错。（往前走一步，眼睛直视着 Will。）

　　来访者：我知道。（盯着 Sean，站起身来。）

咨询师:这不是你的错。(手从口袋中拿出,再向前走一步。)

来访者:是的。(眼睛低垂,不再说话,表情沉重。)

咨询师:这不是你的错。(再往前走一步。)

来访者:别来烦我。(抬起眼来看 Sean,眼里满是泪水,满是愤怒,脸上也有泪痕。)

咨询师:这不是你的错。(继续看着 Will,继续走近 Will。)

来访者:别来烦我!(双手猛地把 Sean 往外推。泪水控制不住地流下来。)

咨询师:这不是你的错,这不是你的错。(走得更近。)

来访者:(Will 双手掩脸,痛哭起来。)

咨询师:这不是你的错。(抚摸 Will 的脖子,安慰他。)

来访者:(Will 抱住 Sean 大哭起来,哭得荡气回肠。)

这次咨询是一次转折点:Will 终于敢于面对自己的过去,并且敢于在别人面前放声大哭。他内心那种深深的内疚感、那种自己配不上任何人、任何事的负面感受得到宣泄。他就像凤凰涅槃一样得到了重生。那种厚厚的保护壳在那一刻剥落,内心里那些柔和的、温柔的东西第一次旁若无人地钻出来,和他的外在自我融合在一起。他的整个心灵为之一震,感受到前所未有的轻松和畅通。尽管不能保证 Will 就此脱去他的壳,但他至少体验过这种感受,至少在这种体验中暴露过,他知道自己是安全的。如果需要,他可以再次体验。

值得注意的是 Will 对 Sean 的那一推,那其实是一种移情,在那一瞬间,他把 Sean 当成了虐待自己的养父,有无限的恨意在心头。Sean 非常理解这一点,所以他坚持重复那一句"魔咒":"这不是你的错。"当 Will 抱住 Sean 痛哭时,是把对父亲爱的渴望移情到 Sean 身上,成为正向的移情。这种正向移情弥补了 Will 内心缺失的父爱。而"这不是你的错"之所以成为一句"魔咒",能够软化 Will 的防御外壳,是因为 Sean 看到 Will 内心对自己被虐待、被抛弃的经历有深深的自罪感,在归因方式上归因于自己而不是环境、施虐者,因而充满了自责,甚至会用某种方式进行自虐或自罚。Will 住在贫民窟,干体力活儿,不时打架斗殴进监狱,糟蹋自己的天赋,在某种程度上就是一种自虐。影片没有交待他为什么会有这种自罪感,但推测是由于他母亲或其他家庭成员的去世,他觉得是自己没有尽到保护之责,不配舒舒服服地活在世界上,只有遭受惩罚才是赎罪之道。Sean 有和 Will 相似的成长经历,他看 Will 有时就像看年轻时的自己,所以能用慧眼看到这一层,突破其内心防线,到达 Will 的内心深处。

第八次:咨询结束

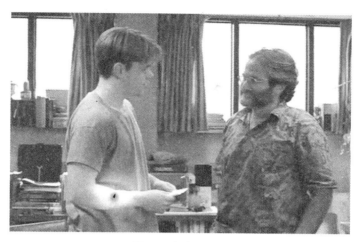

最后一次咨询场景

　　最后一次咨询,Will 相当放松,腿翘在桌上,但语气和语调却前所未有地严肃和尊重。他告诉 Sean 自己选择了工作,并确认是自己想要的。在 Sean 告诉他时间到了后,Will 不愿起身。Sean 用"不用谢"堵住了他的感谢之言。当 Will 流露出恋恋不舍、问是否能保持联系时,Sean 给了一个承诺:"你可以打电话给我。"两人在拥抱中结束咨询。

　　Will 在咨询结束时表现出来的恋恋不舍,其实是咨询中常见的情况:来访者对咨询师产生正向移情,建立了依恋关系,对结束咨询感到不安,对自己将要独立面对生活感到不安。有经验的咨询师会较好地处理结束关系。向来访者承诺:"如果你将来有咨询的需要,随时可以打电话预约",是一种让来访者安心的方法。还有些咨询师会采取渐进结束式,即从每周一次面谈变为两周一次、一月一次、三个月一次,让来访者有一个适应过程。还有些咨询师在咨询开始时就设定了咨询结束的时间,来访者清楚地知道自己处于进程中的哪一步。采用哪一种方式结束,和咨询目标、咨询师采用的方法以及来访者的类型有关。

　　当 Will 拥抱 Sean 时,他还不忘记幽默一下:"这不符合咨访关系的规定吧?"Sean 回应道:"除非你对我进行性骚扰。"虽然是幽默,但也提出了一个问题:咨询师和来访者是否应该有身体接触? 这是一个颇有争议性的问题。大家公认的一点是:那些带着性意味的身体接触是不当的。而那些非性色彩的身体接触呢? 有些专业人士强烈反对,认为任何身体接触都应避免,很多来访者对咨询师的投诉或诉讼都是由身体接触引起。咨询师出于好心的身体接触并不一定能被来访者理解,来访者可能会有曲解或误解。还有些专业人士赞同,认为恰当的身体接触能够推进信任关系,使咨询走得更深入。显然 Sean 是第二种观点的实践者。在影片的情境中,两次拥抱达到了较好的效果。区分是否应该有非性意味身体接触的一个标准是:这是为了来访者的利益? 还是为了咨询师的身体需要?

在 Will 走到门口时,Sean 又轻轻说了一句:"祝你好运,我的孩子。"这其实是 Sean 对 Will 的反移情:他一直把 Will 看作是青年时代的自己,看作自己的儿子,所以他在咨询中饱含了真情和深情。Will 是能够挑战他的人,是能够和他心灵进行对话的人。他本人也从这种关系中受益。如果咨询师处理不好这种反移情,会对来访者造成不良影响。而 Sean 富有咨询经验,非常有分寸地处理这种反移情,使这种关系为来访者服务。

Will 社会支持系统的分析

Will 从天才变为人才,除了咨询师的帮助,还有其社会支持系统全方位的帮助。最初,Will 最重要的社会支持系统应该是他身边的三个同龄伙伴。虽然他们智商平平,举止粗俗,社会地位低下,但他们讲义气,崇拜 Will,让 Will 有安全感。在 Will 迷惘之际,其中一位伙伴劝告 Will:你和我们不一样,你应该把你的天赋用好。我最盼望的事情是有一天我敲门时你没有来开门,因为你已经做你应该做的事情去了。这对 Will 是很大的触动,也是最终促使 Will 改变自我的动力之一。

Will 的第二重要支持系统来自 Lambeau 教授。Lambeau 教授热爱数学,是发现 Will 的伯乐。当他发现 Will 是数学天才后,费尽周折保释 Will,并为其安排心理辅导。当 Will 第一次跟他合作解一道数学题时,Lambeau 教授和他击掌庆祝,并排坐下后,爱怜地揉了揉 Will 的头发,把手搭在了 Will 的肩上。

那种默契和宠爱,令一旁的助手 Tom 心头不禁酸酸的:自己帮助教授做了这么多,从来没有这样受宠过!

Will 的第三重要支持系统来自他的女友 Skylar。尽管 Will 可以在几分钟之内帮助她解出需要苦苦思索一天才能算出的方程式,但 Will 在她面前有深深的自卑感:她是哈佛大学的富家女,自己只是贫民窟里的孤儿。她接受了他,接受了他只是一个临时工的现状,接受他是一个泡泡酒吧、打打球的浪荡子,接受他身边的朋友。为了融入他的小圈子,她讲黄色笑话。为了鼓励他,她真心夸赞他的天赋。她把自己的未来和他联系在一起。虽然 Will 由于强烈的不安全感一度曾提出分手,但这段爱情是 Will 改变自己的非常重要的动力。亲密关系的建立是 Will 克服不安全感的重要途径。他的女朋友推进了 Will 的个人成长。咨询结束后 Will 的变化表现在其行为上。他的第一个行动就是开车到加州去找女朋友。

最重要咨询工具:咨询师本人

前五位心理咨询师之所以被 Will 气走,是因为他们单纯靠技术来咨询,而 Will 是位天才,他可以轻而易举地了解他们的知识体系或作为人的特点,找出其中的漏洞或人性的弱点,戏弄、耍弄或愚弄他们。如果一个人把活生生的自己呈现在他面前时,他可以轻易找到对方的弱点,但当把弱点指给对方看时,对方并没有被吓跑,而是认可,同时透过他不停地去找别人弱点这个行动,判断出他的安全感极低,只是一种本能的保护行为,害怕别人看透他,攻击别人是因为害怕别人。这就是 Sean 所做的。

不是所有的咨询师都敢于用自己作为咨询工具的。能够这样做的咨询师要有足够的自我意识和自信。他们知道用自己做工具时的风险:面对来访者把自己变成一个透明人。做到这一点并不容易。这要求咨询师分得清楚哪些是来访者对自己的攻击,哪些是自己身上本来就存在的弱点;哪些是来访者投射在自己身上的部分,哪些是自己防御反应。只有变得透明,咨询师才会对来访者所有的反应有洞察力,透过其表象看到内在。这种做法是在向来访者做示范:你在这里怎么做都是安全的,你怎么做都会被理解和接纳。你可以拥有安全感,至少在咨询室。

第一个咨询师在咨询中采用的是教训式口吻：你别再这样做，你别再那样做。Will 的整个肢体语言充满了诱惑，讲话的方式充满挑逗，有意引导到同性恋酒吧的话题上。当 Will 揭穿咨询师的性取向是同性恋后，他恼羞成怒地从办公室出来："我不能再做这种公众服务，不值得。"当教授问发生了什么时，他根本不敢给出真实的解释，只是说自己要上电视，就一走了之，他对 Will 的结论是"胡言乱语的疯子"。他无法面对自己的弱点被看穿，尤其是被自己的来访者，一个需要自己帮助的人揭穿，这个人还只是一个小毛孩，一个被保释的问题青年。这是很多咨询师常见的反应。

第二个咨询师使用的是催眠疗法。当着 Lambeau 教授和助手的面，Will 愚弄了所有的人：假装被催眠，然后讲一些和性有关的话，然后唱着歌睁开眼睛。咨询师的眼里充满着受挫和无奈的感受。Will 是个人意志非常强的人，受暗示性非常弱，特别是在充满防御心时，所以在没有建立信任关系之前，运用放松或催眠疗法对他是不适用的。

Sean 的反应和一般咨询师不同，所以他的方式适用于天才来访者。他在影片中出场时正在给社区大学的学生上课，讲的内容就是信任对于咨访关系的重要性。这是比任何技术都重要的一点，它超越于任何技术。他自己在实践中也正是这样做的。

电影毕竟不是生活。如果 Sean 不是和 Will 有非常相似的童年经历，我们不知道最后他是否能成功剥离 Will 的防御外壳。把咨询成功与否过多寄托在咨询师本人的成长经历上，不是心理咨询的常规模式。心理咨询师的个人经历确实非常重要，但不能把个人经历的重要性无限拔高。毕竟心理咨询师是靠专业技术而不是靠经验来做。

在咨询过程中咨询师本人的成长

影片的主线是 Sean 给 Will 的咨询，副线是 Will 的爱情故事、Lambeau 对 Will 的帮助、Sean 与 Lambeau 的故事。Sean 和 Lambeau 本是一同学习数学的同宿舍好友。Lambeau 一直从事数学研究，成为大学教授，获得著名的数学奖章。而 Sean 改变了专业，从事心理咨询。上过越南战场。妻子病故。自己受到拖累，只在社区大学教心理学，发表的论文和著作很少。在同学眼中是个

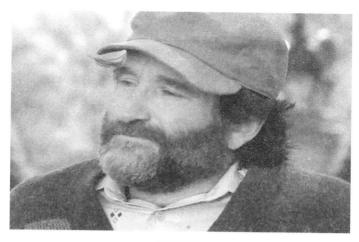

心理老师 Sean

失败者、逃避者。尽管他不是这样看自己,但他有深深的自卑感。尤其是在丧妻后他一直处于封闭状态,和外界的联系很少,同学聚会都很少参加,拒绝接受别人对他妻子去世表示遗憾。他的内心也枯死了。给 Will 的咨询,对他自己是个挑战,因为他必须把自己剖开给 Will 看,还得事事给 Will 做榜样。Will 不仅"成功"地在第一次咨询时就激怒他,而且在咨询过程中,不时给 Sean 反咨询,第一次时指出 Sean 躲到心理咨询的港湾中;第四次指出 Sean 不考虑再婚其实也是一种与别人隔绝的逃避;第五次指出 Sean 不愿意再拥有心灵的伴侣是没有勇气面对生活。这些反咨询对 Sean 的内心颇有震动。他意识到自己是在用工作麻木自己。当 Sean 把 Will 讲给他的笑话讲给酒吧中的人听时,我们知道 Sean 已经被 Will 的话触动。在 Will 奔向心的召唤时,他也打点行装,开始新的旅程。咨询师在帮助来访者的过程中成长了。在咨询最后结束时 Will 谢谢 Sean,而 Sean 也真诚地说:"谢谢你。"这不是一句虚空的话,而是 Sean 在成长中的真实感受。藉由来访者的故事完成自我成长,是所有咨询师面临的命题。

结 语

《心灵捕手》是一部较完整地表现心理咨询的佳片。需要提醒读者的是:这部电影中看到的不是心理咨询的全貌和真实。现实中如果有这样一个个案,可能咨询的次数远不止 7 次,而且每次的咨询过程并不像电影中表现出的那样精彩纷呈、节奏鲜明，有可能会非常冗长、单调和乏味，而 Will 的变化也可能是渐进式而不是突然发生式。影片中使用的咨询方式更多是针对 Will 这个天才少年而言，而不能把其生搬硬套在所有的咨询群体上。影片表现的是美国文化和美国式咨询，和中国文化、中国式咨询尚有一定距离。

16. 心理咨询师和黑帮老大

——《老大靠边闪》中的心理咨询服务

如果咨询师过深地卷入来访者的生活,纵使晴明无雨色,入云深处亦沾衣。*

和其他心理咨询的电影相比,《老大靠边闪》(*Analyze This*)这部电影有它的特色:把心理咨询师还原为一个活生生的人,而不是一个只戴着职业面具的工作者。把心理咨询师与黑帮老大的生活联系在一起,让其走出心理咨询室帮助这个特殊的当事人。

第一次咨询:闯进心理咨询室的来访者

在影片中,Paul 是个黑帮老大。不说杀人如麻,也是恶贯满盈。就是这样一个人,在人到中年时遭遇了危机。按照心理诊断标准,他至少可以被诊断为神经症中的焦虑症,主要特征是惊恐发作,三周发作八次,每次的特征都是呼吸困难,有濒死体验。于是他到医院去做心脏检查,想要确诊是心脏病。当医生给出的诊断结论是焦虑引起的身体不适后,不能接受这一点的 Paul 把医生暴打一顿。他想方设法证明自己的不适是由于生理原因引起的。

---

* 诗出张旭《山中留客》。

"自己的心理出了问题"，这就像一颗定时炸弹一样威胁着他。于是他想到偷偷摸摸间接求助于心理医生。咨询有以下场景：

第一次咨询：由于"黑帮老大"这个标签，Paul 无法接受自己身上出现的问题。他只能借为朋友咨询为名，到咨询室找到 Ben。

来访者：你知道我吗？

咨询师：我知道。

来访者：不，你不知道。

咨询师：好。

来访者：你在报纸上看过我的照片？

咨询师：是的。

来访者：不。

咨询师：我从不看报纸。

来访者：(指着 Ben)坐下。

咨询师：(顺从地应声坐下，坐在面巾纸盒上。发现这一点后把纸盒挪出。顺从和害怕的形象，与他引导来访者要"坚持自己"形成鲜明对比。)

来访者：你这里没有盒子吧？

咨询师：盒子？

来访者：用来录音那种。

咨询师：没有录音，我只记笔记。

Ben 开始解释撞车事件。他以为这个赫赫有名的黑社会头子是为了撞车而找自己算账的，恳请对方不要杀了自己。而 Paul 却和他谈起音乐和歌手，以让其放松，告诉他不是为了车子而来。

来访者：我有个朋友需要看心理医生，我想问你几个问题。

咨询师：请说吧。(松了一口气，恢复了自如。)

来访者：我们要怎么做？坐下谈吗？

咨询师：请随尊便。(往自己习惯的主位上去坐，却被 Paul 抢了先，坐在了平常来访者坐的位置上。Paul 一下子就有了主人的优势。而 Ben 则浑身不自在，甚至要松一下领带以掩饰紧张。)

来访者：那我们该怎么开始？(Paul 坐得舒舒服服，像个咨询师一样掌握着主动权。)

咨询师：为什么不从你先开始，说说自己为什么需要接受心理治疗？（Ben进入到心理咨询师的角色，用了自己惯用的开场。）

来访者：我不需要咨询，我刚才说过了，我是为朋友来的。你应该是个好的倾听者，但你这个家伙连我几秒钟前说过的话都记不得！

咨询师：对不起！对不起！我非常抱歉！

来访者：老实说，医生，到目前为止我对你的服务并不满意！

咨询师：我非常抱歉！这是我的错！让我们从头开始。你为何不谈你的朋友？（可能从来没有遇到过这么强势的来访者，身份这么特殊的来访者。）

来访者：我的朋友是个非常有权势的人，世界上没有什么他对付不了的事情。但突然有一天他就崩溃了，他无缘无故地哭，晚上睡不着。他无法再与朋友相处，不信任他们，想要离开他们。但这些人都是一辈子的朋友了。他还有突发性的窒息、晕眩、胸痛，还有马上就要死掉的感觉。

咨询师：惊恐发作。

来访者：你们这些家伙怎么老喜欢提他妈的这个词？谁说惊恐了?! 谁说惊恐了?!

咨询师：不是惊恐，是胸痛、头晕、透不过气。

来访者：我的朋友想知道该如何让这种情况不再发生。

咨询师：我要斗胆说一句：你的朋友就是你吧？（眼睛有些紧张，盯着Paul。）

来访者：（对视片刻后，用手指着 Ben 说）你真是天才啊！我的朋友，你真是天才！你一眼看透了我，难怪要干这一行。

当 Paul 要 Ben 给出解决方案时，Ben 首先提出吃药，被 Paul 否定。Paul提出让 Ben 做自己的心理医生。在 Ben 再三推辞后 Paul 追问出了度假宾馆。本打算坚持自己立场的 Ben 很轻易就放弃了自己的主张。Paul 打算利用 Ben的假期做咨询。在 Paul 离开前，他说："说来好笑，当我说出来后，我觉得轻松多了。我觉得如释重负。你真行！谢谢你医生！"

Ben 在一头雾水中被 Paul 称为"有天赋的医生"，而 Paul 在离开前对他的脸又拧又拍，更让他不知做何表示——在短暂的会面中，完全是 Paul 占了主导地位。不是 Ben 的咨询功底深厚，而是 Paul 说出了自己的问题，承认自己有问题，这让他的第三重焦虑减轻——第一重焦虑是由焦虑症引起的，第二重焦虑是由担心惊恐发作引起的,第三重焦虑是由无法接受自己是个有问题的人引起的。

这段场景对 Ben 充满了嘲讽:当他面对来访者时,有很多指导和睿智;而当他面对黑帮老大时,就不知所措,所有教导来访者的原则都不见了,只剩保命要紧。这个场景也从另一个侧面说明:咨访关系越纯粹越好。一旦有其他关系纠缠其中,咨询很难进行。

第二次咨询:基本信任关系建立

当 Paul 发现自己在性生活中不能像以前那样雄性勃勃后,马上派人半夜把 Ben 从床上抓过来咨询。Paul 指责 Ben 对自己没有帮助,而 Ben 对自己半夜被抓来一肚子怒气。Ben 在两人的争吵中要愤然离去,而 Paul 像个孩子一样哇哇大哭起来。Ben 决定留下来帮助 Paul。尽管 Paul 对自己出现不举的次数遮遮掩掩,开始说只有一次,最后坦白有八次,但 Ben 的一句分析让 Paul 阴云顿扫、重振雄风:"你生理上没有问题,目前的问题只是压力带来的,而压力可能来自你的好友被杀。"这个解释让他一下子释怀。本来 Ben 断言两个星期内无法解决的问题,Paul 在几分钟之内就得到了解决。

在这个咨询场景中,尽管并不像正式的心理咨询,但 Paul 已对 Ben 产生了基本信任。这从他毫无顾忌地哇哇大哭中可以看出。对喜怒不形于色的黑社会老大来说,这种痛哭流涕可以说是非常信任的表现。Ben 正是被这种信任打动。其实在两次咨询中,Ben 并没有真正帮助到 Paul,而 Paul 的自我揭示、情绪宣泄和释放是真正起作用的因素。因为没有触及核心问题,Paul 的惊恐发作仍不时出现。

第三次咨询:担心惊恐发作

由于 Paul 担心惊恐发作而把 Ben 从观看表演的台上强行拉来咨询。Ben 关注的是 Paul 与父亲的关系。Paul 谈到在 12 岁时父亲因心脏病发作去世,以前父子关系较好,但是父亲在去世前,反对 Paul 加入帮派,因而 Paul 对父亲有意见。当 Ben 问到 Paul 对父亲去世的感受时,Paul 说感到痛快,Ben 确认是否有内疚感，Paul说没有，反而问Ben为什么应该有，又不是他杀死父亲的。Ben用俄狄浦斯情结来解释，被Paul臭骂一顿，Ben搬出弗洛伊德作挡箭牌。

担心惊恐发作确实是焦虑症当事人的重要特征。Paul正是表现出这样的特征。Ben从父子关系入手，其方向是正确的。但由于Paul的善于掩饰，Ben没有看出Paul对父亲的死有内疚感。对Paul这种当事人，用深奥的理论说服他们是不可能的。他们需要的是现实的、有行动力的语言。在有些来访者那里，当咨询师用一些深奥的专业名词去解释其现象时，来访者可能会对咨询师更加尊敬或钦佩，但对黑帮老大来说，这样的做法只会让他反感。

第四次到第六次咨询：咨询师和来访者的生活纠缠在一起

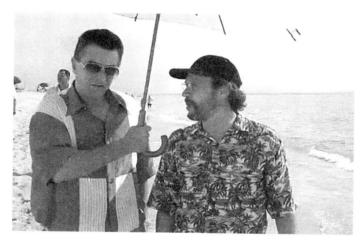

度假时的咨询

第四次咨询：这是一次非常短暂的咨询。Paul想了解自己所做梦的含义，把Ben从晚宴上拖出来。怒气冲冲的Ben拒绝释梦。Paul以朋友的身份出现在晚宴上，把自己的家庭介绍给Ben和其未婚妻的家庭，并且向Ben的未婚妻赠送婚礼礼物。现在已不再是Ben和Paul的关系纠缠在一起，而是双方的家庭也卷入了。

第五次咨询：和前几次不同，这次是Ben主动找上门去的，因为Ben的婚礼仪式被Paul间接地破坏了：暗杀Paul的杀手被从7楼扔下，砸在了婚礼现场，婚礼仪式中断。Ben冲上去找Paul算账。面对Paul的苦水，Ben用行为疗法帮助他:让他给派暗杀者的对头打电话,揭示自己的情绪:"我很愤怒!"而当 Ben 告诉 Paul 自己常用打枕头的方式来发泄愤怒后,Paul 拔枪射击枕头,Ben 目瞪口呆。Ben 本来是想跟 Paul 一刀两断的,但双方发泄完情绪后相互信任感反而更深。Paul 第一次问 Ben:"我该怎么办?"于是就有了滑稽的一幕:黑社会老大不按自己的话语系统说话,而在咨询师的指导下对另一个黑帮头目揭示自己情绪的情境。显然这种沟通方式在黑帮是行不通的,但这个举动本身赢得了 Ben 继续帮助 Paul 的决定。

第六次:这次咨询是在教堂里。Ben 从介入调查的联邦特工那里知道全国黑帮很快就要开会,加上他自己出现恶梦,他焦虑地告诉 Paul"时间不多了"。他其实是带了一腔正义感在帮助 Paul,知道这个会议对 Paul 的重要性,也知道 Paul 在此之前做出决定对其人生都非常重要。Ben 通过自己的梦感悟到 Paul 咨询的重点是与父亲的关系。当他开始着手这一点时,遭到 Paul 的强烈阻抗。Paul 甚至采用对 Ben 进行心理分析的方式阻抗,指出 Ben 自己与父亲的关系是有问题的。Ben 带着满心失望离开。

第七次咨询:枪口下的咨询

由于 Ben 相信了联邦特工带来的信息"Paul 将杀死你",他配合地带着窃听器与 Paul 共进晚餐。当他得知 Paul 的父亲就是在同一家餐馆被枪杀时,突然悟到 Paul 其实是向自己伸出求援之手。他在洗手间拆除了窃听器。但 Paul 认定 Ben 已经背叛自己,决定亲手毙了他。Ben 在被枪指着时对 Paul 进行咨询。Paul 渐渐回想起当时的场景:杀手扮成侍者走近,自己当时最先发现可疑之处,那个人的裤子太高级了!但没有告诉父亲,眼睁睁看着父亲被杀。他内心有深重的罪孽感,他认为是自己杀了父亲。说出来之后,他抱着 Ben 痛哭。Ben 轻拍着这个几分钟之前还要杀死自己的人,告诉他:"你救不了父亲。"而 Paul 的惊恐症状又一次发作,在杀手袭来时竟然只是瘫软在地上,慌乱中 Ben 一口气杀死了两个杀手。影片中的精彩片断如下:

咨询师:我可以问你最后一个问题吗?(Paul 在其身旁用枪指着其头。)

来访者:什么?

咨询师:你点了什么菜?(这是一个事实性的问题,没有任何威胁性。它不是谋杀事件的关键细节,因而也不是非常敏感的。这样具体的问题更有可能带对方回到过去。)

来访者:什么?

咨询师:你点了什么菜?

来访者:什么时候?

咨询师:你父亲被杀的那个晚上。你们吃了些什么?

来访者:我他妈的怎么知道?

咨询师:想不起来了?

来访者:那是 35 年前的事情了。

咨询师:那你父亲吃的是什么菜?

来访者:我告诉了你我不知道,你在说什么?

咨询师:想想看。这是一个简单的问题。你父亲在吃什么?

来访者:(长久沉默,认真回溯)意大利面。

咨询师:很好。你呢?(小心翼翼地转身面对来访者,眼睛瞟了几下对方手中的手枪。)

来访者:我吃的是意大利方饺。(开始进入当时的场景,进入来访者的角色。)

咨询师:当时菜已经上好了吗?(非常具体的问题,帮助 Paul 回到当时。)

来访者:服务员正在上菜。

咨询师:你看到杀手走过来了吗?(又是封闭式问题,想让 Paul 跟着他的思路走。)

来访者:看到了其中一个,穿得像个打杂的。

咨询师:你父亲也看到了吗?(封闭式问题。是一个关键问题。)

来访者:没。但我知道那个人不对劲。

咨询师:为什么,Paul?(称呼对方的名字,重新建立两人的信任关系。)

来访者:对一个打杂的人来说,他的裤子太高级了。

咨询师:他走向桌子……(在头脑中有一幅画面,具有动感,可以引导来访者具有现场感。)

来访者:我一直盯着他。(这是 Paul 主动描述的第一句话。)

咨询师:你说了什么吗?(关键性提问。)

来访者:(摇摇头)没。爸爸正在生我的气,他很气,我不敢告诉他。(带着哭腔,情绪占了主导地位。)

咨询师:你也正在生他的气。然后发生了什么?(尽管来访者处于情绪状态中,但仍然继续追问。)

来访者:我没有看见第二个人,我只听到妈妈在尖叫。

咨询师:你自责?(从事实的描述转向对内心的分析。)

来访者:我没有救他。(开始泣不成声。这是他内疚的最核心的点。)

咨询师:你当时正在生他的气。(为 Paul 找理由,让其行为合理化。)

来访者:我当时应该告诉他。(哽咽不止。继续内疚。)

咨询师:你救不了他,Paul。(告诉其事实。)

来访者:是我害死他的。(内疚到顶点。归因方式为内归因,认为自己是杀死父亲的罪魁祸首。)

咨询师:你没有害死他。你没有害死他。你对他有气,但你并没有害死他。这是他选择的结果。(把生气的情绪和死亡的结果进行区分。)

来访者:是我让他死的……我就这样让他死了,我都没有向他道别。(放声痛哭。从内疚转向遗憾。)

咨询师:那你为什么不现在说出来呢?假设他就在这里,你会对他说什么,Paul?(这是空椅子技术的运用,宣泄 Paul 的内疚情绪,解决其遗憾。)

来访者:我无法说。(阻抗。内心过于沉重,无法让这些平时被压抑的情绪浮现于表面,更无法把它们暴露在空气中。)

咨询师:你可以的,Paul,说出来。(鼓励。)

来访者:不,我说不出。

咨询师:说出来,Paul。(鼓励。不用很长的句子,只是行动的语言,短句。)

来访者:我要告诉他,我很抱歉爸爸……我很抱歉爸爸……我很抱歉爸爸……(抱着咨询师放声大哭起来。终于把内疚感彻底释放。对 Ben 正向移情,把其当作父亲。)

咨询师:你救不了他。

来访者:我可以救他。(哭倒在地。)

咨询师:是他想救你。这是你挣扎的原因。他不要你过这种生活。你也不想要自己的儿子过这种生活。(揭示除了内疚之外的情绪:挣扎。自己应该过哪一种生活?父亲希望自己过哪一种生活?自己的儿子应该过哪一种生活?)

来访者：我不要。

咨询师：你不希望他像你一样成为一个没有父亲的孩子。（点出 Paul 心中最恐惧的点。这是 Paul 非常没有安全感的一个原因。）

来访者：*你的父亲并没有死，Paul，他通过你而活着。他想要告诉你什么事，他已告诉你……*（枪声响起，咨询骤然中断。咨询师想用新的框架来解释 Paul 父亲被杀这件事。）

Ben 之所以能救自己一命，除了 Paul 并不心甘情愿杀他、愿意回答他的问题之外，Ben 有足够的智慧和技巧，让 Paul 重回 12 岁时目睹父亲被杀的时刻。他要帮助那个少年释放内心的自责感、内疚感和罪恶感。通过运用封闭式提问，运用具体的问题，他做到了这一点。可以想象，如果 Ben 直接切入"是谁杀死你父亲"等类似的问题，没有前面的铺垫，在恼怒情绪中的 Paul 说不定用一粒子弹作为回答。Ben 有丰富的咨询经验，他清楚地了解情感扳机（emotional trigger）在哪里，他知道该沿着怎样的路径，没有威胁性地走进 Paul 的内心。

在枪击结束后，Ben 告诉 Paul："你触及了内心的伤痛，可能会难过一阵子，已接近问题的实质了，接下来就看你自己的了。"这种告诫是非常必要的。一个有着 35 年内心创伤的来访者不会为咨询师的几句话就解决所有的问题，他还需要时间去消化、去治愈、去成长。

影片中这是最后一次咨询镜头。但导演最后用一个高潮来演绎心理咨询的效果：当 Ben 被强拉到黑帮大会代表 Paul、正把 Paul 的对头激怒得要开枪之时，Paul 在儿子的激励下，从低潮中恢复过来，承担起自己的责任，赶到会场，宣布自己金盆洗手，退出黑帮。Ben 对此举大加赞赏："从来还没有当事人成长得这么快！"

角色与规则

在第一次咨询场景中，我们简直分不清谁是来访者，谁是咨询师，因为现场的动力结构非常奇怪：明明是客场的 Paul 像个咨询师一样发问，用教训的口吻不断纠正着 Ben；明明是主场的 Ben 怯懦得像自己刚刚指导过的当事人，频频道歉，小心翼翼。Ben 根本无法有咨询师的感觉，因为规则从一开始就被打破了：Paul 没有提前预约，Ben 对他的来意一无所知，Ben 在 Paul 眼中没有任何权威，也没有任何来访者普遍带有的求助心理和自我标签。Ben 甚至都没有机会跟 Paul 解释心理咨询的基本规则。

在后来的咨询中，Ben 和 Paul 之间的互动也存在着角色混乱：Paul 藐视一切规则，随心所欲地差使着 Ben；Ben 则时而以受害者的身份对 Paul 发火，与其对骂，时而以咨询师的身份为 Paul 进行心理咨询。这种混乱一直持续到 Paul 有根本性的好转。而这种咨询，从一开始就是灾难。没有咨询师能够驾驭，如果来访者本人没有准备好当来访者。

心理咨询的时间和地点也是混乱不堪的：除了第一次 Paul 在工作时间闯进咨询室，其他的咨询发生在沙滩上、宾馆里、宴会上，甚至中断的婚礼中、教堂中，半夜时分咨询师会被强拉来咨询，正在看演出的时候被强拉来咨询……来访者和咨询师的个人生活纠缠在一起，对双方都有深刻影响。Ben 的第二任未婚妻差点因为这种担惊受怕的生活而离开他。而 Paul 也因 Ben 帮助 FBI 而险些枪杀 Ben。Ben 在枪口下仍然在给持枪的 Paul 做心理咨询。

Paul 之所以会藐视咨询师和规则，因为他没有把自己定义为"来访者"。当来访者走进咨询室时，他们会自动把咨询师定义为"咨询师"，能够给他们提供专业帮助的人。对咨询师的信任不是单纯依靠咨询师去建立，而主要来自来访者的这种角色认同和标签。这也是为什么心理咨询强调自愿原则的原因之一。没有对角色和规则的认同，心理咨询其实无法进行。

七次咨询都是在非常特殊的情境中、以非常特殊的方式发生：没有固定场所，没有预约时间，来访者不像来访者，咨询师不像咨询师。尽管我们把其作为"心理咨询"影片来分析，但它早已不是标准化的心理咨询。尽管它有着心理咨询的色彩，但它远比一般心理咨询风险性大。咨询师是在玩危险的平衡游戏，稍微有一个环节无法把控，就会出问题。

影片这些情境再一次告诉人们：心理咨询应该是建立在纯粹的关系上，在规定的地点，从事专业助人的活动。除咨询室外，咨询师和来访者最好不要有任何社会关系，不能接受来访者的赠礼，也不能和来访者在其他场所会面，更不能让来访者影响自己的个人生活、家庭生活。在影片的结尾，Ben 与妻子安心享受 Paul 提供的礼物——一支现场演奏的乐队，而此时 Paul 仍然是 Ben 的当事人。这是非常不妥当的举动。按照咨询规则，Ben 不应该接受来自 Paul 的任何礼物。那座高耸的喷泉、浪漫的乐队其实都是对咨询规则的嘲讽。也许在Ben 心里，他从来没有把 Paul 当作一个来访者，更多像不打不相识的朋友。

咨询师的价值观对咨询的影响

在 Ben 出场时,一位分手后频频骚扰前男友的女性 Kathrina 正在咨询。她一直在哭诉。咨询师其实心里早已不耐烦,早就想跳起来指责来访者这种哭泣没有意义,对那个男的关注没有意义。咨询师可以采用顿喝疗法,让来访者看清自己的本质。但在咨询室中,咨询师只是和她在绕圈子,玩弄词句。他选择了倾听倾听再倾听,听凭来访者一遍又一遍演绎相同的脚本,甚至演绎在他身上,把他休假也看作是对自己的抛弃。

而在影片快结束时,又有一对性生活不和谐的夫妻坐在咨询室中。当妻子抱怨丈夫在夫妻生活中有要求时,咨询师一反中立的原则,旗帜鲜明地支持丈夫的观点。"你为什么不试着照先生的要求做呢?"并且说:"人生苦短啊!喝喝酒、抽点烟、找点乐子,有何不可?"对这种指导性非常强的建议,妻子点头同意,而丈夫的眼中放出了光。而此前 Ben 是以"模糊"的咨询风格著称的,并在黑帮会议上上演了"模糊秀",用捣浆糊的方式激怒了 Paul 的对头 Primo。之所以有转变,一是经历了生死无常,他更加看重过好当下的每一天;二是通过黑帮老大的转变,他意识到旗帜鲜明也是一种力量。咨询师本人的价值观发生了变化,所以他的咨询风格也随之发生了变化。在 Paul 的个案中,Ben 的深度卷入是有效的。但这并不意味着对所有的当事人都适用。咨询师始终要清楚:自己可以指导来访者,但没有权力操纵来访者。咨询师要清楚自己的价值观会对咨询带来哪些影响,并在需要的时候和来访者进行探讨。

有着困扰的心理咨询师

在影片中,我们看到的是一个活生生的、有血有肉的咨询师。他遭遇过离婚,单身带着儿子度过 8 年,而儿子又处于逆反的青春期。父母和他的关系相当冷漠,连他的婚礼都托辞没空不参加。对作为同行的父亲,他既钦佩又嫉妒。他即将和一位美丽的女性结为夫妻,新的家庭关系即将形成。所有这些都需要他处理。在没有遇到 Paul 之前,至少他可以应对这一切。而在和 Paul 的周旋中,他感受到职业倦怠,时时刻刻提心吊胆。他无法再置身于当事人的生活之外,过度卷入让整个家庭担惊受怕。他自己做恶梦,梦见自己被杀死。再加上联邦调查局的介入,事情更加复杂化。很多事情已远远超越了心理咨询的角色和职责。

这个影片塑造的这一点是成功的:即使身为心理咨询师,其专业是为别人排忧解难,仍然有可能解决不了自己的困扰。走出自己的困境仍需要付出很大努力。

行为疗法

影片第二个咨询场景是 Ben 正在给没有主见、不能坚持自己意见的来访者 Carl 做咨询,并且在咨询中用到面质,"我说出建议你马上同意",让来访者探询这种行为背后的原因,并鼓励来访者"做自己的主人,坚持自己的立场,别任人摆布"。当 Paul 的跟班闯进来后,Ben 愤然地说自己正在咨询过程中,跟班用钱摆平,虽然 Ben 让 Carl 拒绝这种方式,但 Carl 对自己讨价还价到 300 元欣喜若狂,认为这是"做自己主人"的体现。在下一次咨询时,Ben 可以跟 Carl 再次讨论该场景,让该事件成为咨询过程中的一个行为疗法事件,从中探询将来行为改变的方向。

在 Ben 给 Paul 的第五次咨询中也用到行为疗法。Paul 在 Ben 的现场指导下给另一黑帮头目打电话。虽然其效果是滑稽的,但在咨询中,咨询师确实可以用这种行为疗法来帮助当事人形成新的行为。

黑帮为什么怕看心理医生?

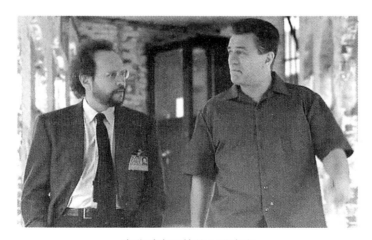

在监狱中延续的心理咨询

当 Paul 托自己忠心耿耿的老跟班 Jelly 找心理医生时,托辞是为朋友找。而 Jelly 认真地问:"是在给我找吗?"Paul 被这个问题问得一愣,顺口承认。Jelly 觉得无比羞愧。为什么黑帮的人害怕去看心理医生?

他们其实不是自己害怕,而是害怕周围人知道。尤其是黑帮老大,一旦别人知道,自己在黑帮中的地位就会受到挑战,黑帮老大的位置就岌岌可危了。因为没有人会愿意为心理有问题的人卖命。得心脏病没什么,但得焦虑症就是有问题的,因为心脏病是无法控制的,而焦虑症则表明一个人的意识失去控制,表现出对世界的无奈、软弱无力。黑帮老大的形象应该是生理和心理上都刀枪不入。现实中自我的状况与这种形象不符合,Paul 除了焦虑症本身之外,又产生了第二重焦虑。

黑帮如此,现实中的人们亦如此。每个人都有一些自我形象的设定:"我是男的,所以我不能表现出软弱。""我是女的,我不应该表现出太好强。"这些自我形象会影响、决定着人们的行为。咨询当中我们常需要重塑来访者的这些不合理假设。

结　语

Ben 是幸运的,他不仅生存了下来,而且还帮助黑帮老大改变了生命的轨迹。但这是导演创造出来的幸运。在训练中我用这部影片来告诉新手:遵守心理咨询的规则,对来访者和咨询师都是重要的。没有规则和角色认同的咨询不是真正的咨询,从一开始就注定是一场灾难。

17. 穿越时空的儿童心理咨询

——《第六感》中的心理咨询

空里流霜不觉飞,汀上白沙看不见。* 当一个人专
注于自己的目标时,周围会变得不重要。

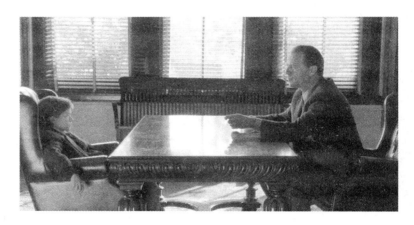

Cole(左)与咨询师 Malcolm(右)

《第六感》(*The Sixth Sense*)讲述了咨询师
Malcolm 穿越时空和生死界限帮助一位孩子 Cole
的故事。Malcolm 是位成功的咨询师,帮助了很多
孩子,但有一天一位曾经的来访者 Vancent 持枪闯
到他家里,指责他的咨询是失败的,并向他开枪。
他从此有了心结,想要通过帮助 Cole 来弥补他在
Vancent 身上所犯的错误。他选中了和 Vancent 非
常相似的 Cole:两个人年龄相仿,都生活在单亲家

---

* 诗出张若虚《春江花月夜》。

庭中,都有高度焦虑、被孤立、情绪障碍等问题。Cole 对其从不信任到信任,并告诉了他自己的秘密:能看见死去的人。Malcolm 对其诊断为学龄儿童精神分裂症。在此过程中,他因和妻子无法沟通、发现妻子在服抗抑郁药、在和别的男子约会而忧心忡忡。通过偶然的机会,他知道了 Cole 不是幻听和幻觉,而是他真的具有第六感。在 Malcolm 的鼓励下,Cole 开始倾听那些鬼魂的需求,通过帮助他们,在阴阳两界搭起桥梁,并与两个世界建立信任关系。而完成使命的 Malcolm 惊讶地发现自己早已是阴界之魂,只是为了解心结而暂时没有离去。按 Cole 所告诉的方法,他与自己心爱的妻子道别,坦然离开。在帮助 Cole 的过程中,Cole 用自己的方式帮助了他,让 Malcolm 安心地离开。

影片中,Malcolm 与 Cole 在一起的场景共有 11 次,每一次都展示了咨询的推进。对这些咨询进行如下分析。

通过游戏建立孩子对咨询师的信任

儿童咨询和成人咨询不同的地方在于儿童所看到的世界、思维方式和话语系统与成人不同。在面对儿童来访者时,游戏是常用的咨询方式,游戏疗法对那些防御心非常重的儿童尤其适合。Cole 是个内敛的、胆怯的、怕犯错误的孩子。他的眼神是忧郁的,与他的年龄不相称。他的眼神让你感到他背负了太沉重的东西,而世界上没有人替他分担。

影片中的 Cole 和 Malcolm 的第一次见面对话是在教堂中。Cole 把教堂看作一个庇护所,让他可以暂时远离恐惧感。Malcolm 和他的对话是从 Cole 正在玩的玩具兵开始的:"它们都会说拉丁语吗?"两个人只说了寥寥数语,但却意义重大。一是 Cole 向 Malcolm 传递了求救信号:"Out of the depths, I cry to you O Lord."(主啊! 我从深渊里向你哭喊!)当 Malcolm 从书中查出这句话的含义时,他为之震撼:该有多深的痛苦才会说这样的话? 二是 Cole 关心的一个问题:"你是一个好的咨询师吗?"Malcolm 知道,之前 Cole 的妈妈曾向一位心理咨询师求助,但效果并不好,因而 Cole 很难信任心理咨询。在这次见面中,Malcolm 并没有问及很多问题,对 Cole 这样的孩子,初次见面不适宜施加太多压力。

第二次见面是在 Cole 的家里。Malcolm 邀请 Cole 玩"Mind-read"(读出内心)的游戏。其规则是:Malcolm 来猜 Cole 的想法,说对了,Cole 向前走一步;

说错了，Cole 向后退一步。Cole 默许后，Malcolm 甩手、揉太阳穴，认真地入戏。关键不是谁输，而是 Cole 开口谈自己。在游戏结束时，Cole 说："你是一个好人，但你帮不了我。""好人"是 Cole 感受到 Malcolm 的良好意愿，而"帮不了我"是对其咨询师能力的否定。

第三次见面是在路上。"怪胎"(freak)这个标签让 Cole 抬不起头。他无法跟任何人分享这个秘密：他看得见鬼魂。鬼魂拿他当恶作剧的靶子，周围人也戏弄他。而 Malcolm 则跟他说："不要相信这些 bullshit(胡说八道)！"当咨询师说脏话时，Cole 简直不敢相信自己的耳朵，一直盯着他，半天才说："你说了脏话。"在他的行为规则中，绝对不能说脏话，而 Malcolm 这个举动，无意中告诉他规则是可以逾越的。

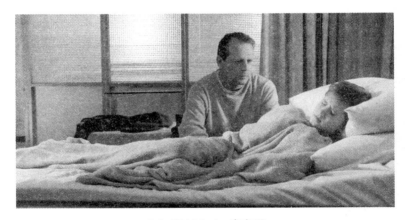

Cole 和 Malcolm 在家里

第四次见面是在咨询室。Malcolm 跟 Cole 提起"笔仙"(free association writing)。Cole 说自己写过无意识的文字。在咨询过程中，Cole 一直在沙发背后做着自己的假想游戏——这并不影响他和 Malcolm 的对话。要求孩子像大人一样老老实实坐在自己面前一问一答，是违背孩子天性的咨询方式。当 Malcolm 让 Cole 提出自己的要求时，Cole 问："不是要什么东西，我能够不要我已经有的东西吗？""我不想再处于恐惧当中。"

第五次见面是在 Cole 的学校里，他和老师激烈冲突后：在课堂上，当老师问起孩子们学校以前曾经是什么时，Cole 回答说是用来吊死人们的刑场，而老师则说是法院。Cole 是眼见为实，他看到了那些被吊死的人，而老师则照本宣科。

Cole 忍受不了老师的目光,在老师的挑衅下揭了老师的短:"你以前上学时是'结巴 Stanley'!"本来流畅无比的老师这时磕磕巴巴不成句,最终恼羞成怒:"你……你这个怪胎!"之后,Malcolm 来看 Cole。眼睛哭红的 Cole 不想谈话。Malcolm 用硬币变魔术吸引他、安慰他。他却像个成人一样冷静地旁观:"这不是魔术,从头至尾硬币都在你的手中。我还不知道你这么滑稽。"Malcolm 无语。但这个游戏本身并不是没有意义的。过后 Cole 对其他小朋友重复这个游戏,这表明他受到了影响,Cole 能够理解 Malcolm 这样做是为了让自己感觉好。

这五次咨询当中大量地运用了游戏手法,正是在这些过程中,孩子跟咨询师建立了基本信任关系。而在此过程中,观众觉得奇怪的可能是:咨询师会出现在孩子上学路上、家中、学校里,咨询为什么没有固定的地点? 咨询师怎么会有那么多时间? 这是本片为结尾埋下的伏笔。虽然这种咨询方式在现实中不可能实现,但它揭示了一点:对孩子家庭—学校系统的了解非常必要。通过观察 Cole 与妈妈的互动,Malcolm 排除了其母亲虐待 Cole 的可能性;通过观察 Cole 与同龄伙伴的互动,Malcolm 看到了 Cole 的孤僻;通过观察 Cole 与老师的冲突,Malcolm 看到 Cole 自我保护时的攻击性策略。咨询师越是全面了解孩子,越能准确地做出诊断,越能帮助孩子。

通过自我揭示赢得孩子的信任

第六次见面是在医院里:在小朋友的聚会上,Cole 被恶作剧的男孩们关进壁橱,结果被里面的恶鬼一顿痛打至晕。送到医院后,医生怀疑 Cole 的妈妈有虐待孩子的嫌疑。Cole 的妈妈感受到巨大压力,Cole 感受到无奈和悲伤:他无法向别人解释这一切。而当 Malcolm 试图给 Cole 讲睡前故事时,Cole 礼貌而又毫不客气地说:"医生你从来没讲过睡前故事。睡前故事应该有些曲折和内容。"他转而关切地问 Malcolm:"你为什么伤心?"Malcolm 惊奇地问他怎么知道自己伤心,"你的眼睛告诉我。"

Malcolm 对孩子做了自我揭示:我以前帮助了很多孩子,但没有帮助到其中一个。这以后一切都不一样了。他妻子不喜欢他变成这样,两人冷漠得像是陌生人。直到他遇到了一个很酷的小男孩,和以前那个男孩一样。他觉得只要帮到这个男孩,也就可以帮到以前那个男孩。

Cole 问：故事的结局是什么？

Malcolm 答：不知道。

Cole 犹豫再三说：我愿意现在告诉你我的秘密。（停顿片刻）我看见死去的人。（泪水充满眼眶。）

Malcolm：在你梦中？（听到秘密并不惊讶。）

Cole：（摇摇头。）

Malcolm：醒着时？

Cole：（抽噎着点点头。）

Malcolm：在棺材中、坟墓中的那些死人？（语调一直保持平静。）

Cole：跟平常人一样走动的死人。他们看不见对方。他们只能看见他们想看见的。他们不知道自己已经死了。（充满了恐惧。）

Malcolm：你隔多久会见到他们？（眼神有些呆滞。）

Cole：时时刻刻。他们无处不在。（有一些绝望，泪光闪闪。）你不会告诉任何人我的秘密，对吗？

Malcolm：我承诺，我不会。（这个承诺会让孩子安心。）

Cole：你会待在这儿直到我睡着吗？（说出秘密后有强烈的不安全感。）

Malcolm：当然。

Cole：（转身沉沉入睡，似乎放下了千斤重担。）

Malcolm 对 Cole 的诊断是学龄儿童精神分裂症，因为他有幻觉和幻听，只有药物和住院才能治疗。他无能为力。直到这时，Malcolm 还是按常规的心理咨询在做：找到最主要的因素进行诊断。他把 Cole 的秘密当作是幻听和幻觉，而不是真实。

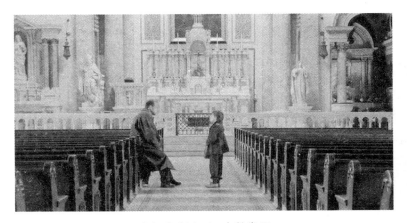

Cole 和 Malcolm 在教堂里

Cole 之所以决定在这时向 Malcolm 揭示自己天大的秘密,除了他无法再承受生命中无法承受之重,还因为 Malcolm 向他进行了自我揭示。以 Cole 的特异功能,他对 Malcolm 所有的事情都了如指掌。但他通过特异功能了解到的事情,和 Malcolm 亲口告诉他,在性质上不一样。Malcolm 能突破自己的界限告诉他内心的苦闷,Cole 也可以模仿:突破自己的防御,告诉他秘密。Malcolm 的示范作用非常大。

第七次见面:看完学校的戏剧表演后,两个人高高兴兴地走在教学楼里。突然 Cole 呆立不动,毛骨悚然,因为他看到三个吊死鬼。Malcolm 看不见这些鬼,但他认真地对待 Cole 的表现。Cole 这是第一次把他遇见死人的情景在别人面前表现出来。这是对 Malcolm 的一种信任。

"如果你不相信我,你怎么能帮到我?"

第八次见面:Malcolm 看到自己的妻子和一个男子亲密接触,妒火中烧。当他和 Cole 见面时,他告诉 Cole 无法做他的医生了,因为他对家庭忽略太多。

Malcolm:我会把你转介,我认识两个很好的心理医生。(非常悲伤。)

Cole:不要扔下我! 不要放弃! 我知道,你是唯一能帮助我的人!(悲伤而绝望。)

Malcolm:我无法帮你。(眼睛看着别处,泪光闪烁。)

Cole:你……(抽泣起来。)

Malcolm:其他人会帮你的。(泪水流下来。)

Cole:你相信我,是吗?(泪水流到脸上。)

Malcolm:(眼睛看着别处,没有回答。)

Cole:医生你相信我的秘密,是吗?(仍在哭。)

Malcolm:我不知道该如何回答,Cole。(眼睛仍看着别处。)

Cole:如果你不相信我,你怎么能帮到我?!(Cole 泪水盈盈地把一枚硬币从桌上推过来。)有些魔术是真的。

Malcolm:(没有说话,但转过头来认真地看着 Cole。)

在咨询进程中,咨询师有时会被自己的无能为力感压倒。尤其 Malcolm 带着赎罪感在做这个个案,对自己的要求更高。但由于他没有任何支持系统,没有同事可以交流,妻子很久不和他说话,他处于工作倦怠状态中。现在 Cole 对他的帮助要比他对 Cole 的帮助更大。当来访者成为咨询师唯一的支持力量时,这种力量的流向是不健康的。除非 Malcolm 迅速做出调整,否则他无法帮助 Cole。作为一个孩子,Cole 无法用华丽的词藻来说服 Malcolm,他也无法证明自己不是幻听和幻觉,因为别人,包括 Malcolm 都听不见、看不见他所看到的世界。他只能寄希望于 Malcolm 的信任。他用了一个比喻:"有些魔术是真的。"

第九次见面:在此次见面前,偶然间,Malcolm 从自己的录音磁带上偶然听到鬼魂的叫喊和哭泣声。他开始相信 Cole,并找到了帮助 Cole 的方法。他在教堂找到 Cole。Cole 敏感地发现了他情绪激动。

Malcolm 问 Cole:当这些鬼魂跟你说话时他们想干什么?

Cole:(露出害怕的表情,一言不发,往后退,直到坐在长椅上。)

Malcolm:请好好想一想,Cole。(走到 Cole 身边,蹲下。)我请你好好地认真想一想。你认为他们想要什么?

Cole:只是帮助。(怯怯地看着 Malcolm。)

Malcolm:对了,这也是我想到的。(兴奋地)他们只想得到帮助,即使那些最吓人的。我想我可以找到让他们离开的方法。

Cole:怎么做?(不相信地。)

Malcolm:倾听他们。(眼睛一直注视着 Cole。)

Cole:如果他们需要的不是帮助怎么办?如果他们真是很生气,想要伤害别人怎么办?(充满恐惧。)

Malcolm:我认为这不是起作用的方式。

Cole:你怎么确信?(近乎耳语。)

Malcolm:我不确信。(也是耳语。)

但当天夜里,当 Cole 又遇到鬼魂时,他克制住自己的恐惧,开始了解鬼魂的需求。Malcolm 的话对他是有用的。

第十次:应女鬼 Kray 的请求,Cole 去一个遥远的地方。Malcolm 陪着他。通过 Cole 转递的一盘录像带,Kray 的父亲了解了她死亡的真相,并且使得 Kray 的妹妹幸免于难。这是 Cole 第一次成功地帮助死去的人。他的心结打开了。Cole 受 Kray 之托把玩具送给其妹,并像个大人一样安慰着她。看着秋干上这一对孩子,Malcolm 的心结也打开了。

与妈妈建立信任关系

第十一次:Malcolm 观看 Cole 的表演以后,Cole 一直处于兴奋状态,他突然说了一句:"我知道你可以怎样和妻子谈话。你可以在她睡觉时跟她说话,即使她不知道,她也会倾听你。"Malcolm 为 Cole 的转变欢欣鼓舞,两人都为分别流下不舍的泪水。Cole 预感到 Malcolm 不会再出现,因为他的使命完成了,他要回到自己的世界去了。

当妈妈接了 Cole 后在回家的路上,前方发生车祸,道路被堵塞,Cole 和妈妈在车里有一段对话:

Cole:我现在准备好和你沟通了。(严肃地转向妈妈。)

妈妈:沟通?(很惊讶,"沟通"这个词太正式。)

Cole:告诉你我的秘密。(仍一脸严肃。)

妈妈:什么秘密?

Cole:你知道刚才那边发生的车祸?(非常照顾妈妈的承受力,没有单刀直入,而是慢慢进入。)

妈妈:知道。

Cole:有人受伤了。

妈妈:是吗?

Cole:一位女士。她死了。(声音开始发颤。)

妈妈:哦,上帝!你看得见她?(开始趴在窗前往前看。)

Cole:是的。

妈妈:她在哪儿?

Cole:她就站在我的车窗旁。(克制后的颤抖。)

妈妈:Cole,你吓住我了。(转头来看,什么都没有看到。)

Cole:他们有时也让我害怕。(没有因此而退缩,决心把真相全部说出来。)

妈妈:他们?(有些茫然。)

Cole:鬼魂。(声音有些发颤。)

妈妈:你看得见鬼魂,Cole?(认真地打量着 Cole。)

Cole：他们想让我帮他们做事情。（点点头。"看得见"不再是重点，而是怎样和鬼魂相处。）

妈妈：他们跟你说话?! 他们让你做事?!（不可思议的表情。）

Cole：就是过去曾伤害过我的那些鬼魂。（知道妈妈一定会想起他身上的伤痕。）妈妈，你正在想什么？（停顿一下）你认为我是一个怪胎吗？（这句话才是他要沟通的重点。他能否看见鬼魂并不重要，关键是妈妈怎么看他。）

妈妈：看着我的脸，我从来没有这样想过你，从来没有。知道了吗？（认真地。尽管自己还处于震惊当中，但先给孩子一个承诺。）

Cole：知道了。（声音仍有些紧张，但明显地松了一口气。）

妈妈：给我一分钟让我思考一下这件事。（开始处理儿子具有特异功能这些事情。脑子里飞快地把一些片断联系在一起。）

Cole：外婆向你问好。（向妈妈证明他真的看得见鬼魂。）

妈妈：（转过头不相信似地盯着 Cole）

Cole：她说她很抱歉把大黄蜂挂件拿走，她只是太喜欢它了。（以前妈妈曾以为是他拿的，他死活不承认，但不能解释。现在他能解释了。澄清自己对 Cole 来说很重要。）

妈妈：你说什么？（仍处于震惊中。）

Cole：外婆有时来看我。

妈妈：Cole，你完全弄错了。（摇头）外婆已经离开人世了，你知道这一点。（可以看出妈妈仍然不相信他具有特异功能，以为他只是随口说说而已。）

Cole：我知道。她想让我告诉你……（试图解释。）

妈妈：Cole，请打住……

Cole：她想让我告诉你她看过你跳舞……（继续说下去。）

妈妈：（妈妈瞪大眼睛看着他。）

Cole：她说在你小时候，在你独舞表演前你们吵架了，你以为她不会去看你的表演，但她去了。她躲在后排所以你没发现她。她说你像一个天使。

妈妈：（妈妈的眼眶开始湿润，一只手捂着嘴，终于忍不住哭出来。）

Cole：她说你到埋葬她的地方去看她时，问了她一个问题，她说回答是"每天"。

妈妈：（掩面哭泣。）

Cole：你问了什么问题？

　妈妈：我……我让她骄傲吗？（难以抑制的哽咽。）

　母子俩抱头痛哭。

　通过这样的沟通，Cole 身边有了分享秘密的人。Malcolm 离开带来的缺失有了新的填充。妈妈成为 Cole 更加重要的支持者。Cole 的安全基地已经建立。以前 Cole 不光是为鬼魂担惊受怕，而且还为自己的秘密担惊受怕，怕别人认为自己是怪胎。现在这两座大山都被移除了。

孩子的移情

　在影片中，Cole 的父亲始终没有露过脸，但他却无处不在：Cole 出家门后戴的那副奇大无比的平光镜是父亲的；Cole 每天戴在手上的、不走的手表是父亲落下的；吃饭时摆弄的大手套是爸爸的；Cole 对父亲的依恋还从这个动作中可以看出：他看到电视上爸爸妈妈关心儿子的广告就扔东西把电视机关上。

　Cole 对母亲的依恋：当厨房所有的抽屉转瞬之间被打开、Cole 的妈妈大惊失色时，Cole 问妈妈："你觉得我不好是吗？"马上归因于自己。为了安慰妈妈、服从妈妈，让自己不再被孤立地安排，Cole 接受了让一个同学来叫自己上学、并装模作样帮自己背书包的安排，尽管这个同学恨他。他有时根据成人的做法调整自己：当他画了一幅一个男的被另一个男的砍断脖子的图画时，妈妈大哭，学校专门开会，此后他就不敢再随心所欲地画画。当他把自己的秘密告诉妈妈后，第一反应是问妈妈："你觉得我是个怪胎吗？"

　当 Malcolm 出现在他的生活中时，尽管 Malcolm 只是一个鬼魂，但他是一个"好的"鬼魂，在 Cole 心里，Malcolm 扮演着一个父亲的角色：与自己平等对话；关心自己的感受；想要帮助自己；笨拙地给自己讲睡前故事；在自己受到委屈时，试图安慰自己。所以 Cole 对 Malcolm 也产生了依恋："在我睡着之前你能陪着我吗？""在我出来之前你不会回家是吗？""只有你能帮我！"在某种意义上，Cole 把对父亲的依恋感情移情到 Malcolm 身上。这是咨询被推进的一个力量。

结　语

　在这个感人的跨越阴阳两界、跨越时空进行的咨询故事中，我们看到

Malcolm 通过 Cole 的成长得到了帮助,通过帮助 Cole 解决了自己的问题。从某种意义上说,这个影片用了一个隐喻:对孩子来说,成人永远是另外一个世界的人。成人会因为孩子年龄小而无法相信孩子的话,但在孩子眼里,"如果你不相信我,你怎么帮助我?"孩子是需要帮助的。只是有时他们无法跟成人沟通他们的这种需求。可能像影片中的 Cole 一样,用拉丁文说出自己的呼救,需要有心的成人去倾听这些"儿童语言",并把它翻译出来。我不知道 Cole 要用多大勇气才能面对随时随地可能出现的鬼魂,又要用多大勇气守住自己的秘密,以成为一个"正常"的孩子;我不知道 Cole 第一次看见 Malcolm 时,是怎样判断自己能够信任这个"鬼魂咨询师",但我想,Malcolm 眼中的悲伤一定打动了他,让他愿意帮助这个悲伤的鬼魂。Malcolm 尽管不知道自己已经离开人世,但他很悲伤。他一直在一心一意地帮助 Cole,不知 Cole 也一直在帮助自己。咨询师和来访者就以这样的方式互动着。

18. 谁是谁的心理分析师？

——《沙发上的心理医生》中的心理医生

影片中咨询角色颠倒的男女主人公形成了这样的关系：相看两不厌，只有敬亭山。*

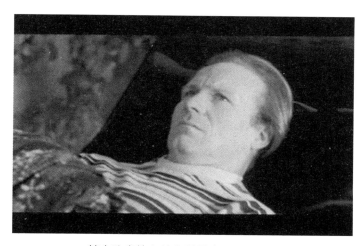

躺在治疗椅上的心理医生 Harriston

《沙发上的心理医生》(*Un Divan A New York*) 讲述了一个这样的故事：一位纽约有名的心理咨询师 Harriston 因不堪病人的电话骚扰而到巴黎休假。他通过报纸与一位女舞蹈演员 Binoche 易房而住，这位女演员正为无数男人的纠缠而心烦意乱。两人不仅换了房，而且还换了其他方面：Binoche 为找上门的来访者做起了心理分析，而 Harriston 则

---

* 诗出李白《独坐敬亭山》。

为 Binoche 的男性朋友做起了咨询。后来 Harriston 因不堪那些男人的骚扰、住房条件之差,提前两周回到纽约。当他偶然发现 Binoche 居然在为他的病人诊治时,开始时他怒不可遏,后来假扮来访者上门约见。尽管 Binoche 没有任何心理咨询的技术,但她的清新、活力和直率感染了所有前来咨询的来访者,甚至包括 Harriston。他们都爱上了她。甚至医生的狗埃得加也变得有活力多了。最后以两人相聚在一起的大团圆结局。

心理分析师的形象

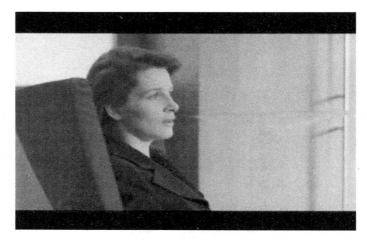

从房客成为治疗师的 Binoche

Harriston 是位一丝不苟、严谨、做事井井有条、非常理性的著名心理分析师,这从他的房间布局可以看出(但把咨询场所同时作为自己的家,这不符合 Harriston 的风格)。而 Binoche 则杂乱无章、率性,所有的事情都充满了冲动和随机。

Binoche 的密友 Anne 自称接受过心理分析。在她眼中,心理分析师的形象是:

"千万不要给建议。"

"当他觉得我说的东西很重要,或我确实被困扰时,当我停下来时,在两句话的中间,他会'嗯哼'。这意味着这一点很重要。"

"有时候重复一个词,从我最后一句话中找一个词,这对我的影响就是我会日日夜夜想那个词。"

"他讲话很轻,非常中性,很柔和,以免干扰我的思路。"

"有时候他也会说'是的'。"

当观众看到 Binoche 一心一意地扮演分析师、很用力地重复来访者的最后一个词时,会忍俊不禁。心理咨询行业的内涵不在于点头或摇头的表面动作上,而在于知道什么时候摇头、什么时候点头、为什么点头、为什么摇头以及这些动作对来访者会产生怎样的影响。

来访者对心理分析师的界定

凯普顿在门开之后,径直走向他熟悉的治疗椅躺下,滔滔不绝地、自顾自地说起来,甚至一开始都没有注意到心理分析师不在房间里。当 Binoche 开口说话后,他警惕地问了一句:"你是谁?"马上又自我回答:"我知道,你是在补他的缺。"根本不管 Binoche 穿着睡袍、随意地坐在桌边、根本没有任何职业的痕迹,然后又自顾自地说下去。甚至当 Binoche 问出"你的须后水用的是什么牌子?"这样完全不相干的话题,来访者也可以联想到以前妻子还爱自己时,常说自己好闻。当来访者离开时,精神气十足。尤其是当 Binoche 用法国礼节吻别他后,他更觉得热血沸腾。咨询能够起作用,不单是咨询师的功力,要有来访者愿意认可咨询师的权威。Binoche 之所以对凯普顿和伍德先生有效,是因为之前 Harriston 长期的咨询奠定了良好的基础,让他们对心理分析非常信服,对心理分析师非常信服,不管他/她是谁,只要被贴上"心理分析师"的标签,就具有权威。从当事人本人的情况来看,凯普顿和史蒂文这两个男性当事人都处于中年危机当中,与女性关系建立不良。Binoche 以一位有魅力的女性分析师的身份出现(或者说被标签为分析师),美丽大方,热情活泼,异国情调,这对两位当事人的冲击力不小。与其说 Binoche 是以分析师的角色让其有变化,不如说 Binoche 是以共感的、美丽女性的身份让其发生变化。

面对沉默的来访者

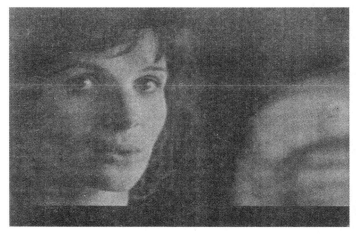

在电梯里继续的心理咨询

从巴黎提前回到纽约后，Harriston 化名 John Will，假扮来访者去见 Binoche。在整个咨询过程中，除了"嗯哼"、"对，对"这两个词之外，两个人一直处在沉默中。Binoche 在 Harriston 的沉默中一直诚惶诚恐，甚至不由自主往 Harriston 的方向坐得近一些。Harriston 在 Binoche 的沉默中思绪万千、心潮澎湃。在结束时，Binoche 送 Harriston 出来。

Binoche 说：对不起先生，我没有办法帮助您。您是第一个也是唯一一个。

Harriston 问：真的？

Binoche 说：是的，对别人可以。也许您可以等 Harriston 先生回来更好些。

真正的咨询并没有在 Binoche 说再见时就结束，而是在两人门口的告别、电梯里的谈话中延续。没有受过训练的 Binoche 并不知道，咨询师所有与来访者的互动都可以是咨询的有机组成部分。这是为什么电影一开头凯普顿在骚扰电话中抱怨 Harriston 告别时说再见的声音太大，是别有用心。对那些初涉心理咨询行业的新手，他们会问："咨询结束时我应该和当事人乘坐同一部电梯下楼吗？""如果乘坐同一部电梯，我应该和当事人说一些什么？""这样会不会因此建立咨询关系之外的社会关系？"而 Binoche 在电梯里延续着心理分析：

Binoche 说：您与众不同。

Harriston 说：与众不同？

Binoche 说：与我以前的男人不同，我是说我的病人。您没有做出与他们相同的反应。

Harriston 说：我没有吗？

Binoche 说：您一点也没有。您有些神秘。您一定有一些以前受到的精神创伤，被深埋着，在您的心灵深处想说：'是的，是这样的。'这就是原因，我认为，至少我希望这样。

Harriston 被触动。最后他用支付诊费的方式表明自己得到了帮助。

在美国文化中，沉默的含义往往是负性的：防御的、不能表达的、敌意的。咨询当中的沉默是一种不良信号。不要说 Binoche 是没有经过任何训练的分析师，就是经验丰富的咨询师，也对沉默怵头（如《心灵捕手》中 Will 和咨询师的沉默较量）。对每个沉默的场景都要具体分析。从该影片中的场景来看，Binoche 同样保持沉默是一种良好的选择，因为 Binoche 不知该说些什么、该怎么说。沉默反而有助于其理清自己的思路。Binoche 偶尔的"是的"、"是这样"对 Harriston 有一种宽慰作用。

心理分析师应不应该流泪？

在 Binoche 为 Harriston 做的第二次心理分析中，Harriston 吃惊地发现 Binoche 在流泪，为自己所描述的场景打动。在结束时两人有一段对话：

Harriston 说：我把所有的感受都发泄给你，我很抱歉。（其实是想说自己作为一个咨询师，在一个非专业人士面前暴露这些是不够"专业"的。）

Binoche 说：哦，请别这样，这很正常。你爱你的母亲这很正常，这是你来这里的目的。我很理解她。我可以看见她的手，她的眼睛，多么强大的力量啊！你知道我也爱我的母亲。

Harriston 说：哦。

Binoche 说：爱你的母亲是很正常的事，并且没有理由惧怕乱伦。这正是你来这儿的目的。

Harriston 说：是的。

Binoche 说：哦，我是指你躺在沙发上时，感觉并不像是在一个真实的世界中，你被保护了，你完全可以毫无禁忌地表达。对于我来说，关于母亲最糟糕的事情就是她变老了，然后离开人世，突然有一天你再没有父亲和母亲。

在此过程中，Harriston 一直用一种探询的目光在看着 Binoche：他从来没有这样向来访者揭示过自己的内心，而 Binoche 则毫无顾忌地、真诚地表达自己的情绪和感受。Binoche 的流泪对 Harriston 一定是有冲击力的。咨询师的情绪和感受对来访者有非常强大的影响力。这种展示对 Harriston 有冲击力。

回到 Binoche 流泪的那个镜头。其实关键不在于咨询师能否流泪，而在于咨询师是否能够共感来访者，能够深层次共感来访者。心理咨询的新手常常会有热泪盈眶的时刻，被来访者的故事感动得掉泪。但咨询经验丰富的老手常常会透过现象看本质，看看那个感人故事的背后想要诉求什么，眼泪自然出不来。即使偶尔有被感动，咨询结束后也要问自己：为什么这一点触动了我？我有哪些没有处理完的问题？

如果将来 Binoche 真的通过专业学习成为心理咨询师，她发展出的风格也会和 Harriston 完全不同。她会走感性的、较多自我揭示的、暴露自我价值观的路线。

咨询师能不能吻来访者？

在影片中有这样一段经典对话。Binoche 发现自己爱上了自己的当事人 John Will。她问自己的好友兼心理顾问：

"他爱我还是不爱？"

"不爱。"

"如果，如果，他……"

"想要吻你？"

"是的。"

"你是他的心理医生，他没有这个权利。"

"哦……那我呢？"

"你更没这个权利！"

"我明白了。真令人失望!"

这位自称接受过心理分析的"半瓶子心理顾问"在这一点上无疑是正确的。咨询关系中不能有以性为目的的身体接触和关系。美国心理学会(APA,1989)有这样的规定:"治疗关系的必要强度可能倾向于激发'性'以及其他方面的需求和幻想,这在当事人与治疗者双方均同。它同时也削弱控制所必要的客观性,和病人有性的活动是不合伦理的;和以前的病人有性的关系通常是利用出自治疗的情绪,因此几乎总是不合伦理的。"美国心理学会(1991)有这样的进一步说明:"心理学家无论如何不能和结束或停止专业服务一年以内的心理治疗的病人或当事人有性的亲密关系。"*

职业特点在心理咨询师身上的烙印

Harriston 在长期的职业生涯中被深深地烙上心理分析师的特点:对任何事物都倾向于含糊,不明确地表态,甚至在是否喝饮料这样的事情上既否定又肯定,让空姐不知所措。当他被过分地烙印后,他的职业倦怠也就出现了。来访者过多地侵蚀了他的生活。他的生活也像被分析、被解剖过的一样:未婚妻浑身上下挑不出一点儿毛病,但却有完美倾向;他的狗整天昏昏欲睡,因为他没有活力,很少遛狗,甚至出现肠胃功能紊乱;他房间种的植物被修剪得整整齐齐,每天的光照、湿度都被精心地控制;跳下河去救他的狗之前,不忘脱衣服,甚至不忘把表解下来。但他并不开心。他的生活没有随意性,离真实的生活太远。这是为什么他会被 Binoche 所吸引,因为她不做作,没有咨询师的面具,充满活力,是用真实的人性在做咨询,而不是用心理咨询的技术在做咨询。

当 Harriston 开始大白天醉酒、在街头席地而坐时,他的兄弟感觉他又是一个真实的人了,而不是那个生活在象牙塔中的人了。他会冲动地要去买机票去巴黎,会没有任何理性地守在登机口看是否会有最后一分钟的退票。这就是他的变化。

---

* 转摘于 Corey、Corey、Callanan 著,杨瑞珠总校阅:《咨商伦理》,台湾:心理出版社,1997 年,第 241 页。

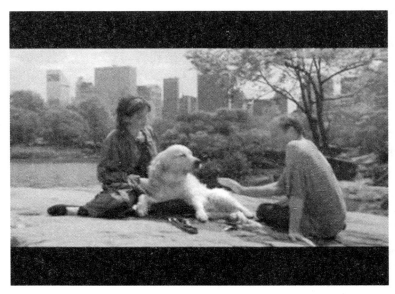
与不同个性的人生活在一起,狗的行为也发生了变化

结　语

　　精神分析的典型元素在电影中有所呈现:舒适的诊疗长沙发;坐在沙发后的咨询师;自由联想;"恋母情结"、"转移"等名词不时出现;预约咨询时间;不随意增加或改动咨询时间;漫长的咨询疗程等。

　　电影毕竟是电影。如同 Binoche 所说:"你躺在沙发上时,感觉并不像是在一个真实的世界中,你被保护了,你完全可以毫无禁忌地表达。"这也是我们躺在沙发上看电影的感受。Binoche 用她的本色在做心理分析,Harriston 用经过训练的技术在做心理分析。在爱情中我们分不清谁是谁的分析师。他们虽然相互吸引,但婚姻未必会如爱情那样甜美:可能过不了多久,Harriston 就会抱怨 Binoche 到处乱扔东西,完全破坏了他的正常生活:那些规则和秩序;而Binoche 则会嫌 Harriston 没有活力、没有精神气儿。而埃得加,那条狗,则会有些不知所措,不知该适应哪一位的风格。那将是另外一部故事。在这部影片中我们看到的是心理分析师与世界的互动,被他人吸引和吸引他人。

第五部 结 语

19. 心理咨询师的个人成长

个人成长的力量如同春天种下的种子，一俟迟日江山丽，春风花草香*，就没有什么力量可以阻挡这种成长。

在心理咨询面谈的训练过程中，除了专业技能和知识的获得，每个人还在自我成长。这些成长可能表现在各个方面：与人相处变得柔和；情绪更加稳定；服饰颜色和风格发生变化；思考问题的角度不同了；在小组中的角色发生了变化……有些是外显的，有些是内在的。在训练结束时对这些变化及时总结是非常有必要的。一个精心准备和设计的总结活动将起到承前启后的作用：训练结束了，但自我成长新的旅程又将开始。

通过图画看自我成长的主题

我常用到的一个活动是通过图画来表达自己的成长。图画可以非常直观、鲜明地表达出学员成长的不同方面。下面举一些图画的例子：

自我意识更加清晰（图1，另见书前插图）："照镜子"是最常见的成长比喻，它的主题是自我意识更加清晰，敢于面对自我，也愿意面对自我。这面镜

---

* 诗出杜甫《绝句》。

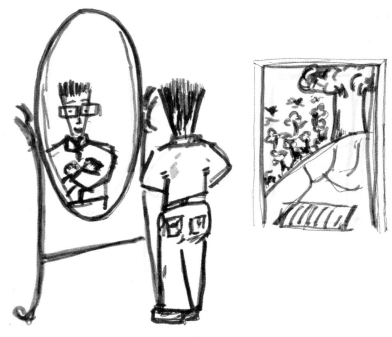

图 1

子可能是过去的自己，也可能是一同学习的人，也可能是心理学的工具，也可能是其他。在这幅画中，照出了"半身像"，全面了解自我还有一个过程。在画的右面，是一扇敞开的门，可以看到外面花红树绿，景色优美。当画中人准备好之后，他可以踏上在现实世界中照镜子的路。目前他还只是在室内(训练场所、咨询室里)照镜子，他要做出决定后才能步入新世界。目前他知道有一个风景美丽的地方，但还没有做出决定，因为从画面上还看不到通往那扇门的路。

生命的和谐(图 2)：内心更加和谐也是一个重要的成长主题。作画者这样描述这幅画："太阳刚刚升起，一大片山、一大片海、一大片草原。野马在安静地吃草、饮水。天上老鹰在盘旋。老虎趴在那里，是个守护者。初秋的山，有多变的颜色。这代表我的心境：安全、力量和宁静。"作画者自比为画中的老虎，"是个守护者"。这幅画突出了这个特点：在海、陆、空三个不同的领域中，分别有鲸鱼、野马和老虎、老鹰四种生物。尽管它们中不乏海中之巨、山中之王、空中之灵，代表着力量，但它们和平共处，组成大自然和谐的画面，代表着内心的宁和。

拥有力量(图 3)：内心更加有能量是一个重要的成长主题。作画者说："左边是一座悬崖，有树、有草，还有很多鸟。大海里有鲸鱼，它在大海里显得很渺

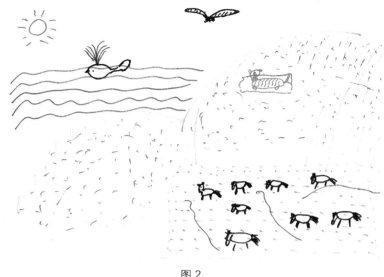

图 2

小。天空里有一架飞机,它在自由自在地飞上飞下。心理学给了我另外一种思考方式,可以让我立体地来思考问题。"在画中出现的事物常常代表我们自己。这里出现的鲸鱼和飞机,尤其是体积巨大的飞机,代表了作画者感受到的能量。飞机是一种交通工具,所以心理学提供给他一种工具性,让他感受到生命的自由。

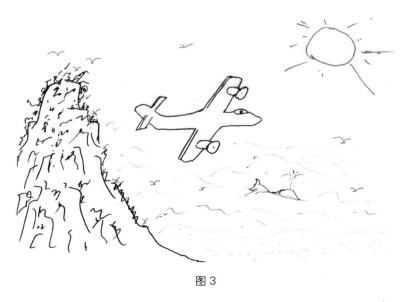

图 3

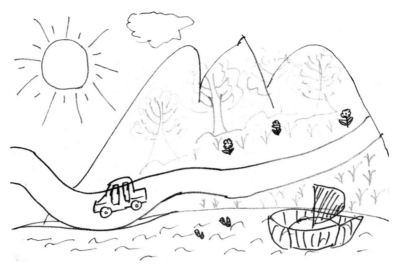

图 4

　　拥有更多的道路(图4):作画者自述:"我以前更多的交往是跟自己的家里人、自己的同事。到了小组后,感觉和很多人建立了密切关系,有路、有船到外面的世界,感觉出路多了。"这幅画突出的是更多的可能性、选择性和沟通途径。河里有船,山里有路,路上有车,不论从哪里开始,都有通途。当一个人具有这么多选择时,他(她)的灵活性一定会增加很多。

　　归属感(图5—图7):这三幅画看上去很不一样,其实表达了一个相同的主

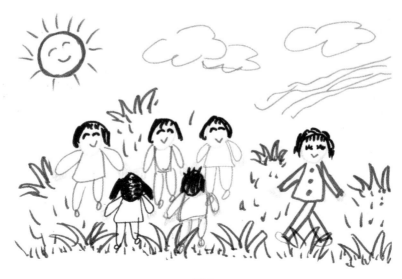

图 5

题:拥有归属感。图 5 是右边一个人正走近左边的小群体中。这是一个开心的、快乐的、充满童真的群体,加入的人也是非常开心的。这是对所在实习小组的归属感。图 6 是一棵孤单的小树成长为一株大树、成为森林中一棵树的故事。最初那棵无助的、弱小的树,在森林的怀中,是一棵强壮的、结果实的树,它和其他树没有边界,共享阳光、水分和养料。这是一棵树对森林的归属,在自我成长和贡献中找到了家。图 7 用了好多种比喻来说明归属感:就像一只雁在雁

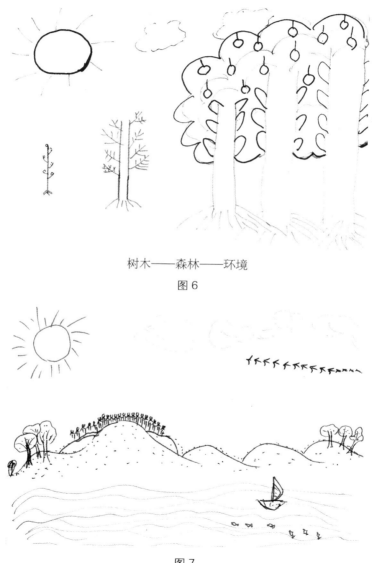

树木——森林——环境

图 6

图 7

群中,就像一条鱼在鱼群中,就像一棵树在树林中,就像一个人在团队中。这些强烈的归属感和团队本身的发展有关,和他们对团队的需要有关。

享受心理咨询(图8):有些人在训练结束时对心理咨询工作充满向往。图8就是这样的代表。"我在和来访者谈话,桌上有咖啡、点心。我们在舒畅地交流。窗明几净,茂盛的大树,游弋的天鹅。内心充满了坦然、宁静和喜悦。非常喜欢这种状态。"体验过咨询之后能用这种心态看待心理咨询,是真正享受做心理咨询这种工作。

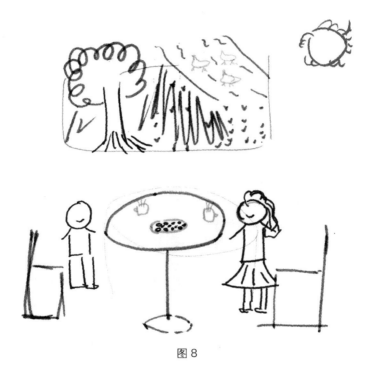

图8

步入生命的新阶段(图9):这幅画的主题是"成双成对"。水里的鱼儿在成双成对地游,天上的鸟儿在比翼双飞,地上的花儿在两朵两朵地开。不用问,作画者即将步入婚姻的殿堂。不清楚个人成长对她进入这个阶段到底有怎样的帮助,但呈现在画面上的小河、花草、鱼儿、大树、小鸟和群山,表达了内心的和谐、喜悦、祥和、期盼和生机盎然。

除了图画活动外,还可以通过学员们的相互分享、对别人成长的感悟等方式展开总结活动。

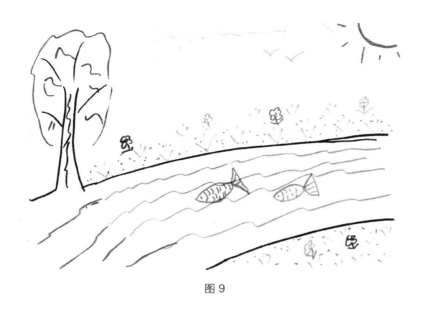

图 9

学员手记一

自画像的另一面

陈湘霖

　　小组演练，李同学扮演来访者，我扮演咨询师。来访者背景：女，27 岁，江西农村人，右腿略有残疾。我收集到以下信息：来访者初中毕业，经人介绍，三年前嫁入上海某离休干部家庭，丈夫同样略有残疾，育有一女，现 2 岁，很迫切地想工作，但不知自己该如何选择，感觉自己学历不高，什么也不会，但目前家境不错，家里人并不需要她出来挣钱，但她个人认为应该为家庭尽一份力。我询问她过去学习成绩，得知她学历虽然不高，但成绩中上游，应该学习能力较强，我又问了她有什么特长兴趣并要她做自我性格评价，她说没什么，自认是很普通的一个人。我还详细问了她与丈夫及婆家的关系，以及他们对她工作的期望，来访者表示没什么特别，并没有详谈。咨询进行到这里，我感到自己对她了解了，开始给她建议，在建议之前，我还装模作样地掩饰了一番："我的建议仅供参考，你可以自己看看适合什么，喜欢什么，或者你自己有更好的想法也可以尝试。"然后我"指导"她可以去学电脑、学插花、学会计等，以后可以在某个文印社或花店去应聘，有一份较稳定并适合她腿部缺陷的工作，我感到这样或许就是她最好的职业选择了，咨询就此结束。

演练完毕后，我询问扮演者李同学的感受，他说我基本都问到了，但很遗憾，并没有在一些关键点：比如职业兴趣、动机（价值观）、职业优势劣势上深挖下去，并且建议给得太早，或许就不应给建议，把来访者放进一个框框里面，其实人的职业潜力是无穷的，是让人意想不到的。由于李同学本人是从事职业咨询顾问工作十三年的资深专业人员，这个案例就是他面接的真实个案，我很好奇地问了他，这个来访者最终做了什么工作，李同学看着我，平静地告诉我："这个女士现在在恒隆广场一家外企做白领。"我惊呆了！半晌没有说话，我在想自己是多么拙劣！同样一个来访者，遇到优秀的咨询师，她就可以成长为在一流写字楼里工作的外企职员，实现自己更多的梦想，挖掘出自己的潜力，不断挑战自我；可如果遇上一个"庸医"，她或许就认为自己真的没有优势，没有才华，能找到一个工作就是自己最大的成就了。

今天的小组演练，让我久久不能平静，凌晨4点突然醒来后再难以入睡。我强烈地意识到，如果我的个性不做适当的改变，或许我将永远无法成为一个优秀的心理咨询师。一个好的咨询师，她（他）一定是非常有耐心、非常客观，在咨询过程中，她（他）会将自我及主观意识放得很低很低，把一颗心"空"出来，去全身心地感受来访者，从深层次去体会来访者，关心来访者，以来访者为中心。而我呢？虽然我从本性来说是一个非常善良、非常乐于助人的人，可多年的生活工作经历，却让我在不知不觉中，渐渐变成一个以自我为中心的人，我主观、缺乏耐心，我更多关心我的心怎么想，我想怎么做，最好所有的人都按我的意思办。尽管我也关心他人，但从来都是蜻蜓点水，一点就过，大致知道别人想什么后，就开始给人下结论。有时候我也会克制自己不说出来，但我心里却这样认为的："哦，我知道了，你就是这样的！"当出现这个念头后，我就不再用心去体会对方的心，因为我感到自己已经了解对方是怎么想的，是怎么样的人。在咨询中，我尚且还知道假模假样地"关怀和引导"来访者，而在工作中，我却从没有耐心去听完别人到底有些什么想法，我只会去打断他们，指挥他们，命令他们就按我说的办。

　　想到这里，我非常羞愧，我是一个多么自高自大、自以为是并且缺乏耐心的人啊！我那么强势，说出来的道理听上去又似乎合情合理，这让我很多朋友、下级尽管心里不舒服，但也无法来反驳。朋友们是爱我，懒得跟我吵；下属们是敬我怕我，没办法跟我继续理论。可如果我用这样的个性和心态与来访者相处，不论我用多么高明的"倾听、共感"来掩盖，敏感的来访者一定会觉察到我的强势，或许在心里就悄悄地阻抗了，或许来一次后就再也不来了。这样的次数多了，留给我的感受只会有深深的挫败感！我似乎已经很久没有把自己的心完全"空"出来，去耐心地、全身心地感受过他人的想法了。这，应该是我的另一面吧?！

　　想到这里，我对自己个性中的这一面感到很害怕，在不知不觉中，我肯定伤害过很多人的心。如果不改变，我不仅无法实现我的梦想——做一个优秀的心理咨询师，还有可能将来朋友越来越少，最后孤单一个人；可改变起来，我能想象有多么难，不良个性的养成，不是一朝一夕。所以，我暂且将我的助人好意放一放，沉下心来学习，通过寻求同学、指导老师的帮助，解决自己的问题。或许，这就是助人中做到自助、自助中达到助人的真正含义吧。

指导老师的话：在心理咨询面谈实习中，敏感的学员会不停地照镜子，透过别的组员、透过来访者、透过扮演咨询师，看到在新的角色中显现出的自我，并且用合格心理咨询师的标准去要求自己。熟悉的自画像会出现不熟悉的部分。这是成长的表现，是一种自我探索，是自我意识的增加。但从另一方面，需要去看自画像是否角色过度。如果从咨询师的角色来看，确实需要"清空"自己；但在工作和生活中，我们的角色不再是心理咨询师，而是上司、朋友，大多数时候需要的不是清空，而是"输出"。初学心理咨询的人可能会有一段心路历程：把心理咨询师的角色过度化，投射在所有的生活或工作角色中。这种角色错位会带来新的困扰。心理咨询师的最高修炼也许是内外一致，但对大多数咨询师来说，走出咨询室，也是平常人，不可能永远戴着咨询师的面具。区分角色，不要角色过度，这对新手来说很重要。

学员手记二

法无定法

老 虎

在我从事职业咨询与职业指导的生涯中，我一直在寻找更好的方法来帮助我的来访者，这也是我来学习心理咨询的目的之一，但就在我看了《心灵捕手》及孙新兰博士的现场咨询后，我有了一种豁然开朗的感觉。

有人讲，学习有四种状态，第一种是不知道自己不知道，第二种是知道自己不知道，第三种是不知道自己知道，第四种是知道自己知道。这四种状态是依次递进，逐步完善的。当我第一次为别人做职业咨询时，我是初生牛犊不怕虎，抱着帮助别人为自己最大快乐的理念及最朴素的情感与来访者进行交流，这段时间有成功也有失败。这是第一种状态。就在自己不断总结失败的教训与成功的经验时，我忽然发现自己有许多不知道，不知道如何最有效地帮助来访者，不知道如何应对来访者的与职业无关的情绪体验……由此我进入第二种状态，并在这种状态下挣扎了许多年。就在我觉得自己处于职业高原期时，我有了一次到北京去学习职业指导的机会，在许多专家的帮助下，我系统地学习了职业咨询与职业指导的理论，并学习到了许多方法，但我还是很迷惘，不知这样的我是否已足够强大并能帮助我的来访者，此时我已不知不觉地进入第三种状态。

在心理咨询实习过程中，我在前期一直没有实质的感觉，因为小组练习时大家都是模拟来访者，所以在练习时感觉像是在练习一种武功的套路，只得其形而不得其意。在进行小组共感训练时，我的同学提供了一个有关职业压力与职业困惑的案例，我在听了大概一分钟后，忽然感到这是她本人的一段真实经历，同时想起了孙博士的"跟着来访者的意识流"的要求，因为我有时也能感受到自己的意识流，这是真实的感受，也是一种愉悦的体验。于是，我默默地要求自己打开心灵，集中所有的注意力来倾听她的声音，观察她的表情与小动作，体会她当下的情感，同时将自己的真实感受与她分享。我仿佛能体会到她的压力，以及她当时的无助与无奈，我甚至已经忘记了我是身处在一个很多人的教室里。当观察员叫停时，我才发现我的后背已湿了一片，而我的来访者反馈是非常舒服。这次经历让我对心理咨询有了深刻的体会，那就是不必过分重视技术本身，而要重视来访者的感受，当咨询师与来访者的心灵能够产生共鸣时，一定会有非常美妙的感觉。

后来，在指导老师的推荐下看了电影《心灵捕手》，并且观摩了资深咨询师的现场咨询，我忽然明白，其实这些我都知道，而且，回顾我过去的咨询个案，我也在不自觉中运用了一些认知及行为技术，在交流过程中也能运用一些共感、面质、澄清等技巧，我终于进入了第四阶段，我的内心有一种脱胎换骨的喜悦。

与此同时，我也更坚定了自己做一个优秀的职业咨询师的信心，因为我明白，任何技术都是为咨询服务的，咨询的目的是为了帮助来访者成长并解决问题，运用何种技术在此时已变得不那么重要。虽然我还是决定会去学习更多的咨询技术，但已不是为了技术而去学习，只是为了丰富自己的咨询方法及更好地帮助来访者。

面对当前的考试，我和许多同学一样，一直在想用怎样的技术与方法来通过，但始终没有答案。在观摩了示范咨询后，我忽然发现：法无定法，是因为法本身并不重要，重要的是我们如何运用这法来解决当下的问题，心理咨询并没有固定的模式与套路，只是运用我们的智慧与经验，帮助来访者理清思路，直面困难，这才是我们真正的目的。就如 Sean 运用非常规的咨询手段来帮助天才少年 Will，孙博士用意象技术来解决两个截然不同的案例，这些使我茅塞顿开，我仿佛看到了心理咨询的真谛。

我还要感谢我亲爱的组员们，他们的勇气及对大家的信任给了我很大的震撼，每个来学心理咨询的目的都是不一样的，但他们在寻找真实自我的过程中，敢于放下重重的铠甲，露出真实的自我，并帮助在座的所有的人成长，这需要何等的勇气啊！我们都是凡夫俗子，我们都会有这样那样的问题，相信我们在今后成长的过程中，也会用不同方法克服不同的困难，但最后都会达到自我修炼，自我成长的目的，这也正是所谓的法无定法吧！

指导老师的话：这位学员把心理咨询学习的阶段分为不同境界，并且揭示了他自己怎样走过不同的阶段。能够悟到"法"与"术"的区别，本身就是在思考。从学习技术，到质疑技术的作用，这是新手在成长过程中的必经之路。而观摩资深咨询师的咨询过程，往往会帮助新手参透其中的关系。这对他们来说，会在自己的咨询训练中少一些套路，多一些共感；少一些表面的花拳绣腿，多一些实在的解决问题。

结 语

在咨询师的培训中，我常常与那些让我感动的成长事件相遇，可能是一件事，可能是一句话，可能是一次流泪。成长的过程如同李清照《添字采桑子·芭蕉》一词中所写："窗前谁种芭蕉树？阴满中庭，阴满中庭，叶叶心心，舒卷有余情。"芭蕉叶子老去，其实就是我们不停地跟自己的过去告别，看上去无情，其实每一片叶子的成长都曾给自己和别人以阴凉。

个人成长是每个人一生的命题。不论你是否学习心理学，不论你是否关注自我成长。一直为这句话打动："上帝啊！原来那扇门是虚掩着的！"（1968 年墨西哥奥运会上美国选手吉·海因斯在冲过百米终点线后，看到积分牌上显示出 9.95 秒的时候，他才知道那些专家所谓的"肌肉极限论"是可以突破的。）有时我们以为自我成长是个神秘的领域，没有人带领我们将寸步难行。其实，那扇门从来没有对谁关闭过。

20. 未完结的培训

在中国,不论心理咨询的培训遇到怎样的困难,
青山遮不住,毕竟东流去*,最终将整合为一个规范的
体系。

心理咨询面谈的正式培训是有时间限制的。
但学员需要的培训却不可能那么快结束。我接到
的最多的需求是关于案例督导的需要。拿到二级
心理咨询师证书的学员,有一部分在专业机构中开
始接个案或带团体。在面接个案之前,他们心里惴
惴不安,没有信心,没有胆量。在面接的过程中,他
们有许多疑惑和不解,面接结束之后,他们迫切需
要找人分享,需要找人指导。

缺位的心理咨询师督导培训

我国目前没有专业的制度给这批人提供帮助
和指导。在毕淑敏的小说《女心理咨询师》中主人
公贺顿就面临这样的难题。她的做法是:一是开案
例"研讨"会,让身边不懂心理学的人给建议;二是
去找主播搭档寻求答案;三是托关系找权威进行私
人接触。这些做法都是不得已的做法:第一种和第
二种做法其实起不到作用,因为那些不是专业人士,

_____

*诗出辛弃疾《菩萨蛮·书江西造口壁》

他们可以给出常识性的解读，甚至有智慧的解读，但不是心理学的解读；第三种做法的危险在于对这种私人接触没有监控，有可能成为权威人物的试验品和受害者。

大批从各种专业机构培训出的、拿到证书的学员呼唤督导制度的诞生，大批新从业者在渴望督导制度的诞生。让这些拿到证书的新手在心理咨询的汪洋大海中流浪，任其漂流，是不负责任的，也是危险的，对来访者和心理咨询师来说都如此。

常见的新手遇到的问题有：所接个案难度超出其力所能及的范围，不仅不能解决来访者的问题，反而把自己过多地卷入到来访者的生活中，在咨询室之外仍为来访者担忧，仍为自己找不出咨询方向所焦虑；来访者的问题触及自己的伤痛之处，因自己的问题尚未解决，因而无法解决来访者的问题；对自己的能力不自信，因而过分要求来访者发生变化，以此证明自己的能力；心理学专业技巧掌握不足，用家常聊天或说教代替心理咨询。

而对来访者来说，不管是谁坐在心理咨询师的位置上，对自己都具有意义，因而会非常看重来自咨询师的反馈。如果他们是带着内疚心理来到咨询室，而咨询师不是共感，而是评价他们的行为不当，甚至用指责的口吻批评其行为，他们会带着更加内疚的心理离开咨询室；如果他们带着自己的决定来到咨询室，而咨询师用自己的价值观和意志来引导他们，他们会做出另外一个决定，并带着内心的困惑和冲突离开咨询室。下面是两个小例子。

强化依恋还是割断依恋？

我曾观摩过一个这样的个案：

来访者：我现在学不进去。但我应该学习更好，否则对不起父母，尤其对不起父亲。

咨询师：为什么？

来访者：因为……父亲去世时我不在他身边。

咨询师：父亲去世这么大一件事情，你为什么不在他身边呢？（"这么大一件事情"和"为什么不在"有指责来访者之意，加重来访者的内疚感。）

来访者：因为妈妈没有告诉我……我当时在考研……为了不耽误我考研，

妈妈没有告诉我。(痛苦而断续,因为又一次触及伤心事。)

咨询师:可以理解。考上研究生也是父亲的心愿是吗?(没有共感。)

来访者:是的。

咨询师:那父亲的心愿实现了,尽管他离开了,但他的感觉是开心还是不开心?(封闭式问题不利于来访者揭示内心感受。)

来访者:是开心。

咨询师:父亲开心,你还放不开你的心结。就你目前的学习而言,你觉得父亲最希望你做的是什么?

来访者:是努力学习,读完学业,而不是我现在有时想到的退学。

咨询师:学习好是对父亲的回报,对吗?(又是一个封闭问题。)

来访者:对。

咨询师:只有学习好了才能完成父亲的心愿,想到这一点难道不能让你拥有动力吗?(使用面质本来无可厚非,但这里有些咄咄逼人。)

来访者:我想学好,但我没法学进去。

咨询师:你可以想想父亲对你有多好,学不好会让他有什么感受?

来访者:(一声不吭,保持沉默。)

在这一小段对话中,咨询师想通过来访者与父亲建立更深刻的正性联结来鼓励其学习。可能在父亲去世当时,这些常识性的说教对来访者会有一定作用,但显然目前来访者已无法用这些认知来解决自己的问题。我们看到来访者已对这些说教产生心理阻抗。可能这位咨询师还不知道为什么来访者会产生阻抗。咨询师跟来访者所说的,可能是来访者母亲已在家唠叨过千遍万遍的内容,为什么还要花钱请咨询师再念叨?况且来访者早就知道这些道理。如果懂得心理学依恋原理,会了解这里需要的不是建立依恋,而是割断依恋,让来访者正视亲人去世这个事实,学会适应依恋关系不复存在的新环境。作为一个新手,是往相反方向去做的。咨询师把来访者与父亲捆绑得越紧密,来访者越无法正视丧亲之痛,越无法原谅自己当时和现在的所有行为。在情绪的处理上,咨询师要给来访者足够的时间和空间让其表达其哀伤、内疚、自责等情绪,在这些情绪被吐露、敞开后,来访者才可能吸纳积极情绪。而在目前咨询中,咨询师强化了来访者对父亲的依恋和内疚感,加重了来访者的焦虑。

"我是否应该上门为其做心理咨询？"

　　我会不时接到以前学员的电话，问及他们在咨询实践中遇到的困惑。如一个学员问："有一位家长请我上门为其儿子做心理咨询，我应该去吗？"问及具体情况，说："她儿子18岁，一年多前被医院诊断为强迫症，一直在服药治疗。但孩子对去医院、心理咨询机构强烈抗拒，这一年多孩子去医院只有两三次，其他时间都是母亲代替其去医院开药。"再问具体一点，"因生理发育上曾出过问题，孩子一直有心病，初三就曾辍学在家，后来去上过一年高中，但一年前又不上学了。当时大概和同学相处出了些问题。家庭关系复杂，父母一直没有住在一起。孩子与父母关系非常冷淡。童年时孩子与老人一起长大。""家长是怎样联系到你的？""通过朋友的朋友。""那你以什么身份上门？""因为她儿子排斥心理咨询，所以家长希望我以她家朋友的身份去，慢慢和她儿子聊一聊。""你是否收费？""收费。""你自己是怎么考虑的？去还是不去？""因为我现在刚刚开始做，接个案的机会很少，现在有这个机会，我很想做。但总是有点惴惴不安。"惴惴不安是有道理的。

　　对新手来说，即使是这个孩子愿意到心理咨询室来，有足够的改变意愿，这个个案也是有难度的：一是明确的诊断已有一年多，而且持续服药到目前，没有根本性好转，因为孩子仍未上学；二是孩子的问题可能不单纯因情境性的问题引起，有可能是系统性的：自身的、家庭的、学校的三者同时并存，要把这些问题分解、一一解决，需要时间和功力。目前的状况是孩子没有意愿咨询，如果这位学员以朋友身份上门咨询，孩子不会自我标签为需要接受帮助的人，不会认同这位学员的咨询师的身份，更不会遵守心理咨询的规则，再加上家长在家中可以随时介入，增加了互动的复杂性和难度，可以想见"咨询"过程困难重重。我们在电影《老大靠边闪》中看到过不认可心理咨询规则带来的灾难。但因为在家长眼中这位学员是收费的心理咨询师，所以这位学员要承担咨询责任，其情形就像夹板中的角色。我很理解这位学员想要当心理咨询师的动机，新手拥有这样的强烈动机是非常好的，但他在做决定之前一定要看清这些情形。良好的助人意愿不是心理咨询的全部。

结　语

　　除了心理咨询的专业技能需要督导外,心理咨询新手的个人成长也需要督导。真正从事心理咨询工作后,新手会发现:心理咨询确实能够满足自己的好奇心,可以知道别人的很多故事,但它还有很多以前没有注意到的方面:非常乏味,需要非凡的耐心,需要非凡的专注力,需要非凡的服务意识,需要非凡的敏锐……那些试图透过来访者成长的新手,往往会被这些挫折压垮。如果没有及时的指导、引导和分享,心理咨询师本人的心理健康也使人担忧。

　　心理咨询是咨询师和来访者共同成长的过程。虽然来访者可能比咨询师本人走得更快、更远,但咨询师不能永远停留在原地。而成长的过程需要离开舒适区,需要有人鼓励和支持。对心理咨询师个人成长的督导和专业技能的督导一样重要。

附录1 推荐心理咨询阅读书目

咨询技术类

1. 格兰特著,张黎黎译:《移情与投射》,北京大学出版社,2008 年。

本书详细介绍了移情与投射的基本概念,并综合了不同流派对移情和投射的分析。如作者所说,移情与投射是真正的"自体之镜",它可以反映出我们内部世界的丰富内容,呈现个人与他人的互动模式。

2. (美)科米尔、纽瑞尔斯、奥斯本著,张建新等译:《心理咨询师的问诊策略》(第 6 版),中国轻工业出版社,2009 年。

书中阐述了各种心理学咨询的基本理论,并给读者在如何学习、掌握咨询技能方面给出详细指导,帮助读者在不同情境下对各种咨询技能加以应用。读者通过阅读本书可以获得关于实际训练的专业指导。

3. (美)萨默斯-弗拉纳根著,陈祉妍译:《心理咨询面谈技术》,中国轻工业出版社,2001 年。

本书向读者阐述了心理咨询面谈的基本理论和各种实践技术,包括一般面谈过程和阶段,以及与特殊群体的面谈等。

4. 朱建军著:《我是谁:心理咨询与意象对话技术》,中国城市出版社,2001 年。

本书介绍了意向对话技术的理论,并阐述了其理论在心理咨询实践中的实际应用。

案例集：

1.（美）科特勒著，耿文秀等译：《咨询败局：来自顶级心理咨询专家的忠告》，华东师范大学出版社，2010年。

在书中，心理治疗大师们勇敢地回顾了自己治疗经历中的大败局或小瑕疵，使更多的心理学工作者可以从这些错误中吸取经验和教训。

2. 科瑞著，石林等译：《心理咨询与治疗经典案例》（第6版），中国轻工业出版社，2004年。

本书通过露丝的案例向读者分别展示了11种心理咨询的主要流派及其治疗方法。读者可以通过对本书的阅读来了解不同派别治疗师的具体治疗方法，细细品味其中的差别。

3.（美）杰拉德·斯考尼沃夫著，徐光兴译：《111个失败的案例：常见的心理治疗错误》，北京大学出版社，2007年。

书中收集了111个心理治疗的失败案例，是心理咨询师成长和临床案例指导的宝贵资料。书中失败案例的错误主要集中于心理咨询师自身情感问题。读者可以通过案例故事了解咨询师和来访者的互动。

咨询师的个人成长

1.（英）约翰·卡特著，胡玫译：《如何成为心理治疗师：成长的漫漫长路》，上海社会科学院出版社，2006年。

作者从心理咨询师的角度，探索了成为心理咨询师的漫漫长路上，可能遇到的专业的、情感的困惑和缺陷，以及这些困难给学员带来的独特的经历和收获。

2.（美）科特勒著，林石南等译：《心理治疗师之路》（第 4 版），中国轻工业出版社，2011 年。

作者在书中详细描写了不同心理咨询师的精神境界：在沉默中等待，在困难中坚持，在谩骂中镇定，他们也承受着压抑的痛苦，内心的煎熬，职业的倦怠。通过本书，读者可以了解到一个心理咨询师成长道路上的工作处境和心灵历程。

3.（美）欧文·亚隆著，张亚译：《直视骄阳：征服死亡恐惧》，中国轻工业出版社，2009 年。

欧文·亚隆以他 75 岁高龄，探讨了人们心中普遍存在却被长期否认和压抑的死亡恐惧，同时也对自己内心的死亡恐惧进行了自我表露和深刻剖析。

心理咨询小说类

1.（美）欧文·亚隆著，童慧琦译：《日益亲近：心理治疗师与来访者的心灵对话》，中国轻工业出版社，2008 年。

本书从咨询师和来访者两个角度，重现了亚隆和金妮两人之间的咨询互动过程。可以看到两个人眼中的咨询进程和对彼此的感受，以及彼此对自己的影响。

2.（美）欧文·亚隆著，张美惠译：《爱情刽子手》，希望出版社，2008 年。

这是欧文·亚隆所写的十个心理治疗教学小说，也是难得一见的心理治疗普及读物。

3.（美）欧文·亚隆著，鲁宓译：《诊疗椅上的谎言》，四川大学出版社，2006 年。

心理咨询师在咨访关系中会面临哪些两难困境？本书展现心理治疗过程人性困顿与出口，是对人性觉察的殷切提醒。

4. （美）欧文·亚隆著,侯维之译:《当尼采哭泣》,中央编译出版社,2003 年。

这是一本小说,假托 19 世纪末存在主义大师尼采和医学大师布雷尔因各自的心理困扰而相遇,两人互为医生和病人,相互治疗。但故事中充满了心理学和哲学的元素。

附录2 推荐心理咨询影视剧名录

1.《爱德华大夫》

《爱德华大夫》是一部美国好莱坞早期黑白影片,由著名导演希区柯克执导。这是电影史上第一批以精神分析学为主题的影片之一,具有十分重要的意义,常被用于心理咨询等课程的教学之中。本片中多处运用了精神分析和心理治疗的方法与技术,用戏剧化的方式展示了弗洛伊德的经典精神分析理论与实践。

2.《心灵捕手》

影片讲述了心理咨询如何帮到一位天才青年的故事。威尔是个数学天才,同时他也是一个问题青年,频繁出入法院和监狱。一位爱才的教授为其提供保释,其前提是威尔需要接受心理辅导。天才的威尔一开始接连击退了好几位心理咨询师,直到他遇到了一个不是单纯用技术、而是用心做咨询的老师,一切才开始改变。该影片中展现了六次现场咨询的现场,是一部心理咨询学习的经典电影。

3.《当尼采哭泣》

本片改编自心理治疗畅销作家欧文·亚隆的同名小说,是一部经典心理题材的电影,影片人物有真实历史的背景,但同时又是虚构的。哲学天才尼采具有严重的心身疾病,却拒绝就医,布雷尔身为名医,却无力医治自身的心理困扰。医者仁心,布雷尔为了让尼采配合治疗,提出了让其为自己治病的建议,形成了双重的医患关系。经过艰难曲折的探索,两人走向人性的超越。

4.《第六感》

影片的一开始,身为儿童心理治疗师的麦坎被自己十年前曾放弃治疗的来访者枪击,之后这名来访者因绝望而吞枪自尽。时间跨越了三年时光,这时麦坎遇到一个和当年枪击自己的来访者相似的治疗对象,他想完成他心中的遗憾。于是他开始对这位来访者进行咨询。影片中有很多耐人寻味的咨询场景,观众可以学习儿童心理咨询的技术和方法。

5.《扣心问诊》

这是一部有关心理咨询与治疗的美剧,因其表现形式的多样化与高质量的内容,在播出后获得了很大成功。剧集以心理治疗为切入点,主要以对话形式来展开剧情,对话中所讲述的关于患者们隐私与内心苦恼的故事非常吸引人,影片中很多对话都令人十分震惊。每集都聚焦一个来访者,同时咨询师自己也要进行心理咨询,这样观众们就可以看到当心理医生出现心理问题时该怎么办。这部电视连续剧将给观众呈现出丰富多彩的心理咨询技术与方法。

6.《冲出逆境》

《冲出逆境》是由真实的事件改编而来,讲述了一个有着悲惨童年的海军军官菲舍尔的故事。在海军服役过程中,由于性格怪异所以频频招来麻烦,于是被命令接受心理医生杰罗姆的心理治疗。起初的治疗过程非常艰难,但是最后在杰罗姆和其他朋友的感化下,菲舍尔终于渐渐打开了心扉,与咨询师建立起了心灵上的沟通。本片与《心灵捕手》有很多相似之处,都探讨心灵的伤痕与创伤。但是本片更侧重凸显家庭温暖对人的影响力,充满积极向上的感召力。

7.《从心开始》

查理是一个9·11的直接受害者,家人和爱犬都在这场灾难中遇难,于是他患上严重的抑郁症,每天戴着耳机在街上行尸走肉般游荡,巨大的创伤让他痛不欲生。艾伦则是一个表面看来十分幸福的男人,然而他的压力无人理解,内心的痛楚无处诉说。直到有一天,这对老同学相遇了,得知查理为何变得如此颓废之后,艾伦决定帮助查理。于是他们一起谈心,心灵的交汇会发生什么奇迹?没有专业心理咨询师的帮助,朋友间的谈心和交流是不是也是一种广义的心理咨询？影片会给观众带来不少启迪与思索。

8.《沙发上的心理医生》

这是一部轻松的心理咨询影片。剧情本身并不复杂，但有大量的镜头展现躺在沙发上的来访者和心理咨询师之间的互动，同时也从非专业人士的角度，探讨什么是心理咨询，心理咨询可以怎样帮助到他人，影响心理咨询效果的因素有哪些。影片还探讨了心理咨询师的个人成长。

9.《充气娃娃之恋》

这是一部虽然听上去变态，但实情却恰恰相反的影片。单身汉拉斯是一个寡言少语，几乎没有朋友的人。但是他的内心却也是渴望交流的，只是多年孤单的生活让他忘了怎么去和人交流。当拉斯从玩具公司定制了一个充气娃娃比安卡后，周围的人都觉得拉斯的精神不正常，兄嫂为此专门咨询了心理医生。影片中共出现了六次心理治疗，心理医生达格玛表现了尊重、真诚、共情和深深的人文主义关怀。这对观众来说也是很好的学习机会。

10.《入侵脑细胞》

这是一部充满谜团的科幻及心理题材电影。心理辅导员凯瑟琳可与病患的潜意识沟通，为了寻找最后一位危在旦夕的受害者，凯瑟琳决定进入变态杀人狂卡尔的脑中，深入凶手恐怖的心灵探索。精神疾病、自闭症、潜意识加上高科技的元素，让观众在不知不觉中领略心理世界的丰富和思维世界的奇异。

11.《心理医生恭介サイコドクタ》

这是一部日本电视连续剧，讲述年轻的心理医生恭介与患者的故事。每一集心理医生恭介都会遇到不同类型的来访者。观众会看到恭介是如何诊断并找到适合的治疗方法。这是一部带有日本色彩的心理咨询电视剧。

12.《心理心里有个谜》

《心理心里有个谜》是一部由香港无线推出的电视剧集。剧集讲述了在家没有发言权、只能倾听的万家和，后来竟然成为一名心理咨询师，而且在家的这段并不光彩的经历对他成为咨询师大有裨益。他帮助了很多情绪障碍的来访者重新过上健康的生活,但是他自己却因为童年阴影始终无法处理好自己与恋人的亲密关系。里面涉及很多心理咨询的技术。

后 记

　　2007 年 7 月 28 日,一个炎热的傍晚,我和华东师范大学国家二级心理咨询师培训班第 12 期 C 小组的 20 位学员相遇。在狭小的教室里,夕阳斜斜地照进来,照在一张张充满激情和热爱的脸上。是对心理咨询的热爱让大家聚集在一起,是助人助己的动机让大家相互理解。面接实习开始了。我没有预期这将是一次特殊的实习带教:它让我反思心理咨询师面谈培训机制本身,促成我写作本书。

　　和这个小组特别的缘分是在他们一次次的提问和分享中慢慢浓厚起来。那一双双晶晶亮的眼睛后面,有着强烈的求知欲。我对他们提出一个又一个要求:每次要精心准备个案;每次要带活动;每次要及时总结……他们不仅做到了,而且比我要求的做得更好。他们提出一个又一个问题,他们急迫地想要了解所有关于面谈的知识和技能……在我们的相互深入沟通中,一个想法从模糊到清楚,渐渐在我脑子中成形:为什么不写一本书,把我这些年来带心理咨询面谈培训的经验写出来跟大家分享? 把学员们在学习过程中的快乐和烦恼、成长和失落写出来? 这个想法就像一粒小小的种子,一旦发芽,就开始生长。直到有一天我开始和组员们谈这个想法,他们热烈支持。他们记下自己的感受,用手记的形式与我分享。写书的想法也得到了华东师范大学出版社彭呈军编辑的热情支持。我非常欣赏他编辑的风格,翻看他编辑的书,漂亮得让我诧异。想象着在他的手中出现一本风格隽永、插图漂亮的书,很期待。万事俱备。

　　一旦动笔,我惊奇地发现有很多东西喷涌而出。原来,它们已经在我心里很久了。那些咨询室里遇见过的当事人,他们的面孔可能已经模糊不清了,但他们的感受、伤痛和成长却是那样清晰;那些带过实习的学员,他们的名字可能已记不起了,但学习过程中的快乐、挫折和故事却是那么生动。我自己在带教过程中经历的迷惘、受挫、快乐和成长,它们也在内心中翻腾。在 2007 年暑假的最后半个月里,我享受着把这些想法和感受通过电脑键盘变成文字。写作的激情在澎湃。往往凌晨四五点时就醒来,在浓浓睡意的清醒中听着窗外的动静。在小区里住了那么久,第一次知道凌晨竟然有那么多声音:哗啦哗啦的扫地声,卷帘门拉起的声音,赶早的卖菜人相互问候的声音,踏踏踏的脚步声……清晨因此而充满活力。

写作中,理性的声音开始冒出来:你不是心理咨询专业的,为什么你要写这样一本书?我的回答是:"热爱。"是对心理咨询的热爱,是对带教心理咨询实习的热爱,是对培训的热爱。这些年,再忙也没有放弃和心理咨询有关的工作;每次带教心理咨询实习,我都在反思,都在总结经验和教训,也很想分享这些感受;与上百家企业多年的合作让我深谙培训的理论和实践。这本书的本意不是以权威的面孔出现,而是一种思想的交流,是一种成长的记录和思索,是感性和理性的交融,想为那些在心理咨询路上前行的人们提供温暖的分享和支持。

在这一次特别的带教中,我们从 2007 年的夏天走到了秋天。培训教室在中山北路校区图书馆的二楼,紧挨着温柔的丽娃河,从窗口望出去,看得见河边的杨柳依依,听得见八舍操场上的龙腾虎跃。只是很少会有人欣赏这种美景,因为每次训练大家都高度集中注意力,生怕漏听一个字。这是一个专注的小组。从一开始,咨询培训的氛围就营造得非常好。每个走进教室的人,都会自觉地进入咨询师的角色。这种潜移默化造就了他们团队的成长,团队中每个人的成长。

每次下课都是夜色朦胧,只有那架白色的秋千上传出吱吱嘎嘎的声音,不论多晚,总是有人贪恋那一份摇曳。法国梧桐的叶子一片一片地掉落。平时掉落的叶子总是枯黄的,而在雨天,那些仍然润泽的、金黄的叶子,会悄悄地铺满树下。走在一张一张的手掌树叶上,感受到秋意。一个收获的季节。学员们收获着证书,我和他们一起收获着这本书。

收获之前是耕耘。在实习进行一段时间后,学员们自发地组织了一次烛光晚会,给每个人加油鼓劲。晚会主持人充分运用了咨询技术。在放松训练中,大家忆起原来在师大校园已相遇 107 天,在实习小组中已相知 30 天。红烛一根接一根点燃,每个人许下自己的美好心愿。当歌声响起时,每个人的内心都心潮澎湃,都想象着自己顺利通过考试。那是我听过的最美丽的天籁之声,分明是一颗颗心在吟唱。活动结束后,天色已晚。偌大的校园里格外安静。在夜风中互道再见。静静地看着他们离去。"加菲猫"潇洒地骑着单车御风而去,学员们的汽车一部接一部开走。汽车走了,图书馆门前空无一人。那四部汽车竟然载走了全部的学员——这是一个多么亲密的团队!看着汽车红色尾灯一闪一闪地远去,心里是种暖暖的感觉。这就是我的学员们,我为之骄傲的学员们!

"天空没有翅膀的痕迹,而我已飞过。"心理咨询的学习亦如此。实习结束了,我们不会再每周见面。但在每个人的天空里,我们留下了相互的痕迹。时隔多年之后,那些面孔会模糊,但成长的痕迹会愈来愈清晰。在实习的过程中,这个小组幸运地从实习小组发展成为成长小组。当来访者流着泪述说自己的困扰时,那些扮演咨询师的组员也眼中带泪。一个人生命中的波澜在另一个人心中也掀起浪花,两者相撞时发出的共感和轰鸣震撼着相互的心灵。我们在彼此的生命故事中成长。

在本书修订版出版之时,离 12C 小组同学完成心理咨询学习已经 6 年。在6 年期间,我们这个小组有些人的生活和事业发生很大变化,但有一点是不变的:每个月团队有一次心理学公益学习和分享活动,大家仍保持着频繁的联系和互动。组员们发展出对团队成员强烈的认同感和信任感,团队成为大家安全的港湾。团队中有一些人的工作重心逐渐转移到心理学方面,并且搭建出好几个平台让组员们在其中能够共同工作和相互支持。我参与着、见证着、惊叹着,一个成长团队的力量能够这么大,能够延续这么久!

在整个人类都缺乏安全感的当下,在信任感稀缺的中国,拥有这样的团队,是一件幸福的事情。而这个奇迹,是通过学习心理学做到的。那些心理学技术的学习,在这样的团队中也变得更容易。比这些更重要的是那些无法通过学习来训练的信任、支持和温暖,学员们在这里体验和学习。

感谢那些我带教过的组员们,我在与你们的互动中成长着;感谢新兰,为我的带教锦上添花。感谢吴庆麟老师在百忙之中欣然为本书作序,感谢孙时进老师在繁忙的工作中阅读此书并作序。感谢众多的读者,尤其是那些直接给我反馈的读者,从修订的文字当中,你们看得见你们的反馈如何影响着我的修订。

2007 年 10 月 13 日初记

2008 年 7 月 25 日补记

2013 年补记

图书在版编目(CIP)数据

做一名优秀的心理咨询师/严文华著. —2 版. —上海:华东师范大学出版社,2013.7
(明心书坊)
ISBN 978 - 7 - 5675 - 1060 - 9

Ⅰ.①做… Ⅱ.①严… Ⅲ.①心理咨询
Ⅳ.①R395.6

中国版本图书馆 CIP 数据核字(2013)第 171564 号

做一名优秀的心理咨询师
心理咨询师面谈训练手记(第 2 版)

著　　者　严文华
责任编辑　彭呈军
责任校对　王丽平
封面插图　严文华
装帧设计　卢晓红

出版发行　华东师范大学出版社
社　　址　上海市中山北路 3663 号　邮编 200062
网　　址　www.ecnupress.com.cn
电　　话　021-60821666　行政传真 021-62572105
客服电话　021-62865537　门市(邮购)电话 021-62869887
地　　址　上海市中山北路 3663 号华东师范大学校内先锋路口
网　　店　http://hdsdcbs.tmall.com

印 刷 者　常熟市文化印刷有限公司
开　　本　787 毫米×1092 毫米　1/16
插　　页　2
印　　张　22
字　　数　332 千字
版　　次　2013 年 11 月第 2 版
印　　次　2023 年 10 月第 10 次
书　　号　ISBN 978-7-5675-1060-9/B·797
定　　价　45.00 元

出 版 人　王　焰